DER ZUCKER KRIMI   SUSANN LANGE-MECHLEN

Der Zucker Krimi

3.Auflage
Herausgeberin Susann Lange-Mechlen
Stuttgart im Juni 2004
© copyright Susann Lange-Mechlen
Registriert bei: Library of Congress, Washington, USA
Deutschland ISBN 3-00-006249-1

HINWEIS FÜR DEN LESER

Dieses Buch ist nicht für den Kranken geschrieben, obwohl es gerade für Kranke die wichtige Information enthält, wie man das Wiedergesundwerden durch eine richtige Ernährung und das Weglassen von denaturierten Lebensmitteln unterstützen kann.

Ein Buch kann und will nicht den Arzt ersetzen, denn jeder Kranke braucht individuelle Hilfe.

Deshalb macht es Sinn – wenn Sie einen auch in Ernährungsfragen bewanderten Hausarzt haben, die gegebenen Empfehlungen mit ihm zu besprechen. Ein Arzt ist am besten in der Lage zu beurteilen, was bei den jeweiligen Beschwerden für seinen Patienten das Richtige ist. Er sollte allerdings zu *den* Ärzten gehören, die wissen, wie eng Gesundheit und Ernährung zusammenhängen, denn die beiden sind siamesische Zwillinge. Die Nahrung ist unsere wichtigste Medizin.

Obwohl dies ein Buch ist, das über Ernährung informiert und keine medizinischen Ratschläge erteilt, müssen Autor und Verlag ausdrücklich jede Verantwortung für angenommene Ratschläge und den Verbrauch von empfohlenen Lebensmitteln und Supplementen schon hier im Vorfeld zurückweisen.

Leider kommen Verlag und Autor heute nicht mehr ohne einen solchen Hinweis aus.

INHALTSVERZEICHNIS

STATEMENT 5
WIDMUNG 9

KAPITEL 1
Die Zukunft liegt im Begreifen der Vergangenheit 11

KAPITEL 2
Zurück zur Steinzeit 24

KAPITEL 3
Die Auswirkungen von 100 Jahren zu viel denaturierter Kohlehydrate 39

KAPITEL 4
Die beiden großen Gegenspieler Insulin und Glukagon 48

KAPITEL 5
Alle Wege führen nach Rom 70

KAPITEL 6
Das SLM-Programm 79

KAPITEL 7
Rezepte 108

KAPITEL 8
Wie viel Eiweiß braucht der Mensch? 119

KAPITEL 9
Das Vitalstoff-Programm 124

KAPITEL 10
Exercise 131

KAPITEL 11
Grammliste für Kohlehydrate 137

KAPITEL 12
Wenn es Probleme gibt 141

KAPITEL 13
Der Fragenkatalog 153

KAPITEL 14
Eine neue Maxime für den noch gesunden Menschen 170

KAPITEL 15
Die Entdeckung 175

SCHLUSSWORT 187
WEITERFÜHRENDE LITERATUR 188
INDEX 190
Bücher, die ich über wichtige Gesundheitsthemen geschrieben habe. 192

STATEMENT

Es gibt kein Essens- und kein Lebensrezept, das für alle Menschen auf diesem Erdball gleich anwendbar ist. Dazu sind die weit zurückliegenden Entwicklungen der einzelnen ethnischen Gruppen zu unterschiedlich verlaufen. Die Ausbildung eines Stoffwechsels wird immer noch maßgeblich beeinflusst durch das Nahrungsangebot, das der Mensch in der Evolution vorfand.
Es gibt allerdings eine Empfehlung, die für alle Menschen auf diesem Planeten gilt: Leben Sie nicht gegen die Natur und ihren seit Urzeiten währenden Rhythmus. Wir brauchen den Tag und die Nacht, und wer die Nacht zum Tage macht, wie wir es in noch nicht mal 100 Jahren begonnen haben, zerschneidet die Verbindung unserer Synchronisation zum Kosmos. Das hält der beste Organismus nicht aus und viele, wenn nicht alle unsere Probleme, hängen auch damit ganz eng zusammen.

Dieses Buch ist vor allem für Menschen geschrieben, die durch Veränderungen in unserer heutigen Lebensweise und Ernährung dick und krank geworden sind. Sie gehen in die Millionen, und *Sie* müssen jetzt zuerst einmal herausfinden, ob Sie auch dazugehören.
Änderungen vorzunehmen bedeutet hier, was man im Allgemeinen unter Prävention versteht. Und ich glaube, da können wir uns einig werden – Vorbeugen ist allemal sinnvoller als Heilen. Ich versuche also nicht, Ihnen mit den neuen Erkenntnissen von "Wissenschaftlern ohne Scheuklappen" einen Treibstoff und ein Fahrverhalten anzupreisen, das für einen Diesel, einen Benziner oder einen Rennwagen gleichermaßen geeignet ist. Den gibt es nicht. Sie können aber mit Hilfe dieses Buches herausfinden, mit welchem Treibstoff *Sie* Fettpolster eliminieren und gleichzeitig eine höhere Energieausbeute, weniger Verschleiß und ein erfreulich "spätes Verschrotten" erreichen können.
Diäten sind Episoden. Sie laufen immer nur ein paar Wochen und sind damit völlig unbrauchbar für dauerhafte Resultate – sie bewirken das Gegenteil. Sie basieren vor allem auf "kalorienarm und, wenn möglich, fettfrei". Mit einer solchen Kost entfallen aber zwangsläufig die wichtigen Eiweißträger, wie sie in Fisch, Fleisch, Eiern oder Käse stecken. Man hat uns viele dieser Lebensmittel – nicht ganz zu unrecht – madig gemacht, denn was dann noch übrig bleibt um satt zu werden, sind allein Kohlehydrate.
Aber genau diese Kohlehydrate sind es, die vielen von uns die Fettpolster eintragen, und zwar weit mehr als gutes Fett und Eiweiß. Ja, die meisten Leute wissen gar nicht einmal genau, was eigentlich alles unter den Begriff Kohlehydrate fällt, und dass das Wort nichts anderes ist als ein Synonym für Zucker.

Anmerkung der Autorin: Der Duden erlaubt ausdrücklich zwei Schreibweisen für "Kohle(n)hydrate". Es ist damit unrichtig, einem Menschen Unkenntnis der Materie vorzuwerfen, nur weil er das um ein (n) kürzere Wort wählt, das auch für den Laien handlicher ist.

Das Dogma

Man hat uns zu lange eingebläut, dass zu viele Fettkalorien das Übergewicht bringen, aber genau das ist ein Fehlschluss. Unser Stoffwechsel verarbeitet nicht "Kalorien", sondern verschiedene Nahrungsangebote und er tut das auf völlig unterschiedliche Weise.

Es wird Sie sicherlich erstaunen zu erfahren, dass Fett nicht dick macht, solange es ohne viel Kohlehydrate gegessen wird, und dass gewisse Fette zum Abnehmen ganz unerlässlich sind. Denaturierte Kohlehydrate *zusammen* mit Fett – vor allem prozessiertem Fett – runden Taillen und Hüften. Initiiert wird das vom Insulin, das Wissenschaftler das "Hungerhormon" getauft haben.
Gleichzeitig ist es aber auch das "Speicherhormon," denn es hält diese heute so unnötigen Fett-Reserven dort fest und verweigert, bei der herkömmlich empfohlenen Ernährung, den Abbau. Aber es geht im Buch nicht nur ums Abnehmen, es geht um viel mehr. Es geht um Gesundheit.

Die neue Theorie heißt

Mehr Eiweiß, das richtige Fett – und sehr viel weniger vom Menschen veränderte Kohlehydrate. Nicht in einer Diät für ein paar Wochen, sondern in einer für immer umgestellten Essensweise, die es Ihnen erlaubt, sowohl Ihr Gewicht als auch Ihre Figur optimal zu halten. Hungern kommt in diesem Programm nicht vor.
Wer Übergewicht vermeidet, gewinnt Gesundheit.

Ein Wort zur 3. Auflage

Da dies die dritte Auflage vom ZUCKER KRIMI ist, und weil seit dem ersten Erscheinen inzwischen 4 Jahre vergangen sind, will ich auch diesmal zu Änderungen im Buch – aber auch zu den gravierenden Veränderungen in unserer Umwelt – Stellung nehmen. Dabei werde ich auch neue Erkenntnisse einbringen.

Die BSE Krise, die damals gerade ausgebrochen war, haben wir immer noch. Zumindest ist sie nicht völlig unter Kontrolle. Es wird nur nicht mehr so viel darüber geredet. Es scheint so, als ob wir immer mehr zu Fatalisten würden, weil wir die Einsparmethoden vieler Wirtschaftszweige, die von manchen der Großabnehmer wie Zitronen ausgepresst werden, nicht verändern können. Billig ist die Devise – also sieh' zu, wie du zu Rande kommst.

BSE hat inzwischen die USA erreicht. Man hat auch dort nicht aus den bei uns gemachten Fehlern gelernt. Man füttert nach wie vor diese reinen Grassfresser mit tierischem und zum Teil verdorbenem Eiweiß und macht sie so zu Kannibalen.

Ich habe damals im Buch die Empfehlungen für Fleisch trotzdem nicht geändert, weil Vegetarier zu werden keine Lösung des Fettrollen-Problems ist. Aber diesmal bietet Ihnen der neue Zucker Krimi eine Variante zum Abnehmen an, die uns damals, als er geschrieben wurde, in Deutschland noch nicht zur Verfügung stand. Sie ist ohne jeden Zweifel den alten Empfehlungen überlegen. Sie schaltet den *einen,* nicht ganz ungefährlichen Faktor, der bei einer sehr eiweißreichen Kost berücksichtigt werden muss, völlig aus. Und das ist die Übersäuerung, an der alle Wohlstandsgesellschaften mit der dort konsumierten Industriekost leiden.

Und da wir nicht genügend Minerale supplementieren – vor allem dann, wenn wir viel Eiweiß essen – laufen diese Menschen Gefahr, dass sich der Körper diese zur Entschärfung der Säuren nötigen Minerale aus den Körperdepots holt. Das fängt beim mineralreichen Haarboden an und endet bei den Knochen. Deshalb haben wir heute so viel mehr Geheimratsecken und beginnende "Tonsuren" bei unseren jungen Männern und eine so grassierende Osteoporose bei den Frauen. Diese Vorgänge habe ich in dem Buch "Sind Sie ein Sauertopf" sehr ausführlich beschrieben. Sie können deshalb hier nur angerissen werden.

Was neu ist im Zucker Krimi, ist die angebotene Alternative. Mit der Entdeckung eines italienischen Wissenschaftlers gibt es heute die Möglichkeit, das so wichtige Eiweiß in einer reinen Aminosäuren Form einzusetzen. Diese neue Formula bringt nur noch ein Prozent an Stickstoffrückständen, die sich als Schlacken im Körper ablagern. Nebenbei bemerkt: Das sind die Falten, das Übergewicht, die schlechte Durchblutung und vieles mehr, das den Babyboomern heute zu schaffen macht.

Diese neue Lösung wird vor allem *die* Menschen freuen, die nie gerne große Mengen an Fleisch, Eiern oder Käse essen wollten und mehr auf der entschärften vegetarischen Schiene glücklich waren. Das ist nach Erkenntnissen, die wir schon lange haben, die beste Essensform, die man praktizieren kann. Wir waren in unserer Prägephase immer Gemischtwarenköstler und es ist auch heute noch die für uns beste Essensform.

Mit den neuen Forschungsergebnissen und diesen Aminosäuren können Sie jetzt – ebenfalls ohne zu hungern – abnehmen. Aber wie das geht und was diese neuen Erkenntnisse uns damit an mehr Gesundheit durch weniger Säuren anbieten, das lesen Sie in dem Kapitel "Die Entdeckung".

Ich denke nach wie vor, dass man überhaupt nicht ganz auf Fleisch verzichten muss oder am besten gleich Veganer wird. Das kann und wird die Lösung nicht sein. Dann wäre die Riesenpille, zu der man auf einem Lichtbild den dampfenden Rostbraten vorgeführt bekommt, und in der Plastiktüte wird einem der Bratenduft verpasst, die sicherere Lösung. Ich weiß nicht, was Sie davon halten, aber ich bin da nicht sehr optimistisch.

Eine gute Essensform für eine optimale Gesundheit ist nach all meinen Erkenntnissen nach wie vor der sehr *gemäßigte Vegetarier,* der sich kleine

Anteile von Fisch, Fleisch Eiern, Quark und Käse erhält und sich vor allem aus dem Angebot der Mutter Natur eine dicke Scheibe abschneidet. Leider bekommen wir heute nur noch einen Bruchteil der wichtigen Zutaten, die in Früchten, Gemüse, Knollen und Salaten noch vor 200 Jahren steckten. Deshalb bleibt auch die Empfehlung nach wie vor bestehen, dass wir ersetzen müssen, was die Pflanzen uns aus den ausgelaugten Böden nicht mehr anbieten können. Und es bleibt die Warnung bestehen, mit den "mensch-gemachten Kohlehydraten" sehr zurückhaltend umzugehen, wenn Sie Ihre schlanke Linie erhalten wollen.

WIDMUNG

Ich könnte dieses Buch Wauwi widmen, meinem kleinen Yorky, der Hunderte von Stunden geduldig neben mir saß, während ich diese Seiten meinem Computer eingetrichtert habe. Er ist dabei oft genug um seinen versprochenen Spaziergang gekommen.
Aber da ist noch jemand, dem eine Widmung vor allem zusteht. Das ist meine junge Freundin Nancy aus Los Angeles, die eines Tages zu Besuch kam und meine Spaghetti mit Tomatensoße, das knusprige Weißbrot und den süßen Nachtisch nicht mehr essen wollte. Ich war besorgt, denn das waren bis dahin Lieblingsspeisen, die nie verweigert wurden.

So begann alles. Sie erklärte, warum sie auf einmal Speisen auf dem Menüplan hatte, die vorher fast ein Tabu waren. Ich schüttelte zuerst mal verwundert den Kopf, aber dann stieg ich in die Erforschung der Diäten ein, um herauszufinden, warum diese Kehrtwende vom Fast-Vegetarier zum kräftig zulangenden Fleisch- Fisch- Eier- und Käseesser besser zum Abnehmen funktionieren sollte. Eines war mir allerdings schon lange klar gewesen: All die herkömmlichen fettreduzierten "Abnehmequälereien" können keine bleibenden Resultate bringen. Sie sind, so wie unser Stoffwechsel funktioniert, eine nutzlose Quälerei.

Außerdem ist der Mensch fürs Hungern nur unter Zwang einsatzfähig, und unser Body lernt aus jeder Hungerdiät nur das Eine, nämlich alles Angebotene noch besser auszuwerten. Er hortet verängstigt weitere Reserven, denn er rechnet bei jeder Diät mit einer Hungersnot, wie sie vor Millionen von Jahren jährlich gang und gäbe war. Im Grunde genommen fehlt uns nur diese kleine jährliche Hungersnot, und wir wären alle unsere Sorgen mit den Fettrollen los und viele, die wir mit der Gesundheit haben, würden sich dabei auch erledigen.

Wo ich nach einem Jahr Diäten-Studium gelandet bin lesen Sie in diesem Buch. In der neuen Ausgabe biete ich Ihnen eine Alternative zum Abnehmen an, die sehr viele Vorteile hat, die die alte nicht anbieten konnte. Vor allem aber bedanke ich mich bei all den Wissenschaftlern und Ärzten, die mit ihren Forschungsarbeiten das Fundament zu diesem Buch erarbeitet haben und die zum Teil schon Ende des letzten Jahrhunderts den richtigen Weg wiesen. Leider wurde er lange Zeit nur von Außenseitern beschritten. Und was auch mit einem "leider" versehen werden muss – der von Dr. Atkins gewiesene Weg war weit davon entfernt, ein "gesunder Weg" zu sein. Inzwischen hat man das (nach seinem Tode) dort auch eingesehen, und seit Neuestem werden die riesigen Fett- und Fleischmengen nur noch sehr viel reduzierter empfohlen. Aber auch das ist noch nicht optimal, denn zu gesundem Abnehmen gehört erheblich mehr.
Ich habe damals den ZUCKER KRIMI mit dem allergrößten Vergnügen geschrieben. Wenn Ihnen das auf den neuesten Stand gebrachte Buch nützt,

Ihren Wissensstand zu erweitern und mit den darin aufgezeigten Erkenntnissen endlich wieder fotogen und vor allem gesünder zu werden, dann bedanken Sie sich bei diesen Pionieren und meiner Freundin Nancy. Wauwi hätte lieber einen großen Rostbraten zum Dank.

Ich wünschte, dass Sie das Buch nachdenklich macht und zu dem Schluss kommen lässt, dass die Beweisführung dieser Wissenschaftler und Ärzte schwer zu widerlegen ist. Auch wenn es fast so scheint, als ob diese Forschungsergebnisse – warum auch immer – geheim gehalten werden sollen. Vielleicht liegt der Schlüssel dazu bei der Erkenntnis, dass mit unmanipulierten Naturprodukten nicht die Gewinne eingefahren werden können, die all die herrlichen haltbaren Fertigprodukte bringen, die in den Zauberwerkstätten der Lebensmittel-Labore mit viel Chemie kreiert werden.

Es liegt bei Ihnen Ihre grauen Zellen einzusetzen und, falls Sie betroffen sind, einen Versuch mit einer der beiden Versionen zu wagen. Denn nur dann können Sie Ihre eigenen, konkreten Erfahrungen machen, die berechtigen, ein Urteil zu fällen.

KAPITEL 1

Die Zukunft liegt im Begreifen der Vergangenheit

Das Erste, was Sie in diesem Buch zur Kenntnis nehmen müssen ist, dass Salat, Brot, eine gelbe Rübe oder eine Zuckerstange alle aus unterschiedlichen Zuckermolekülen zusammengesetzt sind, obwohl bei der Frage: "Welches der beiden Nahrungsmittel ist gesund?" wohl nur der Salat eine Eins von Ihnen in der Beurteilung bekommen wird. Bitte speichern Sie als erstes: "ZUCKER" und "KOHLEHYDRATE" sind ein und dasselbe – egal ob sie als Salatblatt, Brot oder Schokoriegel daherkommen. Trotzdem ist zwischen diesen beiden Kohlehydrat- sprich Zuckersorten ein erheblicher Unterschied. Alles was aus der Pflanzenwelt kommt und vom Menschen nicht mehr verändert worden ist, verhält sich für den Körper vorteilhafter als prozessierte Fertigprodukte. Zu denen zählen unter vielen anderen auch das Brot und die Teigwaren in all ihren Varianten.
So, jetzt können wir ins Thema einsteigen.

Die Menschheit hat im Laufe der Jahrtausende viele Dogmen aufgestellt und sie jeweils zur unumstößlichen Wahrheit erhoben, nur um zu irgend einem früheren oder späteren Zeitpunkt kläglich eingestehen zu müssen, dass man sich leider geirrt hatte. Man konnte im Mittelalter um Kopf und Kragen kommen mit der Behauptung, die Erde drehe sich um die Sonne. Galilei, der diese Behauptung wagte, nachdem er besser nachgedacht hatte, wurde von der Inquisition dafür mit der Folter bedroht, obwohl diese Aussage schon damals die reine Wahrheit war.

Das heutige Dogma, wie man sich ernähren muss um abzunehmen und gesund zu bleiben – mit wenig Fett und wenig Eiweiß und damit zwangsläufig mit vielen Kohlenhydraten – wird nach wie vor von vielen als einziges Mittel der Wahl empfohlen. (Inzwischen ist hier zwar etwas in Bewegung gekommen, aber ich hoffe nur, dass wir nun nicht Dr. Atkins, als den Retter in der Not propagieren werden.)
Der Erfolg bei all den Kohlehydratempfehlungen ist so kläglich und der Weg so qualvoll, dass es meine Hochachtung herausfordert, wie lange die geplagten Dicken versucht haben, dieser Strategie zähneknirschend zu folgen.
Die Lösung, wie der Homo sapiens mit seinem aus Evolutionszeiten stammenden Stoffwechsel gesund und ohne fett zu werden die Neunzig erreichen kann, liegt in dieser fernen Vergangenheit. Dorthin müssen wir – mit Abstrichen und Augenmaß – zurückkehren. Und ich will gleich hier sagen, dass es kein Patentrezept gibt, das für jedermann passt. Es ist deshalb das Benützen der grauen Zellen erbeten, wenn Sie dieses Buch lesen.

Jäger und Sammler

Wie war das also zu Zeiten, da wir noch Jäger und Sammler waren? Woran liegt es, dass der Stoffwechsel von damals, der sich bis heute nicht verändert hat, uns die viel üppigere Nahrung so übel nimmt? Benützt man den Laienverstand, müsste man das Gegenteil erwarten – wir hungern nicht mehr in den Wohlstandsländern, wie das in prähistorischen Zeiten gang und gäbe war. Wir haben wenigstens dreimal am Tag einen gedeckten Tisch, und wir wissen (fast) alles über Vitamine, Minerale und andere Vitalstoffe. Was da heute so alles in den Reißwolf gesteckt wird, bedient unsere Bedürfnisse mehr als ausreichend. Unsere Uraltvorfahren dagegen wussten niemals, wann sie die nächste Mahlzeit erwischen würden; oft genug dauerte das lange und der Gürtel musste vor allem im Winter regelmäßig ins allerletzte Loch geschnallt werden. Um unsere Überlebenschancen zu maximieren hat sich unser Stoffwechsel mit einem Hormon, das die Fettspeicherung möglich macht, auf diese immer wiederkehrenden Hungerszeiten eingestellt. Dieses Hormon erlaubte es, jeweils im Sommer ein "fettes" Bankkonto für die jährlich kommenden Winternotzeiten bereitzustellen. Was uns heute fehlt sind diese regelmäßigen "Fastenzeiten." in denen wir damals, in den langen Winternächten, frierend vor uns hindösend, diesen Speck langsam aber sicher ausließen, um in den kalten Höhlen am Leben zu bleiben. Dazu benützt unser Stoffwechsel den Trick aus Kohlehydraten, sprich jedem x-beliebigen Zucker, der nicht für die Energieherstellung abgerufen wird, Fett herzustellen. Und das ist gleich das nächste was Sie lernen müssen: Nicht Fett macht fett – Kohlehydrate tun es, weil Insulin sie, umgewandelt in Fett, speicherfähig macht.

Denken Sie nicht auch bis heute noch, dass nur Fett fett macht, während harmlose völlig "unfette" Essbarkeiten wie Nudeln, Brot, Reis, Kartoffeln hier einen Freibrief, selbst für größte Mengen davon, umhängen haben? Und genau hier beginnt uns unsere Unkenntnis, wie unser Stoffwechsel funktioniert, den ersten Streich zu spielen. Das Resultat sehen wir dann verärgert und ungläubig auf Bauch und Hüften.

Diese Fähigkeit unserer Leber, angewiesen vom Insulin, aus Zucker Fett herzustellen, hat uns, ganz ohne Zweifel, in diesen wilden, alten Zeiten immer wieder vor dem Aussterben bewahrt. Und damals war der am besten dran, der im Sommer die größten Fettrollen anlegen konnte. Er überlebte und konnte somit auch für den meisten Nachwuchs sorgen. Wir waren also immer aufs Zunehmen für Reserven programmiert. Heute dagegen bringt uns dieses Zauberkunststück des Insulins dem Aussterben eher wieder näher.

Was haben wir damals gegessen?

Für mehr als eine Million Jahre haben wir weitgehend von unterschiedlichstem Eiweiß gelebt. Dazu, wenn sie reif waren, von Beeren, Nüssen, Pilzen, Knollen, essbaren Pflanzen, Früchten und manchmal von ein bisschen Honig. Das Eiweiß waren Engerlinge, Raupen, Heuschrecken, Käfer, Vogeleier oder anderes kleines Getier – egal ob aus Wald oder Flur. Wer einen Fluss oder ein Meer in erreichbarer Nähe hatte, bediente sich auch mit Fischen, Krebsen oder anderen Krustentieren. Je besser die Waffen wurden, desto größer wurde auch die Beute. Man konnte in diesen Anfängen des Urmenschen auch gar nicht wählerisch sein. Der einzige Lebenszweck war, zu suchen oder zu fangen, was einen überleben ließ und ich bin sicher, diese lebenden Eiweißformen schmeckten unseren Vorvordern ebenso gut wie uns ein saftiges, zartes Steak heute. Kohlehydrate bestanden aus dem, was damals in der warmen Jahreszeit an Essbarem wild wuchs, und sie mussten gegessen werden, solange sie reif waren, denn im Winter war hier Ende der Fahnenstange. Lagerhallen gab es noch nicht.

Es ist ganz sicher, dass vor allem jede Art von Eiweißspendern, die ja immer auch anteilig Fett enthalten, hochwillkommen war. Sie wurden bevorzugt, denn alleine Eiweiß und Fett bilden neue Zellen; Fett hält warm, ist unser bester Energiespender und es macht uns lange satt. Man verspeiste was immer die Gegend, in der man lebte, hergab und was man angeln, erwischen und erlegen konnte.

Diese ersten Menschen wussten einfach aus den gemachten Erfahrungen, dass Eiweiß und Fett die besten Nährstoffe brachten und damit auch die höchste Energieausbeute sicherstellten. Oft war dafür der Aufwand geringer als Pflanzliches zu suchen und zu sammeln, das zudem nur eine weit geringere Energiedichte aufweist als Fettes und Fleischliches. Vor allem in Tierischem stecken die wichtigen ungesättigten und essentiellen Fettsäuren plus einer Reihe von wichtigen Mineralen, die es sonst nur schwer zu finden gibt. Sie vor allem sind speziell als Hirnnahrung zu sehen und hier liegen auch die Gründe, warum wir damals ein ständig wachsendes Gehirn entwickeln konnten, das uns letztlich den Sprung zum heutigen Menschen möglich gemacht hat.

Was hat uns diesen großen Sprung erlaubt?

Ich habe mich hundertmal gefragt: Was um alle Welt kann es bloß gewesen sein, was es möglich gemacht hat, uns zu einer so außergewöhnlichen eigenen Spezies zu entwickeln. Wissenschaftler haben sich das natürlich auch gefragt und sie haben sich aufgemacht, das Rätsel zu entschlüsseln. Da alles, was wir bis heute erfunden und in die Tat umgesetzt haben, nur mit einem wachsenden Gehirn beginnen konnte, war diese Frage ganz eindeutig gestellt: "Was hat uns befähigt, ein solches Gehirn zu schaffen, um uns in dieser einzigartigen Weise entwickeln zu können?"

Wenn man sich die Substanzen, aus denen unser Denkapparat besteht, genau ansieht, stellt man folgendes fest: Das Gehirn besteht zu einem erheblichen Anteil aus einer wässrigen Substanz, ein nicht allzu großer Anteil (ca. 10 %) besteht aus Eiweiß und weitere 10 % sind zu gleichen Teilen aus unterschiedlichen Omega-3 und Omega-6- Fettsäuren zusammengesetzt. Ich werde sie Ihnen – in der richtigen Verteilung – immer wieder in diesem Buch ans Herz legen. Es sind einmal die langkettigen, hochungesättigten oder essentiellen

Fettsäuren, wie sie nur in Tierischem, am besten in den Fischölen, stecken und die bekommen wir heute fast gar nicht mehr. Viel leichter ist es, an die kurzkettigen Omega 3 und 6 Fettsäuren zu kommen, die wir aus den vielen Pflanzenölen, aber auch aus all den Getreideprodukten bekommen, deren Verzehr uns so dringend ans Herz gelegt wird. Die wichtigen Fettsäuren finden sich im Gehirn aller Säugetiere in einer perfekt ausgewogenen Balance. Und diese Balance ist wohl der springende Punkt bei der ganzen Sache. Halten Sie die bitte gleich geistig fest.

Es ist doch eigentlich sehr verwunderlich, dass alleine der Mensch sein Gehirn, im Gegensatz zu seiner Körpergröße, so erstaunlich weiter entwickeln konnte. Er verdreifachte sein Hirnvolumen in den letzten drei Millionen Jahren, während seine Körperlänge weit hinter dieser Hirnentwicklung zurückblieb. Wäre sie mitgewachsen, wären wir so etwas Ähnliches wie menschliche Dinosaurier geworden. Aber genau das zu betrachten ist im Zusammenhang mit der Nahrung interessant und zwar dann, wenn man sich dazu einmal die Gehirnentwicklung von reinen Grasfressern anschaut: All die großen Tiere wie Rinder, Pferde, Hirsche, Rentiere oder Elche, bis hin zum Elefanten, haben im Verhältnis zu ihrer mächtigen Körpermasse nur einen mehr oder weniger beschränkten Denkapparat entwickelt, der vor allem nach vorgegebenen Verhaltensmustern arbeitet. Neue Entschlüsse, die mehr Gehirnwindungen beim Meistern von veränderten Situationen brauchen, lassen sich damit nicht meistern. Sind diese Veränderungen krass, laufen solche Tiere immer Gefahr auszusterben, weil ein kleines Gehirn keine Lösungen zur Rettung vor neuen Gefahren finden kann. Aufschlussreich ist auch, dass unsere "zurückgebliebenen" Verwandten, die Affen, hier keine großen Fortschritte aufzuweisen haben. Ihr Gehirnvolumen hat sich nicht allzuweit über das eines Grasfressers hinausbewegt. Sie sind, was Fleisch anbetrifft, zwar keine Kostverächter, aber ihre Hauptnahrung besteht nach wie vor aus Pflanzlichem. Damit fehlen für eine Vergrößerung des Gehirns, das ein anderes Denkvolumen ermöglichen würde, diese speziellen Fettsäuren, denn in reiner Pflanzenkost sind die langkettigen Omega-3- Fettsäuren nicht zu finden.

Hier kommt auch noch ein anderer interessanter Aspekt zum Tragen: All diese mächtigen Tiere, die uns einfach niedertrampeln könnten, wären sie smart genug, uns den Raubbau, den wir mit ihnen betreiben, heimzuzahlen, konnten die Cleverness, sich gegen uns zu wehren, nie aufbringen. Sie brauchen zur Aufbereitung ihrer Nahrung in dieselben Nährstoffe, die auch wir zur Energieherstellung benötigen, einen riesigen Verdauungsapparat. Er lässt nicht mehr viel Raum für andere Entwicklungen. Eine Kuh braucht viele Mägen dafür, und ohne Wiederkäuen käme sie auch damit noch nicht zurecht. So gesehen ist es kein Wunder, dass das Hirnvolumen einer Kuh – mit ca. 300 gr. Hirnmasse zum Denken – schon von einem Kleinkind um Längen geschlagen wird, obwohl der Unterschied in der Körpermasse gewaltig ist. Ein Kleinkind bringt es bereits auf wenigstens 1000 gr. Gehirnmasse und ein ausgewachsener Mensch hat im Schnitt stattliche drei- bis dreieinhalb Pfund an grauen Zellen vorzuweisen, die er nutzbringend anwenden kann.

All das lässt den Schluss zu, dass eine hochwertige Nahrung – und das heißt unterschiedliche Fette und Eiweiß – es uns erlaubt haben, unseren Darmtrakt so zu verkleinern, dass wir den Anteil an Energie, der dadurch nicht mehr benötigt wurde, oben im Hirnkasten verwenden konnten.

Seien wir froh, dass all die Grasfresser nicht wissen, wie sehr sie in der Entwicklung uns gegenüber den Kürzeren gezogen haben. Wüssten sie es, wären Depressionen mit Sicherheit ihr ständiger Begleiter.

Das Fazit

Die Paläanthropologen, das sind die Herrschaften, denen alte Knochen und Mumien das höchste der Gefühle sind, haben bei der Suche nach der Lösung des "Menschenwunders" den Energieverbrauch vom menschlichen Gehirn mit dem vergleichbarer Säugetiere verglichen. Dabei kam Erstaunliches zu Tage. Unser Hirn verbraucht bereits ein Viertel der unter Ruhebedingungen benötigten Energie. (Jetzt begreife ich endlich, warum mir immer im Traum die besten Ideen kommen.)

Da wir Menschenaffen für Studien zur Verfügung haben, konnte festgestellt werden, dass diese uns genetisch recht ähnlichen Tiere dafür kaum weniger als 10 % aufwenden. Daraus kann man messerscharf schließen, dass die Stoffwechsel-Aktivitäten ihres Gehirns weit geringer sind als die unsrigen. Und damit ist auch die Möglichkeit, komplizierte Denkvorgänge zu entwickeln, Entscheidungen zu treffen, Erfindungen zu machen oder clevere Schachzüge zu praktizieren nicht im selben Maße möglich.

Es ist das Fett

Wenn man nun schon sicher weiß, dass es Fett generell und diese langkettigen Omega-3- Fettsäuren im Besonderen sind, die Energie bringen und Gehirnvolumen aufbauen, dann müssen irgendwann mal unsere Vorfahren dafür Quellen entdeckt haben, die andere Tiere nicht benützen konnten. Wenn das nicht so gewesen wäre, dann hätte es auch noch andere Tierarten geben müssen, die sich mit einem solchen Gehirn dann vielleicht zu Homos mit Mähnen und einem langen Schwanz entwickelt hätten. **Ein** Tier haben wir übrigens, das mit der Gehirnmasse, die es vorzeigen kann, uns schon ganz nahe ist. Das ist der Delphin. Ausgewachsen wiegt sein Gehirn satte 1600 Gramm und dementsprechend ist auch seine geistige Kapazität so erstaunlich. Es wäre interessant herauszufinden, wo er einmal in seiner Entwicklung diese Quellen gefunden hat, um zu einem solchen Gehirn zu kommen.

Wie ist es also damals vor ein paar Millionen von Jahren abgelaufen?

Das Bild, das Wissenschaftler dafür malen, sah, als ich das Buch geschrieben habe, folgendermaßen aus: Nachdem wir aus dem Dschungel, wo wir wie die heutigen Affen überwiegend Früchte- und Pflanzenesser waren, in die offenen Savannen vorstießen, waren auf einmal Früchte und essbare Pflanzen nur noch spärlicher zu finden, und auch die Temperaturen veränderten sich. Hier blieb nur übrig zum Jäger zu werden, um an eine Nahrung mit hoher Energiedichte zu kommen, die das Überleben ermöglichte. Irgendwann einmal muss einer der ganz cleveren unserer Vorvorderen entdeckt haben, dass neben Muskelfleisch eine noch viel Kosten-Nutzen-intensivere Substanz in Beutetieren zu finden war. Vielleicht lag es daran, dass die ersten Menschen den großen Raubtieren damals weit unterlegen waren, weil sie wirklich effiziente Waffen noch nicht erfunden hatten und daher oft nur mit Übriggebliebenen zufrieden sein mussten. Aber diese Reste vom Mahl großer Wildkatzen waren meist schon von Hyänen oder Geiern sorgfältig abgenagt worden und brachten nur noch eine spärliche Ausbeute an Verwertbarem. Niemand weiß ganz genau wie es gelaufen ist und wie es den damaligen Menschen aufging, dass in Knochen und Schädeln eines ansonsten ziemlich abgelutschten Skeletts die appetitlichsten, nährstoffreichsten Happen zu finden waren. Man musste nur einen großen, schweren Stein suchen und genügend Zertrümmerungskraft im Bizeps haben um dranzukommen. Denn das Mark und das Hirn, die, solange es keine BSE-Krise gab, auch für viele heutige Homos ein Leckerbissen waren, bringen genau diese Fette, die zum einen Energie liefern und zum anderen Hirnmasse expandieren lassen. Voilà – das war die Lösung.

Der Anfang vom Gehirnschwund

Seit wir gelernt haben Ackerbau zu betreiben, ging es buchstäblich mit der Gesundheit der Menschheit bergab, es ist eine von Wissenschaftlern sauber begründete Tatsache, dass, seit wir das Leben der Jäger und Sammler verließen und sesshaft wurden, sich unser Gehirnvolumen bereits wieder um etwa 10 % verringert hat.
Wenn das so ist, dann frage ich Sie: Warum wird es zugelassen, dass all die Müslis, Pizzen, Spaghettis, Brot, Colas und Genossen, die uns unendlich weit von einer für uns gesunden Nahrung entfernt haben, so lauthinschallend beworben werden dürfen? Will die Regierung lieber mehr Dumme, mit denen man es besser treiben kann? Oder fehlt Hirn und Mark vor allem denen in der Regierung, die es eigentlich besser wissen sollten als das "gemeine Volk"? Da kann man nur sagen: Zum Glück haben wir rechtzeitig den Computer erfunden. Wir werden ihn, wenn diese Entwicklung fortschreitet, eines Tages dringend als Hirnersatz gebrauchen können.

Die Kosten-Nutzenrechnung

Auch ein Mensch mit seinem Stoffwechsel ist ein Unternehmen, das wirtschaftlich zu denken hat. Die Frage ist immer dieselbe: Was bringt, mit dem geringsten Aufwand, den größten Nutzen?

Die ersten Menschen wussten damals nicht, dass vor allem im tierischen Eiweiß viele der wichtigen Vitamine wie das B12, das Vitamin A und auch viele Minerale wie Eisen oder Zink enthalten sind. Diese Vitalstoffe haben ebenfalls einen hohen Stellenwert, um unsere Lebensmaschine, den Stoffwechsel, so auszustatten, dass er seine Arbeit leisten kann. Sie wussten auch nicht, dass die einfach ungesättigten und die essentiellen Fettsäuren unerlässlich sind, um Initialzündungen in all unseren Zellen anzustoßen.
Die damaligen Menschen lernten all das nicht wie wir heute aus Büchern oder in der Schule, sie lernten es ganz einfach aus der Erfahrung. Mit Eiweiß und Fett konnte man die Keule kräftiger schwingen und seine Gegner noch einfallsreicher austricksen oder in Schach halten. Muskeln waren damals ebenso wichtig wie Gehirnmasse. Später haben wir dann dank dieser angewachsenen Masse an grauen Zellen die Wichtigkeit der Muskeln weit zurückfahren können – jetzt bringen wir unsere Feinde aus einer Entfernung um, dass die des Anschlags noch nicht einmal in letzter Sekunde gewahr werden. Man könnte natürlich argumentieren und sagen: Das ist humaner als einem Untier mit den größeren Pranken und besser gefletschten Zähnen direkt ins Auge schauen zu müssen.

Wichtig war damals, dass man mit Fleisch und Fett lange satt war, und eine möglichst große Familie gut durch schwere Zeiten bringen konnte, die pausenlos an der Tagesordnung waren. Das schlägt bei der Arterhaltung enorm zu Buche, und wir wissen heute mit Sicherheit, dass unter die Rubrik "Fleischliches" im ausgehenden Steinzeitalter auch rivalisierende Homos eingereiht wurden, die, ebenso wie ein erlegter Eber oder eine Antilope, im Suppentopf oder auf dem Rost landeten. Da war man nicht so kleinlich. Denn kaum vermehrte sich die Menschheit substantiell, begannen die Händeleien, und schon damals ging man mit Gefangenen nicht zimperlich um. Sie wurden einfach im eigenen Magen entsorgt. Später brachte es sogar noch ganz andere "spirituelle" Vorteile, das Herz oder Hirn eines Gegners zu verspeisen.
Kohlehydrate (alles was aus dem Pflanzenreich kommt) waren in der Eiszeit nur ganz spärlich zu bekommen, und auch später in der Steinzeit waren sie regelmäßig mit der kalten Jahreszeit weitgehend verschwunden. Wenn Beeren, Pilze, Nüsse und saftige Wurzeln vorbei waren, blieb Pflanzennahrung knapp. Stattdessen mussten wir im Winter am Anfang unserer Geschichte oft genug mit Baumrinden, Blättern und zähen Wurzeln vorlieb nehmen, denn eine Lagerhaltung hatten wir noch nicht erfunden. Sie können sicher davon ausgehen, dass sie immer nur gezwungenermaßen auf der Speisekarte standen, wenn das Jagen keinen Erfolg brachte. Aber auch damals galt schon: Wer brandhungrig ist entdeckt, dass ein alter, harter Brotriebel (die Norddeutschen würden "Kanten" sagen) zu Zeiten ein Leckerbissen sein kann.

Die Lagerhaltung

Die Fertigkeit, Pflanzen und Früchte zu züchten und zu veredeln und die Produkte daraus auch haltbar zu machen, haben wir, zusammen mit der Tierzucht, erst ca. 10.000 Jahre vor Christi langsam entwickelt. Getreide, das heute zu unserem Hauptnahrungsmittel in all seinen abartigen Formen avancierte, ist ein ganz junges Nahrungsmittel, an das wir noch gar nicht wirklich adaptiert sind. Denn Genveränderungen, um Neuerungen gut zu verkraften, sind ein langer evolutionärer Prozess.

Sicher, das alles waren wichtige Schritte zum besseren Überleben der Menschheit durch ein größeres Nahrungsangebot und eine bessere Vorratswirtschaft. Inzwischen aber zeigen diese Vorteile mit all dem, was wir dazu erfunden und daraus gemacht haben, auch ihre Kehrseite.

Wir sind außerdem auf dem besten Wege mit dem Verfremden der Nahrung und dem niemals gekannten Überfluss, der nicht mehr durch winterliche "Fastenperioden" abgebaut wird, dem Aussterben wieder einen großen Schritt näher zu kommen. Vor allem auch dann, wenn wir nicht bald die Geburtenkontrolle besser in den Griff bekommen.

Wir haben uns dank unseres Gehirns schon so weit von der Natur entfernt und gehen unsere eigenen Wege, dass ihre sonst so hervorragend funktionierenden Maßnahmen bei uns nicht mehr greifen. Was aber am meisten in unseren Stoffwechsel eingreift, ist noch etwas ganz anderes. Wir haben wirklich mit der Erfindung der Glühlampe vor noch nicht einmal 70 Jahren unseren vorgegebenen Rhythmus der Jahreszeiten und den Tag-Nacht-Zyklus außer Kraft gesetzt. Dass damit, ebenso wie mit der Nahrung, unsere wachsende Malaise mit den steigenden Zivilisationskrankheiten zusammenhängt, wird von Wissenschaftlern inzwischen immer mehr in Betracht gezogen.

Bei den Urmenschen war Geburtenkontrolle kein Thema

Ganz im Gegenteil, die Frage war: Wie kann man seine Rasse am besten vor dem Aussterben bewahren? Und viele Kulturen haben es nicht geschafft und sind dahingegangen wie das Gras.

Was den Urmenschen rettete in diesen wilden hungrigen Zeiten war Fleisch und Fett und das wunderbar hilfreiche Speicherungs-Hormon Insulin. Leider hat es die eingetretenen Veränderungen noch nicht begriffen, sodass seine meisterhafte Lagerhaltung in Form von riesigen Fettdepots auf Bauch und Hüften uns jetzt erhebliche Probleme und großen Ärger bereitet. Überfluss, der nicht durch Energiebedarf oder Fastenzeiten abgebaut werden kann, macht uns krank, und wenn wir nicht bald begreifen, warum das so ist und unsere Ernährung diesem heute gefährlich gewordenen Insulin-Mechanismus besser anpassen, ruiniert er uns als ersten Schritt mit Krankheiten, und irgendwann eliminiert er uns dann auch. Das Insulin liefert dazu viele Mittel; bevorzugt benützt es den Herzinfarkt, den Diabetes oder auch irgendeinen Krebs. Würden wir ihm nicht diese Mengen an "Zucker in allen Formen" von morgens bis abends reinstopfen, gäbe es nichts zu speichern und wir hätten unsere heutigen Sorgen nicht. Wir müssen lernen, dass zu viel Insulin und zuviel Zucker im Blut eine sehr brisante und gefährliche Mischung sind. Kaum jemand aber weiß das.

Es sind keine neuen Erkenntnisse

Was in diesem Buch steht sind keine neuen Erkenntnisse, denn schon Ende des achtzehnten Jahrhunderts haben Wissenschaftler und Ärzte, die ihrer Zeit voraus waren, genau belegt, warum eine sehr kohlehydratreiche Ernährung, die zwangsläufig viel Insulin anfordern muss, bei vielen Menschen Übergewicht und damit Nachfolgekrankheiten im Gefolge haben kann.
Darf ich Sie deshalb zwischendurch mal fragen: Warum verdammt man eine Ernährung so in Grund und Boden, die es uns immerhin erlaubt hat, die schwierigsten Zeiten in unserer Entstehung so gut zu überleben? Müssen wir denn mit den unsinnigen Ernährungsempfehlungen und dem Verdammen des Fetts alles wieder zur Minna machen? Wir tragen ja schon schwer genug daran, dass wir auch den uns eingegebenen Lebensrhythmus, der uns im Einklang mit dem Kosmos leben lässt, total auf den Kopf gestellt haben. Ich denke nicht, dass der Herr Edison, der uns die Glühbirne beschert hat und dafür als Retter aus der Dunkelheit gepriesen wird, voraussah, was er damit wirklich angerichtet hat. Wir haben inzwischen die Nacht zum hellerleuchteten Tag gemacht, statt die für uns wichtigen 8 bis 9 Stunden Schlaf zu bekommen hängen wir vor Computern oder der Glotze und unser total übermüdetes Gehirn weiß nur einen Ausweg: Es treibt uns an die Zuckertüte, die Plätzchen, zu Pommes oder Chips. Aber auch auf diesen Zusammenhang zeigt noch niemand deutlich mit einem ausgestreckten Zeigefinger. Der Mensch schläft heute im Schnitt vier bis fünf Stunden weniger als früher und das ist zu wenig, um gesund zu bleiben. Dieser Schlafentzug, entstanden durch immer verfügbares hellstes Licht, beeinflusst hormonale Abläufe in einer für uns ganz kontraproduktiven Art und Weise. Aber das näher auszuführen, würde uns vom eigentlichen Thema abbringen und deshalb will ich es hier nur antippen.

In Mumien und Ausgrabungen findet man den Schlüssel

Wir wissen bereits sehr viel von ausgestorbenen Menschenrassen, und wir haben bei einem noch lebenden Volk, das es schon damals zur Meisterschaft in der Konservierung seiner Toten gebracht hatte, einen sehr aufschlussreichen Erkenntniskatalog von ihren damaligen Lebensumständen, ihrer Essensweise und ihren Krankheiten.

Die alten Ägypter

Unsere Vorstellung aus Bildern und Wandmalereien, die von den alten Ägyptern erhalten geblieben sind, zeigt uns ein Volk mit hochgewachsenen, schönen Menschen, die aussahen, als hätten sie die Gesundheit gepachtet. Da wir viele ihrer Hieroglyphen zu entziffern gelernt und damit eine authentische Vorstellung ihrer damaligen Lebensweise und Ernährung haben, nicken wir zustimmend mit dem Kopf und sagen: "Kein Wunder. Wer so vernünftig gegessen hat, der kann ja nicht krank werden – sicherlich sind die Ägypter alle gesund alt geworden!"

Denn die Ägypter folgten recht genau den uns heute so dringend empfohlenen Ernährungsvorschriften. Sie hatten den Ackerbau weit entwickelt, sie pflanzten Hirse, Dinkel, Gerste, Weizen an und steingemahlenes Brot spielte in der Ernährung eine dominante Rolle. Es gab schon damals viele Früchte, die wir heute auch essen. Weintrauben, Feigen, Datteln, Äpfel, Pfirsiche und viele mehr. Man süßte reichlich mit Honig und auch Gemüse wie Linsen, Bohnen sowie Knoblauch und Zwiebeln wurden in Mengen verzehrt. Aus den Aufzeichnungen geht hervor, dass die Ägypter wenig Fleisch aßen, ein bisschen Fisch, dass sie Olivenöl benützten und aus Geißenmilch Käse herstellten. Brav, kann man da nur sagen! Genau das, was man uns heute auch empfiehlt. Was sie allerdings nicht hatten, waren für lange Lagerhaltung konservierte, mit Zucker, falschem Fett und einer Menge Chemie überhäufte Fertigprodukte.

Aidan Cockburn, ein Paläanthropologe (Erforscher der Urmenschen), hat ein Fachbuch geschrieben: "Mummies, Diseases and Ancient Cultures" und er kommt auf Grund der Feststellungen, die Wissenschaftler an den vielen vorhandenen Mumien machen konnten, zu einem völlig anderen Bild. Wir können heute, auch wenn Mumien einige Jahrtausende alt sind, sehr genau herausfinden, was sie aßen, wie gesund sie waren und an welchen Krankheiten sie gelitten haben. Das sind keine Vermutungen mehr, sondern wissenschaftlich erstellte Tatsachen, ebenso wie man heute genauestens das Alter einer Materie bestimmen kann, selbst wenn sie aus einer der frühesten Eiszeiten stammt.

Ich will es kurz machen: Die alten Ägypter mit ihrer Bilderbuchernährung waren überhaupt nicht gesund. Sie litten an schlimmstem Zahnverfall (sicher hatte daran auch die Zahnhygiene einen Anteil), hatten Rheuma, Arthritis sowie Arthrose und viele waren – im Gegensatz zu den Bildern auf ihren Wandmalereien – ebenso fett wie wir es von den Menschen in den heutigen Wohlstandsländern kennen. Sie starben an Herzkrankheiten wie Schlaganfall und Herzinfarkt, sie litten an Diabetes, hohem Blutdruck und hatten dieselben mit Plaques zugesetzten Adern, wie wir sie heute bei Obduktionen in unseren Zeitgenossen finden. Selbst Cholesterinablagerungen in ihren Adern haben die Wissenschaftler nachgewiesen. Wenn man dazu bedenkt, dass das Lebensalter der Ägypter weit kürzer war als unser heutiges, dann wiegt das noch schwerer, denn all diese Schäden traten bereits in den mittleren Lebensjahren auf. Hier kann man die Auswirkungen dieser Schäden studieren, wenn Jäger zu Ackerbauern werden. Gibt Ihnen das zu denken? Es *sollte* Ihnen zu denken geben!

Aber wir sind für Erkenntnisse nicht nur auf die alten Ägypter angewiesen; wir haben mehr Beispiele, die Sie zum Nachdenken bringen werden.

Die Eskimos

Warum sind die Eskimos, die fast ausschließlich von Tran, fettem Fleisch und fettem Fisch leben, weitgehend ohne Herzerkrankungen, Rheuma und andere Gelenkschäden?

Warum sind ihre Adern nicht verstopft, ihre Zähne nicht von Karies durchlöchert? Sie müssten nach dem, was wir heute als Ernährung postulieren, geradezu ein gesundheitliches Desaster sein und ihre Blutfettwerte müssten boomen. Wenn Eskimos in ihrer Tradition leben und essen, sind sie gesund. Das ändert sich allerdings, wenn sie anfangen den "American Way of Life" mit den dort vorherrschenden, verheerenden Essgewohnheiten, anzunehmen. Dann sind sie meist nach wenigen Jahren ebenso krank und fett wie ihre Vorbilder.

Warum findet man bei Bevölkerungsgruppen, die noch irgendwo, fern von jeder Zivilisation, als Jäger und Sammler leben, kaum Spuren unserer heutigen Zivilisationskrankheiten? Sie leben vorwiegend von diversem Eiweiß, manche Stämme in Afrika leben fast ausschließlich vom Blut und der Milch ihrer Tiere und von beidem bekommen sie auch reichlich Fett. Sie verzehren mit den saisonbedingten Nüssen, Früchten, Wurzeln, Beeren und Pflanzen zwar zur Erntezeit viele Kohlehydrate, aber keinesfalls **denaturierte** Kohlehydrate, die wir heute in rasenden Mengen verschlingen. Und damit haben sie mit Fettpolstern keine Probleme. Sie alle haben regelmäßige Zeiten, in denen sich der Nahrungsfluss verringert, sie haben genügend Bewegung, und man badet außerdem nicht die halbe Nacht in elektrischem Licht. In der dunklen Jahreszeit schlafen sie zwangsläufig fünf, sechs Stunden mehr, denn die Lichtquellen, die sie haben, sind zu teuer und werden deshalb nur sparsam eingesetzt.

Diese Jäger und Sammler zeigen keine Spuren unserer heutigen Zivilisationskrankheiten. Ihre Zähne sind intakt und der Knochenbau ist stark. Gut, sie werden nicht so alt wie wir heute, aber das hat andere Gründe. Wissenschaftler, die aus alten Skeletten ihre Schlüsse ziehen, wissen längst, dass Gemischtwarenköstler mit einem nicht zu hohen Eiweißverbrauch am jeweiligen Zustand von Zähnen und Knochen erkannt werden können. Jäger und Sammler hatten immer die besseren Karten.

Wissenschaftlern fällt auf, dass Naturvölker, die zwar reichlich Fleisch und natürliche Fette, aber keine denaturierten Kohlehydrate gegessen haben – noch anfälliger für unsere Zivilisationskrankheiten sind, wenn sie ohne großen Übergang die in den Industrienationen übliche Nahrung essen. Sicher kommt dazu auch die oft damit verbundene "Bewegungslosigkeit", weil Arbeit in der Stadt eine völlig andere ist. Bei den Ureinwohnern von Australien, den Aboriginies, aber auch bei den Indianern in den Reservaten der USA wütet der Diabetes II in schlimmster Form, und auch Herzkrankheiten, Rheuma und Arthrosen fordern einen riesigen Zoll schon nach wenigen Jahren einer solchen Umstellung auf unsere heutige Industriekost.

Zeigen all diese Beispiele nicht auf, dass die heute immer noch so dringend empfohlene Ernährung, um gesund und ohne überflüssige Fettpolster zu bleiben, eines der Dogmen zu sein scheint das man neu unter die Lupe nehmen sollte? Ich weiß es, und damit es Ihnen leichter fällt sich ein eigenes Bild zu machen: Hier sind Aussagen von prominenten Wissenschaftlern.

Was sagen Wissenschaftler?

Ich werde mit Professor Dr. John Yudkin, Dean of British Nutritionists, beginnen. Er hat schon vor vielen Jahren gesagt, dass nicht der Fettverbrauch, sondern weit mehr der hohe Zucker-(Kohlehydrate) Konsum für Herzkrankheiten verantwortlich zu machen ist. Er konstatierte bereits vor 60 Jahren, dass wir heute in zwei Wochen mehr Zucker konsumieren als in einem ganzen Jahr – zweihundert Jahre zuvor. Es ist wahr, auch der Fettkonsum ist gestiegen, aber nicht im selben Ausmaß. Außerdem haben neue wissenschaftliche Erforschungen an Tausenden von Versuchskaninchen niemals einen eindeutigen Hinweis erbracht, dass es der Fettkonsum von naturbelassenen Fetten ist, der in einen engen Zusammenhang mit Herz- Kreislauf- und Krebserkrankungen gebracht werden kann.

Bei einem höheren Fettkonsum schlägt viel mehr zu Buche, dass wir kaum mehr naturbelassene Öle und Fette bekommen. Sie erleiden fast ohne Ausnahme die Fetthärtung, über die noch ausführlich zu sprechen sein wird, und außerdem verletzen wir die Balance zwischen Omega-3 und Omega-6-Fettsäuren gröblichst. Kaum jemand hat schon davon gehört, dass es langkettige und kurzkettige Fettsäuren gibt, und dass wir sie alle in einem ausgewogenen Verhältnis brauchen. Yudkin hatte schon damals eine Diät – "The Slimming Business" – konzipiert, in der menschgemachte Kohlehydrate drastisch vermindert waren. Und er ist nicht der Einzige, der schon zu dieser Zeit erkannte, dass Abnehmen mit einer kohlehydratreichen, fettarmen Diät, wie sie uns immer noch unentwegt nahegelegt wird, nicht funktioniert.

Nicht alle Dicken sind Kohlehydrat-intolerant

so nennen Ärzte und Wissenschaftler diesen Zustand. Aber man kann sicher sagen: Viele Menschen mit Gewichtsproblemen haben bereits einen defekten Stoffwechsel. Zu denen rede ich vor allem, denn es gibt natürlich immer noch Menschen, die Kohlehydrate lange in Mengen vertilgen können, bevor sie davon dick und krank werden. Und leider gibt es auch dünne Diabetiker, denen mit einer schlanken Taille die Vorwarnung für das kommende Unheil fehlt. Deshalb denke ich ganz ernsthaft, dass wir *alle* neue Ernährungsrichtlinien für unseren immer noch nicht umgestellten Steinzeit-Stoffwechsel brauchen. Und zwar nicht nur die bereits Kohlehydrat-Gestörten, wenn wir wollen, dass mehr Menschen *gesund* alt werden können.

Der Vater der kohlehydratarmen Diät

Der Vater der kohlehydratarmen Diät ist aber wohl Dr. Walter Lyons Bloom aus Atlanta, obwohl seine Versuche gar nicht auf eine Diät ausgerichtet waren.

Er wollte lediglich Stoffwechselveränderungen bei einer Nahrungsaufnahme *ohne* Kohlehydrate herausfinden. Er stellte fest, dass dabei genau wie bei

einer Fastenkur, der Hunger nach kürzester Zeit verschwand und die Menschen mit einer solchen Essensweise keine gesundheitlichen Probleme hatten. Eigentlich hätten in dem Moment alle Glocken bei ihm läuten müssen, denn der Hunger ist es doch, der all den Diäten den Garaus macht und sie auf Dauer zum Scheitern verurteilt. Diese Erkenntnisse liegen zum Teil weit zurück – man hat sie vergessen, nicht beachtet und nicht ernst genommen. Ohne daraus Schlüsse zu ziehen, hat man sie ad acta gelegt. So versucht der arme Dicke von heute nach wie vor verzweifelt, mit den empfohlenen Richtlinien Fett abzubauen.
Mit einer Ernährung, die kopflastig in denaturierten Kohlehydraten ist, geht das nicht. Wir Menschen in den heutigen Wohlstandsländern haben – ob arm oder reich – alle Möglichkeiten, uns von morgens bis abends mit billigem, miesem aber leckerem Zeug vollzustopfen – und leider tun wir es auch.

Von hundert Übergewichtigen, die Kohlehydrat-intolerant sind, schaffen es zwei, auf längere Zeit mit den gängigen Empfehlungen ein vernünftiges Gewicht zu halten, und ich denke, das müssen absolut heroische Exemplare sein. Der Rest gibt irgendwann frustriert auf, bleibt übergewichtig und ist hochgefährdet für Diabetes oder fällt irgendwann einem Herzinfarkt oder anderen Zivilisationskrankheiten in die Hände. Die notwendigen Änderungen, die in abgeschwächter Form ebenso für schlanke Menschen gelten, haben einen ganz unschätzbaren Vorteil gegenüber dem alten Dogma: Hungern kommt dabei nicht vor. Wie das in der Praxis aussieht, steht in diesem Buch, und diesmal gibt es eine neue Alternative, die von der gesundheitlichen Seite aus gesehen, noch erhebliche Vorteile anbietet.

KAPITEL 2

Zurück zur Steinzeit

Inzwischen wissen Sie bereits: Alle Kohlehydrate sind Zucker in unterschiedlichen Formen.
Sie unterscheiden sich lediglich in ihrer molekularen Struktur. Sie werden in einfache und komplexe Zuckerformen unterteilt. Egal in welcher Form Sie sie verspeisen – alle werden gleich verstoffwechselt – mit Hilfe von Insulin. Sie haben allerdings unterschiedliche Zeitwerte, um in den Blutkreislauf einzutreten, und auch wie lange sie im Blut verbleiben, ist je nach der Zusammensetzung der einzelnen Zuckermoleküle unterschiedlich. Alles was natürlich belassen ist und aus dem Füllhorn der Natur kommt fällt nicht unter *die* Kohlehydrate, die Übergewichtige meiden müssen. Sie haben eine andere Verstoffwechselung und das gehört zu den neueren Erkenntnissen, die ich inzwischen bestätigt bekommen habe. Bei Fructosezuckern ist der Insulinausstoß (der den Hunger bringt) sehr viel geringer als bei allen anderen Zuckerformen.

Was sind Kohlehydrate?

Alle sind sie verschiedene Formen von Pflanzen oder Früchten. Wenn Sie sich fragen: "Ist das, was ich da essen will, ein Kohlehydrat?", dann müssen Sie nur überlegen, ob das Ding im weitesten Sinne seinen Ursprung in der Pflanzenwelt hat. Denn auch Kornflakes, Schokolade, Kuchen, Nudeln oder Brot sind Zucker (Kohlehydrate), genau wie Orangensaft, Gemüse oder Salat. Die Orangen werden in der Industrie zu einem leblosen Saft verarbeitet, oft genug mit Zuckerzusätzen und Haltbarmachern "veredelt". Die Körner werden zu Kornflakes, sprich zu einem leblosen Maisbrei mit viel Zucker. Ein industriell vorbereiteter Kuchen ist entleertes Weißmehl, chemische Aromen und viel Zucker. Die Fette in all diesen "liebevoll" für uns vorbereiteten Produkten, sind generell Trans-Fette, die von Dr. Willet (Harvard) als die Ursache von wenigstens 30.000 Toten im Jahr angesehen werden. Dem habe ich nichts hinzuzufügen.

Im Englischen heißen Kohlehydrate "Carbohydrates". Weil das Wort "Kohlehydrate" so unhandlich ist, werde ich ein Kürzel dafür einführen und das im Buch so oft genannte Ding "KHs" nennen. Es ist nicht so "drahtig" und spart mir jedes mal sieben Buchstaben. Die Amerikaner haben aus dem gleichen Grund das Wort "Carbs" für carbohydrates erfunden.

Was ist Eiweiß?

Nahrungsmittel, die als Eiweiß bezeichnet werden, kommen vor allem aus der Tierwelt. Käse ist aus Milch gemacht – die liefert die Kuh. Eine Boulette oder ein Hamburger, wenn sie nicht vegetarischer Abstammung sind, kommen vom Rind, vom Schwein oder auch von einem Huhn oder einer Pute. Aber es gibt auch viele Pflanzeneiweiße, wie sie zum Beispiel in Hülsenfrüchten, Nüssen oder Sojaprodukten stecken.

Von Vegetariern wird gerne postuliert, dass wir Menschen von der Natur als Pflanzenesser ausgelegt worden sind. Das ist ein Irrtum. Schon die Zahnstellung, der Kiefer, ebenso wie die Form unseres Magens und seine Verdauungssäfte, zeigen eindeutig, dass das nicht so ist. Unsere inneren Geräte und Säfte sind für Mischkost ausgelegt – in *keinem* Fall sind sie ausschließlich für Vegetarier konzipiert worden und schon gar nicht für denaturierte, verballhornte Kohlehydrate.

Erst vor weniger als 30 000 Jahren

haben wir angefangen Getreide zu kultivieren. Ein wichtiger Schritt in der Entwicklung des Homo sapiens. Die damit beginnende Vorratswirtschaft ermöglichte es dem Urmenschen endlich sicherer zu überleben. Dass in diesem Fortschritt ein großer Pferdefuß steckte, werden wir erst jetzt so langsam gewahr. Heute ist die Präparation zur Lagerhaltung unserer Nahrungsmittel, kaufmännisch gesehen, hervorragend geeignet, in Geld umgemünzt zu werden; sie erleichtert das Vermarkten vieler Produkte, vor allem solcher, die nur kurzlebig haltbar sind. Es war also im Grunde genommen eine löbliche Tat. Erst in der Form. wie wir das Konservieren inzwischen verfeinert und ad absurdum geführt haben, wurde es möglich, dass die Nahrungsmittelindustrie mit unserem Futter solche Gewinne einfahren kann. Und inzwischen zeigen sich überdeutlich auch die destruktiven Schattenseiten dieser Kunst.

Vor allem dann, wenn wichtigste Grundnahrungsmittel für eine lange Regalzeit so verfälscht werden, dass dabei all ihr gesundheitlicher Nutzen baden geht. Manche Haltbarmachungs-Prozesse verändern diese LEBENS-mittel so gravierend, dass es inzwischen Wissenschaftler gibt, die sagen: "In dieser neuen, chemisch veränderten Form schaden sie uns." Viele Körnerprodukte werden total kastriert, sie verlieren den Keim (ungesättigte Fettsäuren), die Faserstoffe (B-Vitamine) und damit entfallen alle Bremsklötze, den Zucker zu zügeln. Was aber ebenso gesundheitsschädlich ist: Es werden viele der pflanzlichen Öle, die wir für maßgebliche Funktionen in der Zelle brauchen, durch die Haltbarmachungs-Prozesse völlig entwertet.

Ich rede in diesem Buch immer wieder von "denaturierten, prozessierten" Kohlehydraten und Fetten. Ich werde Ihnen zwei Beispiele für solche Haltbarmachungs-Prozesse geben, damit Sie wissen, was ich damit meine. Ich nehme dazu die Abhandlung über die Herstellung von Kornflakes von Udo Pollmer aus seinem Buch "Prost Mahlzeit, krank durch gesunde Ernährung" als Beispiel. Seine Namensgebung für Kornflakes als "Frühstücksbrösel" hat mich riesig amüsiert. Sein letztes Buch "Achtung Geschmack" hat mich bis in die Knochen frustriert, weil es mir gezeigt hat, dass ich noch viel zu milde bin in meinem Urteil, was die Industrie heute so alles mit unserer Nahrung anstellt.

Ich zitiere ihn in Ausschnitten:

"Während mit dem vollwertigen Gesundheitsimage des Getreides geworben wird, werden in Wirklichkeit unterschiedlich große Mengen der Schalen und der Keimling vom Getreide oder Maiskorn abgetrennt. Der verbliebene Mehlkörper wird dann vermahlen und landet mit Zucker, Malz und Salz im Extruder. Der Extruder ist die Wundermaschine der Lebensmittelindustrie. Er fertigt Kartoffelchips, Schokoriegel oder Erdnussflips genauso wie die Frühstücksbrocken.

Der Extruder ähnelt einem riesigen Fleischwolf. Die eingefüllten Rohstoffe, in unserem Fall das Zucker-Malz-Mehl-Gemisch, werden durch Druck, Scherkräfte und Hitze in eine plastische, zähflüssige Masse verwandelt. Sie quillt schließlich wie Spaghetti aus den Düsen, dehnt sich aus und erstarrt. Ein Messer schneidet dann die gelierten Stärkestränge in fünf Millimeter lange Stücke. Die Extrudate werden anschließend zu Flakes, Ringen oder Kügelchen geformt. Die ach so gesunde Frühstückskost besteht im Grunde genommen also nur aus gezuckertem und geröstetem Maismehl. Die einzigen, die vom Genuss dieser Produkte profitieren, sind Hersteller, Supermärkte und die Zahnärzte."

Das ist *ein* Beispiel, was ich meine, wenn ich von "denaturierten" oder auch "menschgemachten" Kohlehydraten rede. Wenn ich das Wort "prozessiert" benütze, meine ich damit vor allem die hochempfindlichen Pflanzenöle, die ebenfalls einen Haltbarmachungs-Prozess durchlaufen, dessen Beurteilung ich Ihrem gesunden Menschenverstand überlasse.

Die Fetthärtung

Wie dieser Prozess zur Härtung und Haltbarmachung aussieht, schildert Dr. Robert Erdmann, ein Arzt und Wissenschaftler aus den USA, in seinem Buch "Fats that can save your life". Ich werde ihn nicht wörtlich zitieren, sondern Ihnen die wichtigsten Stationen der Fetthärtung übersetzen. Wenn Englisch kein Problem für Sie ist, kann ich sein Buch "Fats that can save your life" nur wärmstens empfehlen.

"Die Ölsaat, so nennt man die pflanzlichen Grundstoffe, die man für die Ölzubereitung verwendet, wird zerdrückt – wenn sie Kerne und Schalen enthält, zertrümmert. Die so vorpräparierten Früchte werden für die normale Ölherstellung zwei Stunden lang bei etwa 120 °C gekocht, um die Zellwände völlig aufzubrechen und damit schneller und ausgiebiger an das begehrte Öl zu kommen. Schon hier beginnen die Veränderungsprozesse, die die natürliche Cis-Konfiguration der Ölmoleküle so verändert, dass sie Funktionen, die unsere Zellen von ihnen erwarten, nicht mehr ausführen können.

Expeller Pressing

Expeller Pressing ist der nächste Schritt. Hier wird die gekochte Masse in große Zylinder gepackt, die dann in rotierende Bewegung versetzt werden. Aufgesetzte Schraubenköpfe treiben die Früchte vorwärts. Das herausgepresste Öl läuft durch verstellbare Schlitze in darunter liegende Behälter. Je kleiner die Schlitze gestellt werden, desto höher steigt der Druck und damit auch die Hitze im Zylinder. So wird die Menge des Öls, die man der Fruchtmasse abpressen will, geregelt.

Wenn man einmal davon absieht, dass die Früchte schon vorher bei hoher Temperatur gekocht wurden, wird jetzt das Öl durch den ausgeübten Druck und die Rotation einer weiteren hohen Erhitzung unterworfen. Trotzdem darf diese erste Pressung als "kaltgeschlagen", ja sogar als "virgin" bezeichnet werden.

Chemische Behandlung

Als nächstes wird die ausgepresste Fruchtmasse in ein chemisches Lösungsmittel gegeben und kräftig darin bewegt. So kann man auch noch die letzten Ölreste herausholen. Öl und Lösungsmittel werden auf 150 °C erhitzt und dabei lässt man das Lösungsmittel langsam verdampfen. Leider bleiben, egal wie hoch erhitzt wird, immer kleine Reste der Chemikalien (meist ist es Benzol) zurück, die das Öl verunreinigen. Vielleicht erinnern Sie sich noch an den Speiseöl-Skandal vor ein paar Jahren, wo in fast allen überprüften Speiseölen Rückstände von Benzol gefunden wurden. Benzol wird von der Wissenschaft als krebserzeugende Substanz angesehen.

Entfernen der biochemischen Bestandteile

Dieses Verfahren wird irreführend als "Entschleimung" bezeichnet. Es wird dazu eingesetzt, wichtige biochemische Bestandteile aus dem Öl zu entfernen, weil diese zu einem schnelleren Ranzigwerden des Öles beitragen.

Dazu wird dem Öl mit Wasser vermischte Phosphorsäure zugesetzt und beides wird auf etwa 60 °C erhitzt. Dieser Prozedur fallen die Phosphatide, das Lezithin und das Acetylcholin zum Opfer – alles wichtige biochemische Substanzen, die unser Körper im Stoffwechsel braucht. Auch das sauerstofffreundliche Chlorophyll wird hier exekutiert. Damit wird zwar erreicht, dass das Öl nicht mehr schnell ranzig wird, aber es bleibt auch nichts Wichtiges in ihm am Leben. Selbst die Cofaktoren wie das Magnesium, Calzium, Eisen und Kupfer werden hier eliminiert.

Der nächste Schritt

Dabei werden die letzten Reste von freien Fettsäuren und Phosphatiden entfernt. Anschließend wird das Öl für eine halbe Stunde bei ca. 110° C gebleicht. Dazu wird es durch eine Mixtur von verschiedenen Chemikalien und Kleie geschleust, die mit Säure versetzt ist. Das entfernt die Farbpigmente des Öls und jedes noch verbleibende Chlorophyll wird, zusammen mit dem Beta Carotin, vernichtet.

Nach all diesen Prozeduren kommen die Öle jetzt, verkleidet als ungesättigte Fettsäuren, in unsere Zellen. Man hat sie erfolgreich von ihrer natürlichen "Cis-Form" in die "Trans-Form" überführt. Jetzt sind sie auf den Regalen des Supermarkts nicht mehr anfällig für schnelles Verderben, und man kann das Öl ohne Gefahr sogar in hellen Flaschen der Wärme, dem Licht und damit den freien Radikalen aussetzen.

Dieser Vorgang läuft überall auf der Welt, wo Öle industriell haltbar gemacht werden, in etwa gleich ab. Solche und ähnliche Verfahren, die heute in der Nahrungsmittelindustrie zu unserem Wohle, ich würde ehrlicher sagen, zur Haltbarmachung und leichteren Vermarktung vorgenommen werden, meine ich mit "prozessiert" und "denaturiert". Auch mehr oder weniger alle unsere gängigen Kochfette haben diese unnatürlichen Transfette als Grundlage.

Wer "normal" isst, einer irreführenden Werbung glaubt und diese billigen Öle und darauf basierende Kochfette kauft, bekommt nicht mehr, was seine Zellen so nötig brauchen. Leider realisiert er das gar nicht. Im Gegenteil: Gutgläubig folgt er den Empfehlungen der Industrie, und viele Menschen sind zu ihrem Nachteil von der naturbelassenen Butter auf die prozessierte Margarine umgestiegen.

Das war ein langer Abstecher, aber er musste sein, damit Sie beim Weiterlesen wissen, wovon ich rede. Wir müssen uns wirklich so langsam klarmachen, dass wir mit den heute am meisten verdammten Nahrungsmitteln, dem Fett, den Eiern und dem Fleisch über Jahrtausende trotz schwierigster Umstände gut überlebt haben. Und man muss es noch ganz anders sehen, und das habe ich Ihnen schon weiter vorne genau auseinandergelegt: Ohne Fett und ohne Fleisch gäbe es nur Affen auf diesem Planeten und keine Menschen. Denn eine Gehirnentwicklung braucht diese wichtigen Fettsorten, um überhaupt stattfinden zu können. Ich nehme an, dass es Ihnen eingeleuchtet hat. Außerdem ist naturbelassenes Fett unser wichtigster Energieträger.

Es gibt auf unserer Spielwiese überwiegend Kulturen, wo eine solch gemischte Nahrung gegessen wird. Und wenn keine Nahrungsmittelindustrie eingreift und unseren Treibstoff total verändert, ist man damit ebenso erfolgreich. Überall dort, wo noch Natur vorherrscht, ist die Krux unserer Zivilisationskrankheiten weitgehend unbekannt. Und dort gibt es eben keine prozessierten KHs.

Es konnte immer wieder nachgewiesen werden, dass es mit der Einführung der denaturierten KHs und damit dem Zucker im Übermaß mit der Gesundheit eines Volkes langsam bergab geht. Man hat sogar eine recht genaue Zeitspanne von etwa zwanzig Jahren dafür ermittelt. Denn danach fangen diese Krankheiten wie Herzleiden, Krebs oder Diabetes – mit denen oft Bluthochdruck, hohe Blutfettwerte oder ein erhöhter Cholesterinstand Hand in Hand gehen – an, erkennbare Probleme zu werden. Je länger und lauter die Empfehlung: "Esst wenig Fleisch, Eier, Käse und am besten gar kein Fett" zum Dogma erhoben wurde, desto mehr erkennt man an den Resultaten – Krankheit und

Übergewicht – dass es hier bessere Ratschläge geben muss. Mir erscheint es völlig einleuchtend, dass sich damit die Menschheit auf einem grandiosen Holzweg befindet. Irgendwann müssen wir wieder zur Kenntnis nehmen, dass Kohlehydrate vor allem die Gehirn- und Muskelzellen schnell und ohne Umwege versorgen können, aber Zellaufbau, also Strukturgebung des Körpers, können sie nicht leisten. Sie bringen die Kurzzeitenergie für körperliche Leistung und vor allem können sie, umgewandelt in Fett, gehortet werden. Aber genau das brauchen wir nur noch so nötig wie einen Kropf, denn wir leben nicht mehr in der Stein- oder Eiszeit, wo in langen Winternächten diese angefressene Speisekammer regelmäßig wieder leergemacht wurde. Und ich habe keinerlei Hoffnung, dass es irgendjemandem gelingen könnte – selbst mit der grandiosesten Werbekampagne – einen Winterschlaf einzuführen, der uns von allen gesundheitlichen Sorgen befreien würde.

Bei Hochleistungssportlern ist unsere Essensweise mit zu vielen KHs noch etwas anderes; sie verbrennen diese vielen Zuckerformen, während sie beim Otto Normalverbraucher, der meist sitzend durchs Leben geht, gar nicht mehr abgerufen werden. Der nicht gebrauchte Zucker wird in Fett verwandelt, das ärgerlich störend auf Bauch und Hüften herumhängt. Eiweiß und Fette dagegen sind "Langstreckler", die vor allem in der Zellneubildung eingesetzt werden. Unser Stoffwechsel kann aber problemlos auch Eiweiß und Fett zur Energiebeschaffung benützen, er konnte es schon immer, aber es macht ihm ein paar mehr Umstände. Leider ist er zu faul dazu, solange Zucker, also Kohlehydrate, im Angebot sind, denn damit hat er es leichter. Und genau das ist der springende Punkt, warum Abnehmen mit den vielen falschen KHs nur schwer möglich ist.

Die Flexibilität

Man muss es anerkennen: Der Mensch hat sich stets dadurch ausgezeichnet, dass er mit seiner Flexibilität in der Lage ist, sich fix auf veränderte Lebensbedingungen einzustellen. Ich will es dahingestellt sein lassen, ob glückliche Mutationen in seinen Erbanlagen oder seine Cleverness dafür verantwortlich zeichnen. Wahrscheinlich waren es die Zwänge in den Millionen von Jahren, in denen er sich wohl oder übel an seine Umgebung und Nahrung anpassen musste. Aber vor allem war es eine fleisch- und fettreiche Nahrung, die ihm erlaubt hat, sein Gehirn in dieser einmaligen Form zu entwickeln. Heute gebraucht er es leider für Praktiken, die uns weniger zuträglich sind. Und dazu kommt noch, dass sich unsere Lebensumstände immer schneller verändern. Ob wir mit den durch Technik und Wissen eingetretenen Neuerungen, die unsere Lebens- und Essensweise so grundlegend verändert haben, in Zukunft weiterhin zurechtkommen, wird die Zeit zeigen. Nötig wäre eine große Mutation, um sich mit der Sintflut an entwerteten Kohlehydraten und Mengen von prozessierten, toten Fetten einrichten zu können. Das ist ziemlich zweifelhaft – aber bitte keine Panik. Eine Weile werden wir es schon noch machen, wenn auch mit immer mehr Kranken, am Stock-Gehenden. Das wird schon deshalb so sein, weil sich unsere Medizinmänner im Zuge der fantastischen Gehirnentwicklung ganz ungeheuer verbessert haben. Sie sind zu geradezu unglaublichen Hilfestellungen fähig und auch bereit, denn sie können uns noch als Halbleichen, für jede beliebige Zeit an Tropf und Schläuchen hängend, am Leben halten. Wie gut man das finden soll, ist Ansichtssache. Und vergessen Sie nicht, jetzt haben wir auch noch die Hormone und Gene am Wickel und lernen gerade, sie zu manipulieren.

Schöpfen Sie also Hoffnung, vielleicht können wir die benötigte Mutation selbst anschieben, um den Schwachsinn, den wir nicht nur gelegentlich betreiben, gesundheitlich auch auszuhalten.

Wir sind eine chemische Fabrik

Ein menschlicher oder tierischer Körper ist nichts anderes als eine biochemische Fabrik. Ich bin damit einverstanden, wenn jemand denkt, dass unser Geist und unsere Seele sozusagen die Manager dieser Arbeitsstätte sind, denn dass diese beiden "nicht anfassbaren" Einheiten die Abläufe dort ganz drastisch beeinflussen, wurde längst wissenschaftlich nachgewiesen. Wenn Sie unter Stress stehen oder todtraurig sind, funktioniert Ihr Immunsystem sofort nicht mehr optimal, während Sie mit den Gefühlen eines Glückspilzes in der Brust viel mehr Unbill, egal welcher Art, überstehen können. Geist und Körper sind eine Einheit. Das müssen so langsam auch unsere Medizinmänner zur Kenntnis nehmen.

Die Umstellung

Wir berücksichtigen selten, dass diese chemische Fabrik mit ziemlich genauen Maßgaben für die Pflege zur Langlebigkeit konstruiert wurde, eben weil sich die Ernährung über Jahrmillionen nicht grundlegend verändert hat. Wir haben in unseren Anfängen immer von Eiweiß, Fett und Kohlehydraten gelebt. Bis vor kurzem (ca. 30 bis 40.000 Jahre) waren es Kohlehydrate und Fette in der unverfälschten, von der Natur vorgegebenen Form und die Mengen, vor allem an einfachen Zuckern, waren minimal. Der Wohlstand – und die neue kreierte Designerkost, die wir heute statt Nahrung angeboten bekommen und die auch den Zeitfaktor der Zubereitung fast eliminiert hat – entwickelte sich erst in den letzten 70 bis 80 Jahren schrittweise. Leider bevorzugen sie viele Bundesbürger, ohne darüber nachzudenken, dass körperliche Faulheit und Verfälschung eher Nachteile als wirkliche Vorteile bringen.

Für den Großteil der Bevölkerung war früher fast immer Schmalhans Küchenmeister. Niemals hat unsere Maschine sich mit einem so fetten, süßen und chemisch verfälschten Treibstoff herumschlagen müssen wie heute. Diese Veränderung ist zuerst langsam in Gang gekommen. Rasant wurde sie mit Beginn des Industriezeitalters, wo auch noch Autos, Lifte, Rolltreppen oder Mähdrescher anfingen, uns alle Muskelarbeit abzunehmen, die den vielen als Fett gespeicherten Zucker hätten etwas entschärfen können.

Über ein paar Jahrtausende hinweg hat der sich entwickelnde Mensch, dessen Lebenserwartung im alten Rom nur knappe dreißig Jahre betrug, kaum mit Herzinfarkt, Diabetes, Krebs oder zweihundert und mehr Pfund Übergewicht herumschlagen müssen. Er starb an ganz anderen Dingen: Er wurde von Pest oder Cholera dahingerafft, von Räubern erschlagen (gut, das gibt's heute auch wieder), und sehr häufig starb er an Infektionen oder einfach an Unterernährung.
Die Kindersterblichkeit war hoch, weil der Doktor Ignaz Semmelweis noch nicht auf die Welt gekommen war, der uns lehrte, dass Hygiene Leben rettet. Heute übertreiben wir sie, und daher haben wir zum Teil unsere vielen Allergien. Die Schwindsucht raffte viele dahin. Man nannte sie auch "Auszehrung", weil man bereits damals erkannte, dass sie eine Mangelkrankheit ist, die durch zu wenig Nahrungsfett und fehlende Minerale beschleunigt wurde.
Heute sterben wir an genau den gegenteiligen Umständen. Wir essen zu viel entwertetes Fett, viel zu viel denaturierte KHs in all den lüsternen Varianten, und da wir im Allgemeinen auch nicht mehr viel Holz hacken oder Kohlen in den fünften Stock schleppen, kann man sicher davon ausgehen, dass wir nur noch Teile dieses überdimensionierten Nahrungsangebotes verbrennen können. Es liegt als Speicherfett in Wartestellung auf Halde. Da keine regelmäßige Hungersnot mehr in Sicht ist, wird es von dort auch nicht mehr abgerufen.

Die größte Veränderung in unserer Ernährung liegt im prozessierten Fett und in der Menge der verfeinerten Kohlehydrate

In diesem Buch will ich vor allem bei den Veränderungen bleiben, die mit unserer Ernährung zu tun haben, denn es geht ja vor allem ums Abnehmen. Ich weiß natürlich auch, dass es noch viele weitere Faktoren gibt, die uns das Schlank- und vor allem das Gesundbleiben erschweren, und sie liegen auf einer Ebene, die Wissenschaftler erst jetzt anfangen auszuloten.
Bei der heutigen Essensweise wird vor allem der Fettkonsum von den Medizinern als viel zu hoch gebrandmarkt. Wären es noch natürliche Fette, denke ich überhaupt nicht, dass er das ist. Es ist ein ganz anderer Faktor, der viel wichtiger, wenn nicht ausschlaggebend ist, um Linie und Gesundheit zu bewahren. Den finde ich aber nirgendwo deutlich und verständlich aufgezeigt.
Es wird beim Fettproblem nicht genügend spezifiziert. Nirgends wird genau erklärt, dass es vor allem die chemisch und mechanisch veränderten Fette aus den ungesättigten Pflanzenölen sind, die unseren Zellen Probleme machen. Interessant dazu ist, was in den USA geschah. Mit einer massiven Propaganda der Gesundheitsbehörden gegen Fett, haben viele Amerikaner sich auf Produkte mit dem Anhänger "light" umgestellt. Kräcker, Chips und vieles mehr werden sogar ganz fettfrei angeboten und sind Renner beim Konsumenten. Fettfrei gibt die nötige Entwarnung, sie in Mengen und mit gutem Gewissen zu

verzehren. Die Industrie ist glücklich und sie wird sich hüten, den armen Unwissenden, die ihre Kasse so freundlich klingeln lassen, zu erklären, dass all die fettfreien Kohlehydrate ebenso – wenn nicht schneller – als Fett auf Halde wandern. Das Insulin macht's möglich. Und was dabei außerdem zu Buche schlägt ist, dass in all diesen Gerichten so viel verfremdete Substanzen enthalten sind, die gar nicht mehr als "Nahrungsmittel" bezeichnet werden dürften. Inzwischen kam in den USA sogar ein künstliches Fett "Olea" auf den Markt, das unseren Darm im Schnelltempo durchläuft, weil es mit seinen zu großen Molekülen nirgendwo mehr ins Blut durchschlüpfen kann. Die Benützer tun gut daran, Unterhosen en gros zu kaufen, obwohl sie angehalten sind, es nur in Maßen zu benützen. Es löst das "schnelle Katrinchen" aus, aber das scheint die Amerikaner nicht weiter zu beunruhigen. Du liebe Zeit! Wo sind wir gelandet, nachdem doch natürliches Fett eines unserer wichtigsten LEBENSmittel ist. Ich kann nur hoffen, dass die Deutschen solch einen gefährlichen Unsinn – sollte er je in Form von "Olea" auch bis zu uns gelangen, nicht mitmachen werden.
Mit all den Empfehlungen ihrer Meinungsbildner, weniger Fett zu essen, haben die Amerikaner das Übergewicht der Nation, trotz größter Fett-Einsparungen, seitdem um 30 % erhöht. Was für ein Eigentor.

Wir verdammen den Falschen

Man verdammt die tierischen Fette und schiebt vor allem ihnen den Schwarzen Peter zu. Ich denke, und damit bin ich in erstklassiger, wissenschaftlicher Gesellschaft, dass die gute alte Butter so langsam das einzige noch übrig gebliebene Fett ist, das man als naturbelassen bezeichnen kann.
So langsam wird es wirklich Zeit, dass man ernsthaft von *den* Fetten redet, die wir heute am meisten konsumieren, und die in Mengen auch in allen Fertigprodukten stecken. Sie sind billig und werden nicht mehr schnell ranzig, weil sie aus ihrer ursprünglichen Cis-Form in die Trans-Form gezwungen wurden. Der empfindliche, aber hochwichtige Sauerstoff, den sie uns liefern sollten, ist vom Wasserstoff in Ketten gelegt worden und damit läuft da nichts mehr.

In den USA wird bereits in Supermärkten von verschiedenen Herstellern darauf hingewiesen, wenn eine Margarine keine "Trans-Fette" enthält. Sie ist dann nicht gehärtet (hydrogeniert), sondern emulgiert, was ein etwas freundlicheres Verfahren für das verwendete Öl ist. Hier hat noch kaum ein Konsument das Wort "Trans-Fett" gehört, und wenn er es hört oder liest, weiß er nichts damit anzufangen.
Die molekularen Veränderungen, die pflanzliche Öle erleiden aus denen auch die meisten Kochfette hergestellt werden, sind erheblich. Das belastet unseren Stoffwechsel, und das ist sehr freundlich ausgedrückt. Wenn der Gesetzgeber konsequent wäre, müssten alle manipulierten Fette, die in dieser Form umgepolt wurden, als Kunstfette deklariert werden. Sie kommen in dieser Form in der Natur nicht vor. Aber Fette sind hier nicht das Thema, darüber habe ich ein extra Buch geschrieben.

Im Zucker Krimi sind es die Kohlehydrate, in all den denaturierten Formen, in die wir sie aus reinem Gaumenkitzel gequält haben. Der Verbraucher hat von all dem keine blasse Ahnung. Er glaubt sogar, dass Teigwaren, Kornflakes, die mit chemischen Zusätzen versehenen Brotsorten und die eingetüteten Obstsäfte, die meist auch noch gesüßt und aromatisiert sind, gesund seien.

Hier liegt der große Unterschied

Immer wenn es den Menschen in den letzten zweihundert Jahren gut ging – und solche Perioden hat es durchaus gegeben – wurde deftig und fett gegessen. Fleisch und Fisch, Geflügel und Wild waren dicke mit von der Partie, und Sahne, Butter und Eier wurden nicht zimperlich in den noch nachzulesenden Kochbüchern unserer Urgroßmütter vorgeschrieben. Es steht in den Geschichtsbüchern nichts davon, dass die Leute damals davon krank geworden sind. Kein Wunder, so aß man ja auch nicht jeden Tag.
Ich erinnere mich noch sehr gut daran, dass für die Sonntagsspätzle in unserer fünfköpfigen Familie 10 Eier verwendet wurden, die vom Land kamen, wo Tante Else den Nachschub von noch wirklich glücklichen Hühnern organisierte. Und der Braten schwamm immer in einer sahnigen, leckeren Soße, die einen mit großen Fettaugen anlachte. Was es nicht gab war ausgemahlenes, totes Mehl für das selbstgebackene Brot. Margarine war uns unbekannt, obwohl es sie schon gab, und Öl wurde naturbelassen in einer kleinen Ölmühle gekauft. Dort hatte man noch nichts von Hydrogenierung für eine lange Lagerhaltung gehört.
Es wurde zum Essen nichts getrunken, es sei denn die Kinder wollten Milch. Heute trinkt man sogar Eiswasser in manchen Ländern und verpasst damit den Magennerven gleich bei Beginn der Mahlzeit einen solchen Kälteschock, dass wirksames Verdauen gröblich gestört wird.
Sicherlich, es gab schon weißen Zucker, aber, meine Damen und Herren, Süßigkeiten, Kuchen und Nachspeisen, die gab es nur am Sonntag oder bei festlichen Gelegenheiten, und nicht wie heute Tag für Tag in Form von Schokoladenriegeln, Gummibären, Eiscreme oder Mozartkugeln. Herzinfarkte, Diabetes, Krebs und all die anderen Zivilisationskrankheiten, mit denen wir uns heute herumschlagen, waren fast unbekannt. Klar, die Leute sind damals auch verfrüht gestorben – mein Großvater mit 57 an einer Embolie, als er sich eine Ader am Bein, die sein Schönheitsempfinden störte, veröden ließ. Man versäumte leider, ihm vorbeugend blutverdünnende Mittel zu geben.
Eine Ärztin setzte meine zweiundvierzigjährige Großmutter, bei der man ein gutartiges Myom diagnostiziert hatte, dreiviertel Stunden unter die gerade erfundene Röntgenbestrahlung, was ebenfalls nur tragisch enden konnte. Heute leben wir vor allem deshalb länger, weil sich unsere Reparaturmedizin so ungeheuer weiterentwickelt hat.
Aber die Fülle an Herzinfarkten, Krebs, Diabetes, Rheuma und das viele Übergewicht, das alles gab es damals nicht. Damals starben noch viel mehr Menschen an Altersschwäche, heute sind es nur noch 2 %.

Wenn man also in den Recherchen ein Auge darauf wirft, ob nicht vielleicht neben dem Fettkonsum auch noch andere Fakten, zum Beispiel diese verfälschten Kohlehydrate, eine noch gar nicht erkannte Rolle beim Zunehmen unseres Körperumfangs und beim Abnehmen unserer Gesundheit spielen, dann fällt es einem wie Schuppen von den Augen, wenn man auf gewisse Erhebungen stößt, die man uns aber geflissentlich vorenthält.

Bitte ziehen Sie sich doch mal die Aussage der folgenden statistischen Erhebung rein: Ende des achtzehnten Jahrhunderts schleckte der Mensch im Jahr etwa 2 Kilo Zucker. Ein Jahrhundert früher war es noch weit weniger, und der Zucker konnte überhaupt nur in der Apotheke gekauft werden. Der Mensch im Mittelalter kannte unseren heutigen weißen Zucker noch nicht, für ihn gab es nur den Honig. Der Zuckerkonsum im fünfzehnten Jahrhundert war so unbedeutend, dass man ihn in etwa mit zwei kleinen Päckchen Würfelzucker im Jahr beziffern konnte.

Jetzt aber kommt's: Wie finden Sie, was eine Studie in den USA ergeben hat, dass sich vor allem Kinder, aber auch Erwachsene heute nicht selten ein ganzes Pfund Zucker am Tag einverleiben, obwohl sie das empört von sich wiesen, würde man es ihnen, ohne eine Erklärung dazu abzugeben, vorwerfen. Nein, sie essen es nicht mit dem Löffel als Hauptmahlzeit. Sie trinken gute Teile davon in den unzähligen süßen Limonaden und schlecken es dann noch in all den Süßigkeiten. Und danach setzt es sich in den stärkehaltigen Produkten wie Brot, Pommes, Pizza, Chips, Kuchen oder Spaghettis weiter fort. Zu all den Schleckereien haben heute ja auch die Bambini zwanglosen Zugang. Darüber hinaus kriegen wir den Zucker – ebenfalls unerkannt – in Tausenden von Fertigprodukten untergejubelt, angefangen bei Tomatenketchup, Senf, den Salatsoßen oder den Fischkonserven und Fertigsuppen. Nirgends geht man zimperlich mit ihm um, er ist billig und trägt dazu bei, die Haltbarkeit eines Gerichtes zu verlängern. Denn Zucker konserviert, siehe unsere Marmeladen. Die technischen Zucker, die gar nicht als Zucker deklariert werden müssen, sitzen versteckt in fast allen Fertiggerichten – auch solchen, die gar nicht süß schmecken.

Zucker ist in der Food-Industrie hochbeliebt, denn er stimuliert die Esslust und verführt durch den Insulinstoß, den er auslöst, pausenlos dazu, erneut ein Häppchen oder Schlückchen zu nehmen.

Wenn Sie jetzt Bilanz ziehen, wird Ihnen dieses ungeheure "ein Pfund Zucker am Tag" nicht mehr so unglaubwürdig vorkommen. Umso mehr, als es aufgelöst in Flüssigkeit keine imponierende Menge ergibt. Wahrscheinlich begreifen Sie jetzt auch besser, welch drastische Veränderung das für unseren Stoffwechsel bedeutet, die nun schon fast neunzig Jahre, mit steigender Tendenz, im Gange ist.

High-Tech-Zucker

Um dieses Bild abzurunden, stelle ich Ihnen noch die infamste Form des neuen

Zuckerkrimis vor, die Invert- und High-Tech-Zucker. In dem Buch "Postmoderne Ernährung", das sehr lesenswert ist und das ich Ihnen wärmstens empfehle, hat Frau Dr. rer. nat. Annelies Furtmayr-Schuh erstklassig darüber recherchiert. Ich möchte sie deshalb etwas verkürzt mit ein paar Sätzen zitieren: "Gegenüber den modernen High-Tech-Zuckern sind normale Zucker und Invertzucker altertümliche Requisiten. Der letzte Schrei der Zuckertechnologie stammt aus Mais, Weizen und Kartoffeln. Die schmecken zwar nicht süß, enthalten aber süße Baustoffe, die sich chemisch und biotechnologisch herauslösen lassen. Die Stärke von Mais und Kartoffeln besteht wie eine Perlenkette aus lauter Traubenzuckermolekülen, die hintereinander aufgereiht sind. Mit starken Säuren oder moderner, mit stärkespaltenden Enzymen, die aus Bakterien oder Hefepilzen gewonnen werden, lassen sich die einzelnen Traubenzuckerperlen wie mit einer molekularen Schere abschneiden. Es entsteht Glukosesirup, Malzzucker (Maltose). Vier oder fünf Traubenzuckerperlen ergeben das geschmacksneutrale Maltodextrin."

All diese technischen Zucker schaden unseren Zähnen und unserem Stoffwechsel ebenso sehr wie der ungetarnte weiße oder braune Zucker, den übrigens viele Leute fälschlicherweise immer noch für gesünder und damit empfehlenswerter halten. Das Infame aber ist, dass man es fertig gebracht hat, den Gesetzgeber so zu beeinflussen, dass er es zulässt, diese technischen Zucker auf den Packungen gar nicht als Zucker anzuzeigen. Nach der Zuckerarten-Verordnung müssen Maltose, Dextrose oder Malzzucker nicht als Zucker gekennzeichnet werden. Hüten Sie sich deshalb vor "ose"- Endsilben bei den Inhaltsangaben der Packungen – es sind allesamt Zuckerarten.

Unglaublicherweise werden sie in Deutschland bei der Ermittlung des Zuckerverbrauchs pro Kopf gar nicht mitgerechnet. Wussten Sie, dass wir für diesen Killer im Jahr etwa 16 Mrd. DM ausgeben? So ermittelt 1991 in einer nationalen Zuckerverbrauchs-Studie. Da die technischen Zucker nicht mitgerechnet werden, ist der Verbrauch, würde er ehrlich ermittelt, weit höher. Und heute, 23 Jahre später, sind es mit Sicherheit schon wieder einige Milliönchen mehr.

Die Zuckerindustrie

Na klar, die Zuckerindustrie ist überhaupt nicht daran interessiert, die Wahrheit, was die süße Versuchung auf breiter Front anrichtet, an die Öffentlichkeit kommen zu lassen. Natürlich nicht, wer wird schon in sein eigenes Nest pinkeln? Und deshalb bewirbt sie ihr Produkt auch kräftig, damit die Abnehmer erst gar nicht auf dumme Gedanken kommen. "Der Mensch braucht Zucker", sagt sie zum Beispiel. Ich finde sie sollte hinzufügen "so unnötig wie einen Kropf".

Ich habe mich mit all dem ausführlich befasst, um herauszufinden, warum wir heute so viele dicke Menschen haben und Millionen, die wenigstens gerne fünf bis zehn Pfund abnehmen möchten, was ihnen aber meistens nur für kurze Zeit gelingt. So viele sind pausenlos müde, haben ständig über kleine Übel zu klagen und kommen gar nicht zu ihrer Topform. Und das beginnt nicht erst mit sechzig oder siebzig, wo es vielleicht noch verständlich wäre. Nein, das fängt schon mit dreißig oder vierzig an, und heute gibt es bereits viele müde Kinder. Wie lautet die gängige Erklärung, warum so viele von uns zu dick sind? Wir essen zu viel, vor allem zu fett und zu kalorienreich, und wir bewegen uns zu wenig. Das stimmt sicherlich, aber wo finde ich den Hinweis auf zu viele KHs? Er fehlt – und dabei wissen Wissenschaftler schon lange, dass die Ursache für zu viele Pfunde vor allem bei dem so drastisch gestiegenen Kohlehydratekonsum zu suchen ist. Es begreift auch niemand, dass unsere Lebensweise, die bei vie-len Menschen einen drastischen Schlafentzug aufweist, die Begierden nach Zu-cker verstärkt, und dass Zucker vom Körper als Kompensation für diese Folter benützt wird. Wir würden alleine durch genügend Schlaf – zumindest in den dunklen Wintermonaten – unseren Gesundheitszustand drastisch verbessern können.

Das total verpönte Fett, das man auch noch einfach über einen Kamm schert, anstatt Trans-Fette und natürliche Fette auseinander zu halten – hat in der natürlichen Form unseren Vorvorderen nie geschadet – im Gegenteil, es war, neben Eiweiß, ihr wichtigstes Nahrungsmittel.
Wenn man einen Menschen weitgehend mit natürlichen Fetten ernähren würde, nimmt er nicht zu, er nimmt ab. Das ist wissenschaftlich mit Versuchen niet- und nagelfest belegt worden. Hier steht es nicht als Empfehlung, sondern als Hinweis, dass Fett vor allem *zusammen* mit prozessierten Kohlehydraten auf Halde wandert.

Die Industrie und die Gesundheit

Die Hersteller all der Kohlehydrat-Kreationen in den Fertiggerichten wollen uns essen sehen, je mehr, desto besser. Und sie haben es nicht schwer, so lecker wie alles für den Gaumen hergerichtet wird. Für pausenlosen Verzicht sind wir einfach nicht heroisch genug angelegt, und außerdem wird uns ja alles als "sehr gesund" angepriesen. Vergessen Sie bitte auch nicht, wenn *Sie* keine Probleme haben, mit wenig Nahrung satt zu werden, viele Zeitgenossen haben sie dicke, weil ihr Stoffwechsel sich anders verhält als der Ihre und ihre Lebensumstände meist weitere gravierende Belastungen aufweisen. Und vor allem nach der Lebensmitte nehmen sehr viele Menschen um fünf bis zehn Pfund zu, die ihnen gar nicht gefallen, die sie aber einfach nicht mehr loswerden können. So langsam schlagen die zu vielen Kohlenhydrate und die toten Fette zu Buch, nur kaum jemand bringt den daraus resultierenden Bluthochdruck und hohe Blutfettwerte damit in Verbindung. Man behandelt sie irrtümlich als eigenständige Krankheiten, dabei sind sie nur Symptome für die dahinter versteckte wirkliche Krankheit.

Die Wurzel aller dieser Übel

Renommierte Forscher haben es immer wieder belegt: Viele unserer gefürchteten Zivilisationskrankheiten haben vor allem *eine* Ursache: Hyperinsulinismus, mit nachfolgender Insulinresistenz. Das zieht diesen ganzen Rattenschwanz an Übeln hinter sich her. Es ist aber wenig sinnvoll, hohe Blutfettwerte und einen zu hohen Blutdruck zu behandeln, die nur ein Symptom für die wirkliche Ursache sind. Die Ursache, *die dazu geführt hat,* muss beseitigt werden, und sie ist in sehr vielen Fällen ein zu hoher Insulinstand, der durch falsche Ernährung zustande kommt. Mit einer für unseren Stoffwechsel passenden Ernährung würde das nicht so sein. Wenn hier wirklich von Millionen entsprechende Änderungen in ihrer Essensweise vorgenommen würden, wüssten die Krankenkassen in Kürze gar nicht mehr, wohin mit ihrem Geld. Mehr als die Hälfte der Killerkrankheiten könnten glatt vermieden werden, sagen Wissenschaftler. Warum regt das eine der großen Krankenkassen nicht mal an? Ich meine, sie wären geradezu prädestiniert dafür.

Die Pharma-Industrie finanziert viele Forschungsprojekte der Medizin. Sie ist natürlich nicht an Resultaten interessiert, die ihren Umsatz schmälern würden. Informiert man uns vielleicht deshalb nicht über die Gefahren der Kohlehydratflut, die bei vielen Menschen den Stoffwechsel ins Schleudern bringt? Wir haben Schlafschulden, die in die Millionen Stunden gehen, wir baden in grellstem Licht dann, wenn es dunkel sein sollte, wir werden von pulsierenden Wellen aus Computern und TV-Geräten bestrahlt die unsere Hirnanhangdrüse frittieren, wir haben die Jahreszeiten weitgehend eliminiert und mit der Flut an Kohlehydraten, in der wir baden, stimulieren wir den ewigen Sommer für unsere Sinnesorgane. Wie können wir annehmen, dass all das zusammen genommen nicht zu Buche schlägt?
Man darf all diese Fragen ja mal stellen. Und wenn man Parallelen zur Fett- und zur Zigarettenindustrie ziehen wollte, müssen Fragezeichen und Misstrauen schon erlaubt sein. Lassen Sie mich, einfach zu Ihrer Information, einen kurzen Abstecher auf dieses dubiose Gebiet machen. Wussten Sie, und das ist inzwischen nachgewiesen und publik gemacht, dass die amerikanische Zigarettenindustrie Tabakstauden genetisch verändern lässt, um den Nikotingehalt der Pflanzen kräftig zu erhöhen? Es ist das Nikotin, das uns süchtig und zu treuen Rauchern macht. Die in der Zigarette enthaltenen Teerstoffe machen uns dann anschließend krank. So fängt man vor allem die vielen jungen Raucher in den unterentwickelten Ländern ein, die man jetzt als Kunden und als neues, ergiebiges Sparschwein aufs Korn genommen hat. Die Alten werden so langsam klug, oder sind so krank, dass ihnen keine Wahl mehr bleibt, als aufzuhören. Wussten Sie, dass hier in Deutschland inzwischen jeder zweite Jugendliche raucht? Und zwar die Mädchen mehr als die jungen Männer.

Zurück zu unserem Thema

Ich habe Ihnen im letzten Kapitel eine Reihe von Wissenschaftlern aufgeführt, die schon vor vierzig und mehr Jahren mit Experimenten und Forschungsergebnissen darauf hingewiesen haben, wie schwierig es für unseren Stoffwechsel ist, sich auf viele der neuen Errungenschaften wie prozessiertes Fett und all den Zucker aus dem Industriezeitalter einzustellen. Bei der Fettfrage stand Frau Dr. Budwig, damals Leiterin im Gesundheitsministerium, an vorderster Front. Leider konnte sie sich gegen die mächtige Fettindustrie mit ihren Erkenntnissen, die wissenschaftlich erstklassig untermauert sind, nicht durchsetzen. Sie hat auch nicht nur einmal verhindert, dass ihr der Nobelpreis, den sie verdient hätte, zugestanden wurde. Die Industrie hat sie mit Prozessen fast zerstört, obwohl sie alle gewonnen hat.

Einer der Ersten

Es ist das Verdienst von Dr. Atkins aus New York, den überhand nehmenden Verzehr von industriell veränderten Kohlehydraten (Zucker) aufzuzeigen und in seinen Essensempfehlungen drastisch zu verringern. In seiner für Übergewichtige konzipierten Diät konnten Kohlehydrat-Gestörte zum ersten Mal ohne Hungerterror und damit vorprogrammierten Rückfällen ein einmal eliminiertes Gewicht halten. Das war 1972. Er hat es lange Jahre schwer gehabt, sich mit den neuen Erkenntnissen gegen ein kurzsichtiges Establishment zu verteidigen, obwohl auch dort bereits Erkenntnisse vorlagen, die hier ein Umdenken hätten auslösen müssen. Immer wieder sind es Interessenkonflikte mit der Industrie, bei denen das Wohl des Verbrauchers hintangestellt werden.

Bei dieser neuen Kostform, die jetzt von Ärzten und Wissenschaftlern, allerdings sehr modifiziert, wiederbelebt wird, musste nach fast dreißig Jahren erneut geklärt werden: "Kann sie, bei der globalen Ausgrenzung so vieler Kohlehydrate, zu einer lebenslänglichen Essensform empfohlen werden?" Wenn die Fettspezifizierung und die Wichtigkeit der *natürlichen* Kohlehydrate zurecht gerückt und anders als bei Atkins gesehen werden, bin ich davon überzeugt.

KAPITEL 3

Die Auswirkungen von 100 Jahren zu viel denaturierter Kohlehydrate

Schade, dass man mit seinen Lesern nicht reden kann, denn gerne hätte ich Sie gefragt: "Ist rübergekommen, was ich bis hierher versucht habe wirklich deutlich aufzuzeigen?" Dass wir seit dem Industriezeitalter ungeheuer viel mehr Zucker – sprich Kohlehydrate – essen, die wir völlig denaturieren. Die wichtigen Kohlehydrate in Obst und Gemüse spielen schon bei unseren Kindern keine große Rolle mehr.

Wir entnehmen dem Getreide den Keim, weil er schnell ranzig wird; wir entnehmen dem Korn die Spleißen, weil sie das Mehl gröber machen, als wir es für unsere feinen Kuchen und Soßen haben wollen; und wir setzen Chemie in vielen Formen zu, was in keinem Fall ein Vorteil für unsere Gesundheit ist. Es ist nur ein Vorteil für den Verkäufer.

Alles ist so gaumenfreundlich konzipiert, dass man gar nicht mehr zum rechten Zeitpunkt den Löffel weglegen kann. Vor zweihundert Jahren gab es das alles nicht. Was man aß, war weitgehend naturbelassen. Heute haben wir weniger eine Ernährung, als eine im Labor zurechtgeschneiderte Designerkost, (in vielen Fällen könnte man sie auch durchaus als Nahrungsmüll bezeichnen) und auf diese zum Teil drastischen Veränderungen ist unsere Maschine, die aus uralter Zeit stammt, nicht ausgelegt worden. Wenn Sie einmal begriffen haben, dass diese vielen "schlechten" KHs zusammengenommen eine empfindlich gewordene Bauchspeicheldrüse den ganzen Tag nicht zur Ruhe kommen lassen, dann ist das SLM-Programm, das am Anfang nur wenig Kohlehydrate in Form von Obst, Salat oder Gemüse erlaubt, eine Sanierungsmaßnahme.

Damit sollen Sie herausfinden ob Sie betroffen sind. Und in der nächsten Phase, wo denaturierte KHs weiterhin sehr reduziert sind, kann sich dieses arme Organ endlich einmal erholen. Da werden Sie schon den Zuwachs an Wohlbefinden spüren. In dieser Anfangsphase werden Sie außerdem feststellen können, dass damit Fett abzubauen wirklich funktioniert, und dass man bei diesem Programm nicht hungern muss. Mit dieser Erklärung verhindere ich gleich vorweg, dass Sie die Stirn runzeln müssen und denken: "Die Lange-Mechlen wird uns doch nicht erzählen wollen, dass Salat, Obst und Gemüse nicht gesund sind!" Ich glaube, ich habe es deutlich gemacht – was nicht gesund ist. Was die Pfunde anschleppt sind die denaturierten Kohlehydrate. Sind die Kohlehydrate unprozessiert, die Mengen vernünftig und hätten wir noch ausreichend Bewegung und Schlaf, hätte das Buch gar nicht geschrieben werden müssen.

Genetische Veränderungen

Zweihundert Jahre sind eine lange Zeit, aber ich denke, dass sie bereits ausgereicht haben, um kleine genetische Veränderungen zu bewirken. Es ist ja nicht selten, dass der Schwachpunkt, den ein Vater oder eine Mutter hat, sich schon beim direkten Nachkömmling wieder zeigt. Es ist statistisch nachgewiesen, dass bei übergewichtigen Eltern die Gefahr für den Sprössling, auch mit den Pfunden kämpfen zu müssen, oft erhöht ist. Man hat herausgefunden, dass dicke Eltern mehr dicke Babies haben als dünne Eltern. Wer schlanke Eltern hat, kann sich also bei ihnen und den weiter zurückliegenden Generationen bedanken, dass seine Bauchspeicheldrüse lange vernünftig reagiert und er somit erst Probleme bekommt, wenn er sie wirklich überstrapaziert.

Befasst man sich mit diesem Problem, hat man den Eindruck, dass wir inzwischen zwei Kategorien von Menschen haben: Erstens solche, die noch normal auf Kohlehydrate reagieren. Gehen sie vernünftig mit den veränderten KHs um, haben sie ein Leben lang keine Gewichtsprobleme.

Die zweite Kategorie sind Menschen, die durch eine genetische Prädisposition – vielleicht aber auch durch anderweitigen Raubbau, den sie betreiben, schon früh unangepasst auf zu viel Kohlehydrate reagieren. Das ist vielfach bei dicken Kindern der Fall, die immer völlig falsch essen, oft Stunden vor der Glotze hängen, und die zu übergewichtigen Erwachsenen werden. Auffällig ist aber auch, wie viele Menschen um die Lebensmitte herum Fett ansetzen, das sie nicht mehr loswerden können – obwohl sie früher rank und schlank waren. Ich bin ganz sicher, es ist nicht nur ein etwas abgeschlaffter Stoffwechsel, zu wenig Bewegung oder das Klimakterium, das bei Männern Midlife-Crisis heißt. Könnte es nicht sein, dass nach Jahren mit Tonnen von falschen KHs die Bauchspeicheldrüse bei vielen Leuten so langsam das Handtuch wirft und zurückschlägt? Also, wenn ich eine Bauchspeicheldrüse wäre, würde ich das tun. Denn genau hier liegen in den meisten Fällen die Wurzeln des Übergewichts und damit das Problem. Mit einer Ernährung, die ganz frühzeitig – also schon beim Kleinkind – auf diese Schwäche Rücksicht nähme, müssten Kohlehydrat-Empfindliche weder fett noch im Alter Diabetiker werden.

Apfel oder Birne

Es gibt Menschen, die man ihrer Körperformen wegen mit einem Apfel oder einer Birne vergleichen könnte. Diese Formunterschiede machen eine signifikante Aussage, die nur wenige kennen. Wenn das Fett, das man in der einen oder anderen Form ansammelt, sich vor allem in der oberen Bauchregion drapiert, und man einem Apfel mit seinen Rundungen immer ähnlicher wird, ist man gesundheitlich mehr gefährdet als mit einem dicken Hinterteil und mächtigen Oberschenkeln, die eher einer Birne ähneln, denn bei dieser Veränderung bleibt der Oberkörper eher schmal.

An Po und Oberschenkeln liegen keine wichtigen inneren Organe, die durch massive Fettpolster belästigt werden. Dieses Fett liegt direkt unter der Haut, deshalb sind hier mehr die Schönheit und Ästhetik verletzt als die Gesundheit.

Diese Fettpolster rühren meist weniger von Stoffwechselstörungen her, sondern von genetischer Veranlagung. Es gibt afrikanische Stämme mit geradezu gigantischen Hintern bei den Frauen, aber diese Menschen sind nicht krank, sondern einfach von Natur aus so angelegt. Sie tragen ihren Reservekanister gleich mit sich.

Eine strapazierte Bauchspeicheldrüse, die schon bei wenigen Kohlehydraten mit hektischen Insulinausstößen reagiert, ist vor allem für die Apfelform verantwortlich. Diese Menschen sind mehr gefährdet all die Probleme zu entwickeln, die mit Hyperinsulinismus und Insulinresistenz im Zusammenhang stehen. Hier findet man den hohen Blutdruck, die erhöhten Blutfettwerte, die zu Herzgefährdung und Zuckerkrankheit (Diabetes) führen.

Das ist leicht zu erklären, denn diese sichtbaren Fettablagerungen im Bauchbereich sind nicht nur äußerlich zu finden. Sie liegen auch in Massen im inneren Bauchraum und in den dort positionierten wichtigen Organen. Hier sieht man bei Obduktionen die verfetteten Herzen, die Fettlebern und total im Fett verstrickten Eingeweide. Wenn Menschen ihre strapazierten Bauchspeicheldrüsen und das damit verbundene falsche Insulinverhalten nicht sanieren, wird auch bei den Birnenförmigen das Fett irgendwann die Bauchregion erreichen und dann die selben Gefährdungen auslösen.

Übergewicht und Krankheit entstehen nicht "auf einmal". Es ist der jahrelange, oft unwissentliche Missbrauch, den uns das Industriezeitalter so appetitlich nahegebracht hat. Es ist dieser sprichwörtliche Krug, der so lange zum Brunnen geht. Sie erinnern sich?

Die paar extra Pfunde, die nicht weichen wollen

Hat man die erste Jugend hinter sich gelassen (damit meine ich, dass man sich an die "Vier" vorne dran schon sehr gewöhnt hat), haben unzählige Menschen Probleme mit hartnäckigen, störenden Pfunden, die sie einfach nicht loswerden können. Im Gegenteil, sie vermehren sich auf infame Weise auch noch langsam, aber sicher.

Der enge Rock oder die Hose verlieren den eleganten Charme, weil sie die Halbkugel, die man nicht mehr richtig einziehen kann, zu sehr herausstreichen. Oder die Rückansicht nimmt zu viel Raum ein. In beiden Fällen geht man gezwungenermaßen zum griechischen Faltenwurf oder zum Lampenschirmstil über; aber gut gelöst wird das Problem damit auch nicht. Ich denke, das stört vor allem die Damen, deren Eitelkeit wahrscheinlich in diesem Alter immer noch ausgeprägter ist als beim männlichen Geschlecht. Aber vielleicht bin ich da auch auf dem völlig falschen Dampfer, und der Macho ist genau so eitel. Er gleicht es aber meist leichter mit dem Kapital aus, wenn die Figur es nicht mehr bringt. Inzwischen hat er ja auch die Wunderpille, damit er in jedem Fall seinen Mann stehen kann.

Diese "Ein-paar-Pfund-zuviel-Kategorie" gibt es wie Sand am Meer. Oft sind die Betroffenen auf dem besten Weg, sich eine Kohlehydrat-Unverträglichkeit anzuzüchten, und zwar gerade mit der so hochgelobten "kahareichen, fettarmen Diät" von der sie denken, dass sie das alte Gewicht wieder herstellen wird. Was viel gravierender ist als verlorene Eleganz – mit dem Übergewicht gehen immer gesundheitliche Minuszeichen Hand in Hand. Und Übergewicht sollte in jedem Fall ein Fingerzeig sein, dass hier etwas anfängt schief zu laufen.

Ich glaube es ist höchste Zeit dafür, Hintergründe und Zusammenhänge bewusst zu machen, denn ohne diese Information begreift man das Geschehen nicht und kann auch nicht gegensteuern. Es ist leider auch eine Tatsache, dass nichts so effizient bleibt wie in der Jugend. Wenn der Stoffwechsel in die Jahre kommt, kann er weniger Belastungen ertragen; er braucht mehr Kundendienst und ein schonenderes Fahrverhalten.

Der niedrige und unstabile Blutzucker (Hypoglykämie)

Heute bringen mehr Menschen als früher einen unstabilen, niedrigen Blutzucker schon mit auf die Welt. Bei dicken Kindern ist es sehr wahrscheinlich, dass sie dick sind, weil ihre Bauchspeicheldrüse weniger Strapazen verträgt, und sie darüber hinaus kaum mehr ein kindgerechtes Dasein mit genügend Bewegung und Schlaf haben. (Welches Kind wird heute noch um 19 Uhr ins Bett geschickt)? Dann reagiert die Bauchspeicheldrüse bereits hektisch statt gelassen auf Kohlehydrate, und sendet, wenn es nicht erkannt und in der Essensweise keine Rücksicht darauf genommen wird, schon bei kleinen Mengen KHs zu viel Insulin in den Blutstrom. Sie will sicher gehen, dass dieser Zucker (in der Medizin heißt er jetzt Glukose) sofort aus dem Blut genommen wird. Wenn der Blutzuckerspiegel dann zu schnell sinkt, werden wir müde, unlustig, gereizt, nervös. Es mag sein, dass wir schwindeln – nein, nicht in der üblichen Form – und ein ewiger Streithahn hat häufig solch schnell absinkende Blutzuckerwerte, von denen er zwar nichts weiß, die ihn aber ganz rabiat machen können. Dieses Absacken des Blutzuckers unter normale Werte ist die Ursache, wenn Menschen dauernd hungrig sind und deshalb immerzu nach etwas Essbarem Ausschau halten und es auch finden. Das ist natürlich kein besonderes Hilfsmittel, um eine schlanke Linie in Schuss zu halten. Aber ein schnell abfallender Blutzuckerspiegel verlangt eine sofortige Regulierung, und das Gehirn macht das überdeutlich. Ein Mensch ist gesund, wenn seine Zellen ohne Probleme das von der Bauchspeicheldrüse abgegebene Insulin mit ihren Rezeptoren aufnehmen und den Zucker verwerten können.

Dann funktioniert auch der Zyklus von Essen – Gesättigtsein – Aufhören normal. Wer durch zu viele Kohlehydrate die Insulinabgaben immer häufiger nötig macht, bei dem geht dieser gesunde Ablauf mehr und mehr verloren. Der Hypothalamus beendet den Essvorgang nicht mehr rechtzeitig mit einer Serotoninausschüttung, um damit das Gefühl "Jetzt bin ich satt" anzuzeigen. Der Mensch isst munter weiter, obwohl sein Maß längst überschritten ist. Das hängt auch damit zusammen, dass zum Beispiel der Inhalt eines fetten Schokoladenriegels, wenn er im Reißwolf kleingemacht wurde, so gering ist, dass dies vom

Gehirn nicht als eine ausreichende Menge (Volumen), und damit als Zeichen zur Beendigung der Vorstellung, erkannt wird – obwohl er mit seinem Fett und Zuckergehalt eine Kalorienbombe darstellt, die für Stunden den Energiebedarf deckt. Was aber das Fatale dabei ist: Durch die KHs (Zucker) im Riegel bleibt dieser infame Resthunger, der – ungerechtfertigt – oft schon nach kurzer Zeit einen weiteren Unfall in Schokolade oder Kuchen auslöst.

Die Endstation nach Jahren sieht trübe aus. Wenn immer hektischer Zucker aus dem Blut genommen wird, weil der Mensch insulinresistent geworden ist, kann es dem inzwischen hochgradig Zuckerkranken passieren, dass er ins Koma fällt, weil er nur noch Zuckerspuren im Blut aufzuweisen hat. Das ergibt den Kurzschluss im Gehirn, und wenn nicht sofort Hilfe geleistet wird, kann es durchaus sein, dass er auf Wolke 7 abwandert und nicht mehr zurückzuholen ist.

Die Reservefettzellen

Hirn- und Muskelzellen sind voll auf Glukose eingeschossen. Das ist ihr Treibstoff, und so lange wir KHs zur Verfügung stellen, bemüht sich unser Stoffwechsel auch nicht, den Umweg zu gehen und die Fettdepots abzubauen, indem er sie in Glukose zurückverwandelt. Er kann das problemlos, denn früher waren solche Fettdepots unsere Reserven für die Versorgung in den regelmäßig wiederkehrenden Hungersnöten. Und nur so wird auch ein Winterschlaf bei Tieren möglich.

Zumindest bei uns gibt es Hungerperioden höchstens noch in Kriegszeiten (und da wurden die Menschen immer gesünder, was so gesehen nicht mehr verwunderlich ist). Heute brauchen wir diese Reserven nur noch so nötig wie ein Loch im Kopf, aber sie sind im jeweiligen genetischen Plan, den ein Mensch mitbringt, niedergelegt, und je mehr man davon hat, desto mehr Übergewicht ist bei einer kohlehydratreichen Nahrung vorprogrammiert. Legen Sie also ihren eventuellen Dünkel – schlank, weil diszipliniert zu sein – ab. Es sind die Fettzellen aus dem genetischen Bauplan, die hier maßgeblich mitbestimmen. Der Mensch hat in seiner ganzen Frühentwicklung niemals Veranlassung gehabt, abzunehmen – ganz im Gegenteil – je mehr Reserven man im Sommer mit Kohlenhydraten an Fettpolstern anlegen konnte, desto größer war die Chance, den kommenden Winter mit seinen Entbehrungen lebend zu überstehen. Das ist ein ganz maßgeblicher Grund dafür, warum wir solche Schwierigkeiten haben bei der heutigen Essensweise ein vernünftiges Gewicht zu halten.

Der Hypoglykämiker

Wissenschaftler haben das Insulin das "Hungerhormon" getauft, und eigentlich müssten Sie jetzt schon eine sehr einleuchtende Erklärung für Übergewicht bekommen haben. Sehr oft sind Übergewichtler Hypoglykämiker. Man kann diesen Begriff am zutreffendsten mit einem "instabilen Zucker-Niederdruckler" übersetzen. Solche Menschen haben zu niedrige Blutzuckerwerte, die zudem großen Schwankungen unterliegen. Nicht alle Mediziner beachten diesen Zustand genügend – vor allem bei stark übergewichtigen Menschen. Dabei ist er nach Aussagen von Ärzten, die mit diesem Problem vertraut sind, weit verbreitet. Ihn festzustellen könnte zu diesem Zeitpunkt noch dazu dienen, einen späteren Diabetes zu vermeiden. Da man weiß, dass ein hoher Prozentsatz an stark Übergewichtigen früher oder später diese Krankheit entwickelt, sind hier gezielte Vorsorge und Aufmerksamkeit angezeigt. Wenn zu hohe Insulinmengen rechtzeitig durch Insulin- und Blutzuckermessungen festgestellt werden, ist Hilfe durch eine gezielte Ernährung, ohne denaturierte Kohlehydrate, durchaus möglich.

Schon in den Siebzigern hat der Mediziner Dr. E.F. Pfeiffer auf einem internationalen Symposium über den Fettstoffwechsel gesagt, dass Zuckerkrankheit – im Zusammenhang mit Fettleibigkeit – bei einer sehr kohlehydratreduzierten Ernährung ganz vermieden werden könnte. Wie viele Hinweise der Wissenschaft brauchen wir noch, bis wir daraus Konsequenzen ziehen?

Glukose-Toleranz-Test

Dieser überproportionale Anstieg und der darauf folgende tiefe Abfall des Blutzuckers ist nur mit einem vollen fünfstündigen Glukose-Toleranz-Test (GTT) einigermaßen präzise festzustellen. Dabei dauert der absolute Tiefstpunkt des Blutzuckers immer nur kurze Zeit, denn vom Gehirn wird sofort die Alarmglocke geläutet und ein Adrenalinstoß abgegeben, um diesen gefährlichen Zustand sofort zu beheben. Man erwischt ihn bei den stündlichen Messungen also nur selten am tiefsten Punkt. Wenn sehr tief fallende Blutzuckerwerte bei einem solchen Test nicht gesehen werden, wollen leider nur wenige Ärzte das Verdikt "Hypoglykämiker" aussprechen.

HbA-1c-Test

Was aber auch jeder scheinbar gesunde Mensch tun sollte, selbst wenn er keine Anzeichen hat, dass mit seinem Zucker- und Insulinhaushalt irgend etwas in Unordnung sein könnte, ist folgendes:

Wann immer der jährliche Check up ansteht sollte man seinen Arzt bitten, dieses mal auch den HbA-1c-Test beim Labor anzufordern. Er macht eine rückblickende Aussage, ob die Blutzellen über Gebühr "verzuckert" sind (Glykosilierung). Da eine Blutzelle drei bis vier Monate lebt, ist das keine Momentaufnahme mehr wie beim GTT, sondern das Feststellen eines sehr viel länger andauernden Zustandes. Sind die Werte zu hoch, weiß man, dass Action erforderlich ist. Das erste ist in diesem Fall eine Umstellung der Ernährung auf sehr viel weniger Kohlehydrate – und da sind vor allem die von der Industrie veränderten gemeint.

Die Symptome

Was Sie auf einen instabilen Blutzucker aufmerksam machen kann, sind häufige Durchhänger – meist am späten Vor- oder Nachmittag. Sie können so gravierend sein, dass man kaum mehr in der Lage ist, etwas Vernünftiges zu arbeiten. Die Konzentration lässt rapide nach. Nervosität, für die eigentlich kein Grund besteht, oder Gereiztheit treten auf. Man friert auch bei warmem Wetter. Man steht, selbst nach einem Berg Spaghetti oder anderen Kohlehydraten, nicht wirklich gesättigt vom Tisch auf. Immer bleibt ein heimlicher Hunger und nach spätestens einer Stunde denkt man nur noch daran, wann es endlich wieder was zu essen gibt. Glykämiker essen den Hauptgang nur, um zum Dessert zu gelangen.

Wenn man mit Schokolade oder mit Chips und Kräckern beginnt, kann man nicht mehr aufhören, bis alles verputzt ist. Man wacht in der Nacht auf, und ohne etwas zu essen kann man nicht mehr einschlafen. Beim Fernsehen geht es nicht ohne Bierstengel, Schokolade, Kräcker oder sonst eine Knabberei. Auch hier setzt erst eine letzte, leere Tüte das Stoppzeichen und es gibt Leute, die nachts um 12 zu ihrer Tankstelle fahren – nicht um Benzin, sondern um Zucker zu tanken. Je mehr Kohlehydrate man isst, desto hungriger wird man. Viele Hypoglykämiker können die Familie mit ihrer dauernden Gereiztheit und miesen Laune zur Verzweiflung bringen.

Das alles sind Symptome. Bei der Essensweise, die ich Ihnen vorstellen werde, ändern sich diese krankhaften Unerfreulichkeiten oft schlagartig, und das ist dann hoch erfreulich – nicht nur für die ganze Umgebung, sondern vor allem für den Betroffenen.

Starkes Übergewicht ist ein Krankheitsbild

es wird aber von den Ärzten nicht immer als solches angesehen. Die meisten von uns, und darunter sind auch viele Ärzte, schauen auf einen Dicken mit Ärger oder Verachtung im Blick und dem Gedanken im Hinterkopf: "Der (fr)isst ja bloß zu viel." Auch viele Ärzte haben noch gar nicht begriffen, dass vor allem verfälschte Kohlenhydrate, nicht aber naturbelassene Fett und Eiweiß für die ausufernden Schwellungen verantwortlich sind. Am schlimmsten ist es, wenn beide Faktoren zusammenkommen. Mit einer nicht mehr normal arbeitenden Bauchspeicheldrüse, die gleich hektisch mit Insulin herumfuchtelt, wenn nur ein Körnchen Zucker in den Blutkreislauf kommt, wird unweigerlich dieser Hungerappell ausgelöst. Er kann von keinem Menschen endlos unterdrückt werden. Dazu kommt noch ein zweiter Hammer: Das Insulin kurbelt nicht nur die Fettproduktion und seine Speicherung an, es hält unseren Stoffwechsel bei kohlehydratreicher Nahrung auch noch davon ab, dieses Fett wieder aus den Reservedepots zu nehmen und abzubauen.

Also bitte – bin ich denn wirklich so bescheuert mit dem Schluss aus diesen wissenschaftlichen Erkenntnissen, dass solche Leute die Finger von all den kaputt prozessierten Kohlehydraten lassen sollten, zumindest so lange, bis dieser hässliche Zyklus unterbrochen ist, und die Bauchspeicheldrüse wieder normal arbeitet?

Aber nein, diese Kohlehydrate haben in unserem Gehirn einen unabdingbaren Gesundheitswert angenommen, dass es absoluter Frevel ist, sie selbst in einem solchen Zusammenhang, in Zweifel zu ziehen und den Stein des Anstoßes weitgehend aus dem Verkehr zu ziehen. Wenn Sie erst zuckerkrank sind, bleibt Ihnen sowieso nichts anderes mehr übrig, denn dann rechnet man Ihnen die "Broteinheiten" und das sind Zuckereinheiten, die Sie essen dürfen, genauestens vor.

Der Stoffwechsel produziert Fett geradezu aus der Luft

Man konnte in Versuchen nachweisen, dass gar keine Riesenmengen an diesen Kohlehydraten nötig sind, um bei so vorbelasteten Menschen die Fettproduktion endlos in Gang zu halten. Kohlehydrat-Geschädigte werden sozusagen schon vom Anschauen einer Schokoladentorte ein Kilo schwerer. Ich weiß es heute; sie werden wirklich oft grundlos beschuldigt, dauernd den Mund zu voll zu nehmen. In den meisten Fällen ist etwas ganz anderes die Ursache: Ihr Verarbeitungs-System ist defekt geworden, und sie nehmen das Falsche in den Mund.
Sie haben einfach noch nicht begriffen – und es sagt ihnen ja auch niemand – dass **nur** diese falschen Kohlehydrate überhaupt gespeichert werden können. Und zwar, dank dem Insulin, als Fett. Denn in Fett wird der Zucker verwandelt, selbst wenn er nicht ein Gramm Fett enthalten hat.

Die Empfehlungen bleiben

Es werden nach wie vor den Übergewichtigen kalorien- und fettarme Diäten empfohlen, und damit bleibt Eiweiß zwangsläufig auf der Strecke. Ist doch klar! Ein Steak hat Fett, Eier haben Fett, die besten Fische sind fett, Käse und Wurst können fett sein – was bleibt also anderes übrig, als entweder zu hungern oder nichts als KHs zu essen. Ich denke, wir sollten so langsam die Erfahrungen aus all den unwirksamen Diäten umsetzen und diesen Kohlehydrat-Geschädigten eine bessere Lösung für ihre Pfundsprobleme anbieten.
Es stellt sich sehr schnell heraus, ob ein Mensch mit Kohlehydraten ein Problem hat und damit von einer solchen Essensänderung profitieren kann. Aber – und das möchte ich ganz dick unterstreichen – auch ein Mensch, der (noch) gesund und schlank ist, sollte begreifen, dass Eiweiß und Fett einen hochwichtigen Stellenwert für unseren Stoffwechsel haben und Kohlehydrate, wenn sie nicht naturbelassen sind, in keinem Fall den Löwenanteil in unserer Ernährung ausmachen sollten. So haben wir niemals seit dem Beginn unserer Entwicklung, die unseren Stoffwechsel geprägt hat, gelebt. Damals aßen wir Eiweiß wenn immer und in welcher Form wir es erwischen konnten und Kohlehydrate waren naturbelassen. Und wenn es kein schwimmendes, laufendes oder fliegendes Eiweiß gab und wir wohl oder übel KH's essen mussten, dann wurde es bei all unserer Bewegung, die damals angesagt war, problemlos verbrannt.

Viele Studien haben immer wieder unwiderlegbar ergeben, dass schlimme gesundheitliche Gefährdungen gleich beginnen: Mit einer Glucose-Intoleranz, die in Hyperinsulinismus übergeht und mit einer Insulinresistenz, sprich Zuckerkrankheit, endet. Die Schlüsse, die daraus zu ziehen sind, dürften Ihnen jetzt nicht mehr schwer fallen.

KAPITEL 4

Die beiden großen Gegenspieler Insulin und Glukagon

Insulin

Ich habe, bevor ich in die Ernährungswissenschaft und speziell in die Kohlehydratverwertung eingestiegen bin, der eminenten Bedeutung dieser beiden Gegenspieler bei weitem nicht genug Beachtung gezollt. Und deshalb gehe ich mal davon aus, dass Sie da auch noch nicht so genau durchblicken und etwas Nachhilfeunterricht nützlich sein wird. Das Einzige, was die meisten Menschen irgendwann mal mitbekommen haben ist, dass ein Diabetiker Insulin braucht. Aber warum, und dass es zwei ganz unterschiedliche Formen von Diabetes gibt, wissen höchstens die Betroffenen.

Dabei sind Insulin und Glukagon die Hormone, die bestimmen, welchen Weg Kohlehydrate nehmen werden – in die Zellen zur Energieversorgung oder in die Fetttöpfe in der Körper-Speisekammer. Sie stellen mit zwei Enzymen die Weichen, ob gegessenes Fett den Weg in die Reserve nimmt und dort gelagert wird, oder ob es in die einzelnen Gewebezellen wandert, wo es in den Mitochondrien (das sind die kleinen Verbrennungsöfen in den Zellen) verbrannt und dabei in Energie umgewandelt wird. Hier geschieht die Weichenstellung, sie entscheidet – im weitesten Sinne – über Krankheit oder Gesundheit, aber in aller erster Linie dirigiert sie das Übergewicht. Der Ordnung halber will ich hier auch die Schilddrüse und das Leptin erwähnen, die beide in diesem Wechselspiel ebenfalls eine Rolle spielen. Ist die Schilddrüse lahm wie eine Schnecke, wird davon auch das Fettabbauprogramm beeinflusst. Bitte lassen Sie das feststellen und befragen Sie Ihren Arzt.

Ohne Insulin kann Zucker nicht aus dem Blut genommen und als Treibstoff in die Zellen transportiert werden. Es könnten auch keine Fettdepots zur Energiespeicherung angelegt werden, die wir – im richtigen Umfang – durchaus brauchen. Sie sind die Batterie, die uns auch dann noch versorgt, wenn wir nicht gerade durch Essen an der Steckdose für Energiebeschaffung hängen. Das gehortete Fett wird erst dann gefährlich, wenn es ein Volumen annimmt, das andere Organe schädigt oder sich in den Adern absetzt und sie verstopft.

Jedes Kohlehydrat, das wir verspeisen und das im Moment nicht zur Energieversorgung gebraucht wird, wandelt die Leber in Glykogen um. Für die Aufbewahrung hat der Körper zwei Vorratskammern: Ein Teil bleibt in der Leber als Sofortreserve für die Hirnzellen, der größere Teil wird in den Muskelzellen bereitgehalten. Man wusste ja in diesen wilden, alten Zeiten nie, wann man die Flucht ergreifen oder schnellstens einen Baum erklimmen musste, um dem schrecklichen Gebiss eines wilden Tieres zu entgehen, das ansetzte, ein Steak und andere Einzelteile aus einem zu machen. Auch wenn man sich entschied, seinen dicken Knüppel als Waffe gegen das Biest einzusetzen, brauchte man für Tat und Entscheidung Hirn- und Muskelzellen – sie mussten also immer gut und sofort verfügbar versorgt sein. Aber um all das bereitzustellen brauchten diese Menschen keine Mengen an Zucker – genügend Fett und Eiweiß erledigen diesen Job, auch wenn im Moment keine KHs verfügbar sind.

Man muss wissen, dass nur dieses gespeicherte Glykogen, ohne eine Veränderung als sofort bereiter Treibstoff für Gehirn- und Muskelzellen, ins Blut gegeben werden kann. Diesen Anteil brauchen wir unbedingt und deshalb muss dieser Vorrat immer ausreichend vorhanden sein. Kann die Zentrale im Hirn keinen Saft mehr anfordern, weil die Glykogen-Speicher in der Leber leer sind, wird sie ganz rabiat, während unterversorgte Muskelzellen so lahme Beine ergeben, dass es der Löwe leicht hat, an ein saftiges Mahl zu kommen. Und glauben Sie mir, das Gehirn besitzt alle Möglichkeiten, uns sofort zu welcher Futterbank auch immer zu jagen, um unverzüglich Nachschub anzuschaffen. Das, meine Damen und Herren, sind heute sehr oft die Süchte und Begierden nach Süßem oder auch nach Alkohol, die so schwer zu unterdrücken sind. Sie haben meist ganz körperliche und weit weniger seelische Ursachen; und einer der häufigsten Gründe ist ein zu niedriger Blutzuckerstand, der das Gehirn ängstigt.

Wenn die Speicher voll sind

Wenn diese beiden Speicher wohl gefüllt sind, erinnert sich das Insulin an seine zweite Aufgabe als Reservebeschaffer für magere Zeiten. Was nicht als Energie für körperliche Betätigung verbrannt wird, geht auf Halde – unweigerlich. Dazu funktioniert die Leber den überflüssigen Zucker (die Kohlehydrate) in Fett um und schickt sie in die Depots. Aber das Schlimmste ist: Das Insulin verhält sich auch noch geizig wie ein Schweizer Banker und will von seinen stillen Reserven nichts mehr herausrücken. Wer zu viele Kohlehydrate isst, weil er hofft, damit abzunehmen, begreift jetzt vielleicht besser, warum ein großer Teller Nudeln mit Tomatensoße, der uns zum Abnehmen immer noch besser geeignet erscheint als ein Steak mit gemischtem grünen Salat, uns am nächsten Morgen ein Pfund mehr auf der Waage einbrockt. Das zarte (und damit fette) Steak, plus einem mit unprozessierten Leinöl oder Olivenöl gesalbten Salat hätte keinen Ausschlag gegeben, wenn es ohne weitere (falsche) Kohlehydrate gegessen worden wäre. Und es hätte auch nicht, wie der Teller Spaghetti, schon nach einer Stunde wieder einen Hungerappell ausgelöst.

Es hängt also sehr viel von einem normalen Insulin- und Blutzuckerstand ab, viel mehr als es der Normalverbraucher bis heute weiß; und leider wissen und beachten es auch noch nicht alle Ärzte.

Die Aufgaben des Insulins

Es drückt den Startknopf für viele Stoffwechselfunktionen, und wenn es im Überfluss in unserem Blut herumschwimmt, macht es uns hungrig, schläfrig, nervös oder sogar schwindelig.

Es kann den Blutdruck erhöhen und hat die Hand mit im Spiel, wenn wir nach jedem Essen vom "Ballon-Syndrom" geplagt werden und sich die erwünschte Bügelbrettform unserer Vorderseite zum halben Globus rundet. Wird keine Energie angefordert, wird der Zucker aus den Kohlehydraten in Fett umgewandelt und das Insulin sorgt dafür, dass dieser Ballast als heute total unnötige Fettreserven auf unsere Abfallhalden an Po, Bauch und Hüften untergebracht wird. Da keine harten jährlichen Hungerzeiten wie bei unseren Vorvorderen mehr auf uns zukommen, bleibt der Schmalztopf ungeleert.

Das Insulin hält Wasser im Körper zurück, und weil es auch die Cholesterinproduktion in den Zellen steuert, ist es mitbeteiligt an der Bildung von Ablagerungen (Plaque), die unsere Adern verengen. Obwohl da heute neue Erkenntnisse da sind (Die Cholesterin Lüge), die ich aber hier nicht weiter ausführen möchte. Es trägt dazu bei, dass sich die Muskelzellen in den Adern verdicken, was die Adern versteift und verengt, und das macht sie weniger elastisch. Dann fließt das Blut nur noch mühsam zum Herzen, und der Herzinfarkt lässt schon mal grüßen.

Insulin ist auch beteiligt bei der Herstellung von Triglyceriden (Blutfette), von denen man lieber weniger als zu viele haben sollte. Aber Achtung, all das tut es nur, wenn wir der Bauchspeicheldrüse, in der es hergestellt wird, zu viele Kohlehydrate, vor allem in Form von einfachen Zuckern oder Stärke (Nudeln, Weißbrot, Weissmehl, Kartoffeln) zumuten. Irgendwann verliert das arme Tier den Überblick und schickt Insulin schon bei dem Gedanken an KHs in die Blutbahn.

Würden wir noch essen und uns bewegen wie vor ein paar hundert Jahren, und gingen mit unserem Schlafzyklus mit den Jahreszeiten, dann wäre dieses Hormon nur hoch zu loben. Es gäbe keinen Hyperinsulinismus mit nachfolgender Insulin-resistenz, die noch gar nicht in ihrer vollen Bedeutung erkannte Geißel unserer herrlichen, modernen Zeiten, und eine der häufigsten unterschwelligen Ursachen unserer alleine selbstgebastelten Zivilisationskrankheiten.

Es gibt also wie immer zwei Seiten der Medaille: Ohne Insulin könnten wir gar nicht funktionieren. Es hat uns in der Evolution immer wieder vor dem Aussterben gerettet, weil es Reserven anlegen kann, die uns zur Verfügung stehen, wenn's knapp wird, um zu überleben. Heute, bei dem Überfluss, in dem wir schwimmen und von dem wir leider viel zu heftigen Gebrauch machen, wird es eher zum langsamen Aussterben unserer Edelrasse beitragen, wenn wir nicht Vernunft annehmen und einiges in unserem Verhalten ganz drastisch ändern.

Es ist genau wie mit dem Sauerstoff. Ohne Sauerstoff überleben wir nur wenige Minuten, er ist also wirklich unser Lebenselixier. Als Kehrseite rostet er uns zu Schrott und lässt uns, im wahrsten Sinne des Wortes, ranzig werden. Das können Sie leicht selbst feststellen. Die braunen Altersflecke im Gesicht und auf den Handrücken sind nichts anderes als oxidiertes (verrostetes) Fett, wie es auch als Plaque an den Wänden unserer Adern klebt. *Ein* Grund, warum heute so viel von Antioxidantien geredet wird, die hier hilfreiche Verhütung betreiben.

Sie sind die Hilfstruppen im Körper, um diese falschen Oxidationsprozesse abzublocken oder wenigstens zu entschärfen. Vitamin C und Vitamin E stehen hier an vorderster Front, zusammen mit Selen, Glutathion und neu – den negativ geladenen Wasserstoffanionen, die hier alle ebenfalls genannt werden müssen. Aber auch hier gilt dasselbe: Wir brauchen diese freien Radikale für viele Körperprozesse – und damit ist es wieder einmal eine Frage der Balance.

Was tun gegen den Hyperinsulinismus?

Die Medizin hat bis heute kein Mittel gefunden, Hyperinsulinismus zu heilen, und das ist auch kein Wunder. Es ist nicht das Insulin, das geheilt werden muss; es ist die Bauchspeicheldrüse, die Entlastung braucht, um die Abgabe dieses Hormons in der Balance halten zu können. Dahin führt nur *ein* Weg, und der läuft über die Ernährung. Viele haben den richtigen Weg zu Gunsten der prozessierten Kohlehydrate verlassen.

Cholesterin

Wenn wir das Insulin und seine vielfältigen Funktionen unter die Lupe nehmen, dann muss auch über Cholesterin geredet werden. Es hat zu Unrecht seinen schlechten Ruf, denn Cholesterin ist für viele maßgebliche Vorgänge im Körper ganz unerlässlich, und wir sollten so langsam mit dem Aberglauben aufräumen: "Je niedriger der Cholesterinspiegel – desto besser ist es für die Gesundheit."

Ein Cholesterinspiegel um die 200 mg/dl ist wahrscheinlich ideal. Es ist aber nicht besorgniserregend, wenn er auf 230 oder 250 steigt, denn vor Jahren hielt man noch nicht einmal einen Cholestrinspiegel von 300 für zu hoch. Dann aber in den Achtzigern – ohne nähere Studien dafür anzugeben – begann die Cholesterin-Hysterie mit der Weisung: Je niedriger der Stand, desto besser für die Gesundheit.

Und da wird es in jedem Fall verkehrt. Alles, was weit unter 175 liegt, ist zu wenig für die wichtigen Aufgaben, die Cholesterin im Körper zu erfüllen hat. Ein zu niedriger Stand bringt uns in neue Gefahrenzonen.

Ein zu hoher Cholesterinspiegel ist nicht so genau festzulegen, denn was zu viel für den einen ist, mag für den anderen immer noch sehr tragbar sein – wenn gewisse Voraussetzungen erfüllt sind. Sie müssen erst dann die Ohren anlegen, wenn die Einzelwerte des Cholesterins (HDL und LDL) jeweils zu hoch oder zu niedrig sind. Ich werde Ihnen das gleich noch ganz genau erklären.

Das Krebsrisiko steigt

Wahrscheinlich wird es Sie erstaunen zu hören, dass ein zu niedriger Cholesterinspiegel das Krebsrisiko erhöht und ein Warnzeichen für andere Krankheiten ist – wie zum Beispiel die schmerzhaften Arthrosen. Viel wichtiger als der Gesamtwert Ihres Cholesterins sind die Einzelwerte von LDL (low density lipoprotein) und HDL (high density lipoprotein). Beides sind Anteile, aus denen sich das Cholesterin, unter anderem, zusammensetzt. Dabei glaubte man lange Zeit, dass die LDL-Anteile vor allem für die Plaquebildung verantwortlich seien, und das ist der Grund, warum sie die "schlechten" genannt werden. Erst in der Gegenüberstellung dieser beiden Werte macht der Cholesterinspiegel eine Aussage, an der man die Vorboten einer entstehenden Krankheit abschätzen kann. Es würde sich lohnen, ein extra Buch nur dem Cholesterin und seiner Rehabilitierung zu widmen. Und Sie möchte ich bitten, nicht mehr weiterhin an Cholesterin als an einen gemeinen Schurken zu denken.

Inzwischen gibt es dieses Buch und der Titel sagt schon aus, was Sie da lesen werden. Das Buch heißt "Die Cholesterin Lüge" (ISBN 3-7766-2277-6) und der Autor ist Professor Dr. med. Walter Hartenbach. Er zeigt auf, was wirklich hinter der Hysterie um zu hohe Cholesterinwerte steckt. Wenn Sie ein vermeintliches Cholesterin Problem haben, dann sollten Sie es lesen. Ich schreibe Ihnen nur ein paar Zeilen aus dem Vorwort und dann sage ich Ihnen, warum wir Cholesterin so nötig brauchen. Im Vorwort steht:
"Dieses Buch richtet sich gegen die weltgrößte und umfangreichste Irreführung im medizinischen Bereich, die aus einer Flut industriell gesteuerter Falschaussagen über Cholesterin besteht, und argumentiert mit wissenschaftlichen Fakten dagegen.

Wozu wir Cholesterin brauchen

Ohne Cholesterin könnten unsere Sexualhormone nicht gebildet werden, ebenso wenig die körpereigenen Kortisone, Steroide oder das Adrenalin. Unsere Zellwände und Zellmembranen werden nur dank des darin eingebauten Cholesterins zu einer elastischen, dehnbaren Haut. Sie können sich nach Bedarf ausdehnen und ebenso auch wieder zusammenziehen. Diese Elastizität gibt ihnen die Widerstandsfähigkeit, Rezeptoren zu tragen, die gebraucht werden, um Nahrungsmoleküle oder Nachrichten aus dem Headquarter aufzufangen und sie ordnungsgemäß dorthin weiterzuleiten, wo sie verarbeitet werden sollen. Und damit sind wir wieder beim Insulin, denn: Das Insulin aktiviert die Enzyme, die bei der Herstellung von Cholesterin beteiligt sind, das vor allem in der Leber, aber auch in der Haut und im Verdauungstrakt gebildet wird. Außerdem kann jede einzelne Körperzelle Cholesterin herstellen, was Ihnen eigentlich schon zeigen müsste, wie wichtig es dem Körper ist, genug davon zu haben.

Die hohen Cholesterinwerte, die heute so viele Menschen ängstigen, weil ihnen gesagt wird, dass sie einen hohen Blutdruck erzeugen und die Adern mit Plaque voll setzen, kommen viel mehr daher, dass unser Fahrgestell, das wirklich ein Uraltvehikel aus der Evolution ist, sich bis heute auf diese "Überzuckerung" und viele andere Veränderungen, die wir erfunden haben, nicht einstellen konnte. Wenn Sie Ihren Körper zwingen, zu viel Zucker, sprich Kohlehydrate, zu schlucken, dann antwortet er mit einer höheren Cholesterinproduktion. Er weiß, dass Mengen an KHs den Sommer anzeigen (so war das immer in alten prähistorischen Zeiten) und dass man jetzt zulangen musste, um die Speisekammer für den Winter voll zu kriegen. Da er noch nicht kapiert hat, dass das alles passé ist, produziert er fleißig Cholesterin, damit er all das Fett, das aus diesen KHs gebildet wird, auch unterbringen kann. Da wir den ewigen Sommer ausgerufen haben, mit Zucker von morgens bis abends, forcieren wir diesen alten Mechanismus – aber der Winter zum Leeren der Speisekammer kommt niemals mehr. Nein, der Körper hat das immer selbst ausbalanciert. Wenn Sie zu viel cholesterinhaltige Speisen zu sich nehmen, dann fährt er seine Eigenproduktion herunter und stellt den für diesen Körper richtigen Zustand wieder her. Aber jeder Mensch hat hier andere Bedürfnisse, sodass man für den Cholesterinspiegel keine Norm angeben kann. Es gibt eine seltene Krankheit, die einen besorgniserregend hohen Choesterinstand auslöst, und da sind dann mit Sicherheit der Arzt und auch Medikamente gefragt.

Mutationen, die nötig wären um auf einmal mit so viel Zucker und Bewegungslosigkeit eine Spitzengesundheit zustande zu bringen, sind leider bis heute nicht erfolgt. Aber die Zeit, die wir voraus und zurückblicken können, ist eben nur eine Millisekunde im Geschehen des Kosmos, mit dem wir eng verbandelt sind. Vielleicht werden diese Mutationen noch kommen, in ein paar hunderttausend Jahren oder so, und uns nützen – wenn sich nicht bis dahin die Bewohner auf unserem Erdball bereits mit Messer und Gabel ausgerottet haben. Eintreten werden sie, wenn nur noch ein paar überlebende Homo sapiensikusse hier herumschleichen, die aber inzwischen gelernt haben, mit der Zuckerschwemme, den falschen Fetten und einem andauernden Bad in elektrischem Licht und vor Computern sitzend, zurechtzukommen.

Das Aussterben ist dann wieder einmal abgewendet, und die paar inzwischen angepassten Übriggebliebenen fangen den ganzen Eiertanz von vorne an. Sie können jetzt in Kohlehydraten und falschen Fetten baden, das Schlafen vollends stecken, wie wir es heute schon so gerne ungestraft täten, und es bekommt ihnen. Sollten die Gene sich jemals so verändern lassen, dann machen sie's möglich. So ist das immer gelaufen in der Evolution. Ich bin ein bisschen abgeschweift, aber ich bin noch nicht fertig mit dem Cholesterin.

Ich sage Ihnen jetzt noch seine wichtigsten Einsatzgebiete:

- Cholesterin transportiert die Blutfette (Triglyzeride).

- Cholesterin ist notwendig, um zusammen mit dem Sonnenlicht das Vitamin D bilden zu können.

- Cholesterin spielt eine Rolle beim Aufbau des Nervensystems und des Gehirns. Es bildet eine Schutzschicht um die Nervenbahnen, und über diesen Gleitschutz laufen auch die Nachrichten, die von dort aus weitergeleitet werden.

- Der feine Fettfilm auf unserer Haut, der sie geschmeidig hält, besteht aus Cholesterin und ungesättigten Fettsäuren. Er erlaubt uns, Wasser durch die Haut abzugeben und gleichzeitig Bakterien abzuwehren.

- Das Cholesterin ist Hauptbestandteil der Gallensäure, ohne die Sie nichts Fettes ordnungsgemäß verdauen könnten.

- Wir brauchen es für normales Wachstum; ohne Cholesterin könnten sich weder das Gehirn noch die Nervenzellen ordnungsgemäß entwickeln.

- Zellen können ohne Cholesterin nicht gebaut werden, ebenso wenig wie die wichtigen Zellmembranen, die, wie die Wacht am Rhein, dafür sorgen, dass keine ungebetenen Gäste in die Zelle eindringen können.

- Auch andere wichtige Bestandteile in der Zelle brauchen das Cholesterin so wie die Mitochondrien und sonstige Organellen, die alle hochwichtige Funktionen in der Zelle zu erfüllen haben.

- Ohne Cholesterin läuft in unserem Body praktisch nichts.

Kleines Plädoyer für das Ei

Ach du dickes Ei – denkt das Ei nämlich inzwischen. Es sitzt auf der Anklagebank und weiß gar nicht, wie es da hingekommen ist, denn es ist sich wirklich keiner Schuld bewusst. Bei uns ist es inzwischen so verleumdet und durch Falschaussagen entehrt worden, dass es gebeutelt und verunglimpft in einer Ecke sitzt, in die es absolut nicht gehört. Dabei ist es nach wie vor das wohl vollständigste Lebensmittel, das wir haben. Aus ihm entsteht neues Leben, und es beinhaltet so in etwa alles an Nährstoffen, was ein Lebewesen auf diesem Planeten braucht. Ich schreibe deshalb eine Verteidigungsschrift für das Ei, weil es endlich rehabilitiert werden muss.
Es ist mir natürlich klar, dass viele von Ihnen auch hier gehirngewaschen sind und jetzt womöglich voller Protest die Augen rollen, wenn ich Ihnen sage, dass

ein normaler Mensch ohne Schaden jeden Tag ein paar Eier essen könnte. Das heißt, er könnte von ein paar Eiern fast seinen ganzen Bedarf an Nährstoffen wie Vitaminen, Mineralen und Spurenelementen decken. Aber ja, es ist natürlich richtig, er müsste dann größere Teile dessen, was er heute so zwischen die Zähne nimmt, weglassen. Was uns auf allen Ebenen krank macht, sind ganz andere Lebensmittel – ein paar Eier in der Woche sind es garantiert nicht.

Ein Ei enthält:

Vitamine: A, E, D, B_1, B_2, B_6, B_{12}, Folsäure, Biotin, Cholin und Lezithin
Minerale: Calzium, Magnesium, Kalium, Zink und Eisen
Öle: überwiegend einfach gesättigte Fettsäuren und
die wichtigen Linol- und Linolensäuren

Die Wissenschaft betont, dass die ungesättigten und essentiellen Fettsäuren in ihrer Wichtigkeit fast noch vor den Vitaminen und Mineralen rangieren. Sie sind unerlässlich bei der Regulierung des Cholesterins, das ebenfalls endlich einen anderen Stellenwert und eine Rehabilitierung bekommen muss.

Das Ei hat fast keine Kohlehydrate. Es ist stattdessen voll von gutem Eiweiß, das hoffentlich von Ihnen inzwischen auf seinen richtigen und wichtigen Platz gestellt worden ist. Zwei Eier bringen ca. 12 Gramm Eiweiß vom Feinsten.
Es enthält die wichtigen essentiellen Aminosäuren (vor allem im Eigelb). Diese Aminosäuren stehen in ihrer Wertigkeit mit an der Spitze aller Nahrungsmittel, die wir haben. Sie sind die Vorläufer des tierischen und pflanzlichen Eiweißes und sie alleine bilden unsere Zellen. Im Gegensatz zum tierischen Eiweiß tun sie das ohne die vielen Stickstoffrückstände, die leider der Pferdefuss bei einer hohen tierischen Eiweißernährung sind. Denn Eiweiß säuert und muss immer durch eine erstklassige Mineralversorgung begleitet werden. Bei Gicht zum Beispiel hat diese Begleitung gefehlt.
Wenn Sie also zu den "Entsagern" gehören, vernehmen Sie die Botschaft und integrieren Sie diese nahrhaften Weltmeister wieder in Ihre Menükarte. Sie sind in der Vielfalt der Zubereitung, die sie anbieten, für viele Menschen immer schon mit Recht eine Delikatesse gewesen. Ende des Plädoyers.

Die Veränderung

Bei der Veränderung der Kost, wie sie im SLM-Programm stattfindet, verbessert sich der Cholesterinwert nicht immer sofort – gleich am Anfang erhöht er sich sogar manchmal. Auch bei Fastenkuren, wo die Umstellung sehr schnell an die Fettdepots geht, wird dies beobachtet. Der Köper wehrt sich, zu viel von dem zu verlieren, was er so nötig braucht. Was sich immer als erstes verbessert, sind die Blutfettwerte, die Triglyzeride, und ein zu hoher Blutdruck.

Ein Fehler im System

Generell gesehen hat die Natur uns geradezu perfekt entworfen und weiterentwickelt. Fehler sind ihr nur in den seltensten Fällen unterlaufen. Aber bei der Ausbalancierung des Cholesterinspiegels hat sie vergessen, eine Rückkoppelung zwischen Zelle und Cholesterinangebot im Blut einzubauen. Das ist bei unserer heutigen Essensweise fatal.

Der Wichtigkeit wegen stellt jede Zelle ihr eigenes Cholesterin her. Der Körper verlässt sich nicht darauf, dass ihm genug dieses wichtigen Stoffes mit der Nahrung zugeführt wird; er steuert die Kontrolle und Produktion selbst.

In der Leber werden 70 % des im Körper zirkulierenden Cholesterins gebildet und nur 30 % werden aus der Nahrung verwendet. Je weniger cholesterinhaltige Nahrungsmittel wir essen, desto mehr Cholesterin wird von der Leber oder in den Zellen synthetisiert. Und – Sie werden sich sicher wundern das zu hören – damit steigt die Gefahr der cholesterinhaltigen Steinbildung in der Galle.

Die Kommunikation ist nicht gut genug

Die Zelle hat Sensoren an den inneren Zellwänden, die, wenn zu wenig Cholesterin zur Verfügung steht, Alarm schlagen, um sofort die Produktion für mehr Cholesterin in der Zelle hochzufahren. Und genau da liegt der kleine, aber fatale Ausrutscher im System. Würde die Zelle zuerst Sensoren bilden, und sie nach außen auf die Zellwand schicken – wozu sie ohne Probleme in der Lage ist – dann könnte sie sich bei Bedarf das Cholesterin aus dem Blut holen. So könnte sie den Cholesterinspiegel viel besser ausbalancieren und müsste erst dann mit der Eigenproduktion beginnen, wenn im Blut nichts mehr zu finden ist. Das ist der Grund, warum gut orientierte Wissenschaftler sagen, dass cholesterinreiche Nahrung nur sehr bedingt mit einem zu hohen Cholesterinspiegel zu tun hat. Er entsteht vielmehr dadurch, dass die Zelle bei Mangel vor allem auf Rezeptoren, die *in* der Zelle sitzen, hört, statt Sensoren nach außen zu fahren. Würde sie das tun, hätten wir keine Cholesterin-Probleme.

Der Bluttest und seine Zahlen

Die meisten Menschen können mit den in einem Bluttest angegebenen Werten nicht viel anfangen. Es gibt eine einfache Formel um selbst herauszufinden, ob man sich Cholesterin-Sorgen machen muss. Voraussetzung ist eine aufgeschlüsselte Blutanalyse. Wenn Sie die haben, dann dividieren sie Ihren Gesamt-Cholesterinwert durch den angegebenen Wert des HDL. Liegt der Wert unter 4, sind Sie aus dem Schneider. Teilen Sie danach Ihre LDL-Werte durch Ihre HDL-Werte. Wenn sie unter drei liegen, sind Sie von Cholesterinsorgen freizusprechen. Auch wenn der Gesamtwert relativ hoch liegt.

Glukagon

Das Glukagon ist der Gegenspieler des Insulins und beeinflusst damit natürlich auch das Cholesterin. Den Befehl zum Fetteinlagern gibt das Insulin; das Glukagon hebt ihn wieder auf. Es sitzt sozusagen auf der anderen Seite der Wippe bei diesem für den Körper so wichtigen Balanceakt. Das Glukagon gibt, mit speziellen chemischen Botenstoffen, den "fat mobilizing hormones" (FMH), das Signal, die Fettdepots wieder abzubauen und sie zur Energieverwertung freizugeben. Kalzium und Magnesium arbeiten in einer ähnlichen Partnerschaft. Kalzium spannt die Muskeln an, Magnesium löst die Spannung wieder für die benötigte Ruhepause. Beide Spieler sind gleichwertig in ihrer Wichtigkeit.

Auch das Glukagon kann außer Kontrolle geraten

ebenso wie das Insulin, wie es bei Kranken mit Diabetes I der Fall sein kann. Dann sind die Türen zum Eingemachten weit offen. Das Insulin fehlt, es kann die Vorratskammern nicht mehr geschlossen halten. Depot- und Nahrungsfett gelangen in Mengen ins Blut.

Das ist der Grund, warum Zuckerkranke mit Diabetes I, die nicht genügend Insulin bekommen, in kürzester Zeit viel Gewicht verlieren können, wenn all diese Fette in großen Mengen in die Leber und ins Blut gelangen. Ohne Insulin kommt es dort zu einer hohen Ketonkörper-Bildung, die von den Zellen gar nicht alle als Energie verbrannt werden können. Sie gehen von den Zellen zurück ins Blut und vergiften es in kurzer Zeit, weil diese Mengen auf dem normalen Weg durch Urin und Stuhl nicht ausgeleitet werden können. Da Ketonkörper Fettsäuren sind, übersäuern sie das Blut und lösen damit die gefürchtete Keto-Acidose aus, die zum Koma führt. Ohne sofortige ärztliche Hilfe ist der Patient ein Todeskandidat.

Auch ein Kranker mit Diabetes II kann ins Koma fallen und ist dabei ebenfalls hoch gefährdet. Aber die Ursache ist eine andere, und hier hilft, wenn der Zustand rechtzeitig erkannt wird, schon ein kleines bisschen Zucker – egal in welcher Form – um ihn nochmal für eine Weile auf dieser hübschen Spielwiese zurückzuhalten. Hier hat das Insulin allen Zucker aus dem Blut genommen, und wenn kein Körnchen mehr darin zu finden ist, das zur Versorgung der Kommandozentrale benützt werden kann, ergibt das den Kurzschluss im Gehirn. Dann ist allerhöchste Eile geboten, bevor zu viele Gehirnzellen absterben.

Warum sind wir nicht schlauer?

Ich denke Sie müssen mir zustimmen, dass wir es weitgehend selbst in der Hand haben, ordentlich zu funktionieren. Wir müssen der Bauchspeicheldrüse nur erlauben das Insulin und das Glukagon so einzusetzen, dass sie sich die Waage halten können.

Diesen Mechanismus kann man alleine mit einer entsprechenden Ernährung in der Balance halten. Bei Diabetes II Insulin zu spritzen ist ein wichtiges Hilfsmittel, das Leben rettet. Aber es ist kein Heilmittel – es ist eine Krücke, die man in vielen Fällen mit einer sehr kohlehydratarmen Ernährung und zwar ohne die menschgemachten Sorten, nicht mehr brauchen würde. Bei Diabetes I dagegen kann der Patient nur mit Insulin-Injektionen leben und überleben.

Wenn es vor allem die hohen Blutzuckerwerte sind, die die Bauchspeicheldrüse veranlassen verrückt zu spielen und mit Insulin im Unverstand herumzuhampeln, warum um Himmels Willen sind Übergewichtige dann nicht vernünftig und stellen ihre Ernährung so ein, dass die Bauchspeicheldrüse sich beruhigen kann und dieses Pendelspielchen zwischen zu hohen und zu niedrigen Blutzuckerwerten aufhört. Aber in vielen Fällen wissen Zuckerkranke überhaupt nicht, was sich in ihrem Körper abspielt. Eiweiß und Fett produzieren keinen hektischen Insulinausstoß, Fett braucht überhaupt keinen und Eiweiß wird weitgehend sauer verdaut. Können Sie mir sagen, warum genau diese beiden Lebensmittel auf der schwarzen Liste für Übergewichtige stehen und nicht solche, die unweigerlich bei Kohlehydrat-sensiblen Menschen diesen gefährlichen, hässlichen Zyklus auslösen?

Vielleicht sagen Sie, dass Sie schon wissen, dass Zucker nicht gerade das ideale Lebensmittel ist, dass Sie sich aber bis heute mit dem besten Gewissen, ja mit der Überzeugung sich etwas Gutes zu tun, Nudeln, Pizzen, Kartoffeln und irgendwelche Frühstücksbrösel statt vernünftiger Mengen von Fleisch, Fisch, Käse oder Eiern zusammen mit grünen Gemüsen, Salat und Obst mit einem niedrigen glykämischen Index einverleibt haben. Dass Sie den von der Industrie gefertigten Orangensaft in Mengen als einen Gesundbeter ansehen, und dass alle Arten von Brot und anderen Körnerprodukten einen erheblichen Platz auf Ihrer Speisekarte einnehmen. Und zwar mit dem besten Gewissen.
Viele Menschen sind "Fast-Vegetarier" geworden dank der ewig gleichlautenden Empfehlung Fleisch nur in kleinsten Mengen zu essen und Eier, Wurst und Käse besser zu vergessen, um damit generell Fett und Eiweiß auf ein Minimum zu reduzieren.

Zuerst einmal: "Gute" Kohlehydrate (alle Salate, Gemüse und viele Obstsorten) sind für Menschen, die noch eine normal reagierende Bauchspeicheldrüse haben, nicht nur völlig in Ordnung, sondern ein Muss. Sie haben eine andere Verstoffwechselung wie die vom Menschen daraus fabrizierten Fertigprodukte. Bei fast allen unseren Gemüsen und bei den Salaten sind keine Einsparungen empfohlen, außer in den vierzehn Anfangstagen. An einem Abend aber eine ganze Gurke, einen Bund Radieschen und zwei große Kohlrabi neben dem Fernsehen her niederzumachen, ist unter diesen Begriff "vernünftig" nicht mehr einzuordnen. Vor allem deshalb, weil man davon nicht wirklich satt, sondern eher hungrig wird.
Ich habe dieses Beispiel nicht erfunden. Solche täglichen abendlichen Mengen hat mir bei einer Befragung, wie und was sie denn esse, eine Bekannte aufgezählt. Und sie hat Anerkennung heischend hinzugefügt, dass es gesünder ja wohl

nicht ginge. Aber sie sagte auch, dass sie gar nicht begreife, warum sie trotzdem dauernd zunehme, wo sie doch kaum Fleisch, Fett oder Eier, Käse und Wurst esse. Und das denken oft auch Leute, die, um diese Lebensmittel zu vermeiden, Mengen an Teigwaren, Brot, Kornflakes oder fleischlose Fertigprodukte essen, um satt zu werden. Ohne die richtige Information halten sie das für viel gesünder als ein Steak mit viel Salat oder ein Omelette mit einer großen Portion Gemüse. Ich vermute, so langsam werden Sie hier auch nicht mehr voll zustimmen wollen. Der Unterschied liegt in den Lebensmitteln, die wir heute essen – im Gegensatz zu denen aus der Steinzeit, an die unser Stoffwechsel immer noch am besten angepasst ist. Heute bekommen wir eine von der Industrie lustvoll zum Geldverdienen vorbereitete Nahrung, die wir wie einen fetten Schokoriegel runterschlotzen und völlig aufnehmen können. Dagegen konnte bei der naturbelassenen Nahrung von früher vieles vom Darm gar nicht aufgeschlossen werden und ging unausgenützt den Weg alles Irdischen. Das war sehr viel gesünder für unser System als die Mastkur mit verfremdetem Fett und nicht endendem Zucker, die uns heute überall angedient wird.

Dazu kommt, dass uns die Bewegung fehlt, die wir früher ohne Autos, Straßenbahnen, Lifte oder Rolltreppen ganz zwangsläufig hatten. Und auch das war besser für uns. All das sind Veränderungen in unserer Lebensweise, die sich so langsam auswirken und die ich versuche, Ihnen wirklich eindrucksvoll bewusst zu machen. Vielleicht fangen Sie nun auch an sich zu fragen, warum den Übergewichtlern immer noch eine Diät hoch in Kohlehydraten, aber niedrig in Eiweiß und Fett empfohlen wird, obwohl sie nicht funktioniert und ihre Erfolglosigkeit, plus immer weiter zunehmender Fettpolster und steigenden Zivilisationskrankheiten bereits eine Ewigkeit bekannt ist.

Vegetarier

Ein Prinzip, das ich schon lange anwende, ist: Versuche niemals jemanden mit Gewalt zu deiner eigenen Meinung zu bekehren. Biete ihm stattdessen gute Information und stichhaltige Argumente an. Wenn die für ihn nicht stechen, lasse ihm seine Meinung. Es führt nicht nur ein Weg zur Seligkeit.
Wenn mir also ein Vegetarier unterkommt, dann versuche ich zuerst einmal herauszufinden, ob er diese Essensform aus ethischen Gründen angenommen hat, damit aufgewachsen ist oder ob diese Einstellung vielleicht gar nicht so tief verwurzelt ist, sondern sich irgendwann mal einfach so ergeben hat. Denn es ist schon wahr, es fehlt den Vegetariern – vor allem den Veganern – einiges, was aus Pflanzlichem nicht zu holen ist und wir sind von unserer steinzeitlichen Entwicklung her nicht als reine Grünzeugesser angelegt worden.
Gemäßigte, tolerante Vegetarier praktizieren meist eine Essensform, gegen die nicht viel einzuwenden ist, vor allem wenn sie nicht zu viel denaturierte KHs essen, sondern mehr bei Salaten, Obst und Gemüse bleiben und das, was ihnen aus dem Fleisch und Fischölen fehlt, mit natürlichen Supplementen ersetzen. Nehmen Sie deshalb was Wissenschafter sagen nicht als Rüge, sondern als Hil-

festellung, wenn Sie zu dieser Glaubensrichtung gehören. Denn dann kann sie vor allem einer werdenden Mama nützen, die gerade dabei ist ihren neunmonatigen Gepäckmarsch anzutreten.

Wer von allen tierischen Nahrungsmitteln, vor allem dem Fleisch, naturbelassenem Fett und den Eiern, aber damit auch den wichtigen tierischen Omega-3-Fettsäuren aus dem Fisch sorgfältig Abstand hält, tut seinem auf Kiel gelegten Sprössling nichts Gutes. Er verpasst ihm unter Umständen ein Handikap schon bevor er das grelle Licht dieser Welt erblickt. Ein Gehirn entwickelt sich vor allem dann optimal, wenn es auch gewisse Fettsäuren in ausreichendem Umfang erhält. Sie sind durch nichts voll zu ersetzen, wenn sie fehlen erhöht sich zum Beispiel die Neigung zur Blutgerinnung. Es entseht ein Mangel an Vitamin B12, der sich durch zuviel Homozystein im Blut anzeigt, und dieses wichtige Vitamin findet sich in nennenswerten Mengen eben nur im Fleisch oder anderen tierischen Produkten. Auch das Vitamin A und einige B-Vitamine sind vor allem in Tierischem enthalten. Was ebenfalls in einer rein pflanzlichen Kost bei weitem nicht so leicht zu bekommen ist, sind die essentiellen Aminosäuren, die, um sie zu rekrutieren, immer eine sorgfältige Zusammenstellung von unterschiedlichen pflanzlichen Produkten verlangen.
Und zum Schluss: Wichtige Minerale wie zum Beispiel Eisen und Zink sind vor allem in tierischen Produkten in ausreichendem Umfang zu finden. Wer rein pflanzlich ernährt wird, muss gewisse Nachteile einstecken. Es muss aber auch gesagt werden, dass die vegetarische Essensweise viele Vorteile hat.

Man hat in langen Studien allerdings auch die Nachteile festgestellt, die Babies von Vegetarierinnen schon beim Start in diese schwierige Welt manchmal in Kauf nehmen müssen: Ein geringeres Geburtsgewicht, einen kleineren Kopfumfang oder, was gravierender ist: Eine gestörte Entwicklung des Gehirns, oder eine eingeschränkte Sehkraft.
Selbst wenn die Entbindung von einem Sechspfünder bei der beteiligten Mama sicher angenehmer ist als einen Acht- oder Neunpfünder auszuliefern – schon aus der Tierzucht weiß man, dass ein dünnes, mickriges Tierbaby die geringeren Chancen in der Aufzucht hat.

Bei Studien über dieses Thema wurde von Wissenschaftlern herausgefunden, dass zu kleine, unterentwickelte Babies später weit häufiger mit Herzproblemen oder der Hinneigung, einen Diabetes zu entwickeln, rechnen müssen.
Sollten Sie als Vegetarierin das lesen und gerade mit einem solchen Unternehmen beschäftigt sein, suchen Sie sich einen erstklassigen Ernährungsberater, der kann Ihnen sagen, mit welchen Supplementen Sie diese Risiken total entschärfen können, ohne die Vorteile der vegetarischen Kost aufgeben zu müssen.

30 % mehr Übergewichtige in den USA

Obwohl nichts so drastisch zurückgeschnitten wurde wie das Fett, haben die Übergewichtigen in den USA in den letzten 10 Jahren um 30 % zugenommen, und hier bei uns sieht es nicht viel besser aus. So langsam müssen wir begreifen, dass viele dieser Menschen gar keine sinnlosen Schlemmer sind, sondern bereits Bauchspeicheldrüsen-Geschädigte, und oft genug Kohlehydraht-intolerant. Da braucht es keine exzessiven Nahrungsmengen mehr, um die Rettungsringe anschwellen zu lassen und Zucker ist ebenso geeignet uns süchtig zu machen wie Alkohol und Zigaretten. Sie sollten dabei nicht glauben, die Auswirkungen dieser Sucht seien weniger gravierend.

Wer anfängt, ungebührlich in die Breite zu gehen – meist beginnt das um die Lebensmitte herum – obwohl er denkt, dass er "sehr gesund", kalorien- und fettarm isst, der sollte sich fragen, woher das kommt und ob er nicht auf dem besten Wege ist, eine solche Kohlehydrate-Sensibilität zu entwickeln.
Falsche Essensweisen gehen leider lange gut, aber nur weil unser Körper ein so geduldiger Apparat ist, der uns nicht schneller in den Allerwertesten tritt, wenn wir ihm pausenlos Dinge reinstopfen, mit denen er Schwierigkeiten hat. Es ist eine Schande, dass ich das hier sagen muss, aber wir pflegen unsere Autos besser als uns selbst.

Blutzuckerwerte und ihr Einfluss

Unsere Blutzuckerwerte haben einen so maßgeblichen Einfluss auf unseren gesamten Stoffwechsel und auf unsere Befindlichkeit, dass wir darauf bedacht sein müssen, sie in der Balance zu halten, die uns gesund und ohne Übergewicht leben lässt.
Für die Entscheidung, wie viele Kohlehydrate ein Mensch essen soll um gesund und wohlproportioniert leben zu können, kann kein einheitliches Rezept aufgestellt werden. Dies ist von Mensch zu Mensch verschieden, so wie jeder Mensch andere Veranlagungen durch die mitgebrachten Gene hat. Manch einer mag es wie Churchill mit dem Alkohol und den dicken Glimmstengeln bis an sein Lebensende übertreiben können, weil er ein außergewöhnlich robustes Genpaket mitbekommen hat. Es ist aber ganz sicher, dass ein solcher "Günstling der Gene" es viele Jahre länger gesund hätte machen können, wäre er rücksichtsvoll mit seinem Fahrgestell umgegangen.
Und eines ist für die Masse der Menschen ebenso klar zu sagen: Die Sintflut an weißen Zuckern plus der entwerteten komplexen Kohlehydrate ist bei den Gesundheitsproblemen, die wir heute in so großem Umfang haben, an die erste Stelle zu setzen. Aber auch die entwerteten Samenöle gehören hierher, die ihre wichtige Rolle im Stoffwechsel nicht mehr spielen können, wenn sie – für eine problemlose Lagerhaltung – von ihrer natürlichen Cis-Form in die Trans-Form gezwungen werden. Diese denaturierten Fette sind längst keine Verdächtigen mehr, die Wissenschaft hat sie vor Jahrzehnten schon überführt. Dennoch steht eine globale Verurteilung noch aus, ja sie sitzen noch nicht einmal öffentlich

auf der Anklagebank. Sie werden täglich von Millionen Menschen ahnungslos verzehrt. Die Industrie macht's möglich.

Ich bin froh, dass so langsam wenigstens in den USA Wissenschaftler den Finger heben. Dr. Walter Willett von der Harvard School of Public Health in Boston, hatte in einer Ausführung im Internet die folgende Überschrift gewählt: "HIDDEN TRANS-FATS MAY KILL THOUSANDS" (versteckte Trans-Fette töten Tausende) und er fügt noch hinzu, dass die Zahl eine sehr konservative Beurteilung sei, die sich bei genaueren Erforschungen drastisch erhöhen würde. Er führt das genau auf die von mir so angegriffenen veränderten Samenöle zurück, die auch ein weiterer Wissenschaftler und Arzt aus den USA – Dr. Erdmann – in seinem Buch " FATS THAT CAN SAVE YOUR LIFE" als "das am meisten verkaufte Gift" an den Konsumenten brandmarkt. Immer mehr Bücher greifen so langsam diesen Skandal auf. Aber viele unserer "Ernährungsleitbildner" scheinen davon immer noch keinerlei Kenntnis zu nehmen.

Die mächtige Lobby der Industrie

Die Lebensmittel- und die Zuckerindustrie haben eine mächtige Lobby – es sind Milliarden-Unternehmen, und vielleicht ist es sogar gefährlich, laut die Wahrheit zu sagen, denn hier geht es um viel Geld. In Amerika ändert sich das so langsam ein bisschen – in einem sehr ähnlich gelagerten Fall, dem Fall der Tabakindustrie. Einige der Firmen stehen inzwischen vor Gericht. Trotzdem, die Chancen, wirkliche Änderungen zu erreichen, sind gering. Die Milliardenzahlungen, die ihnen als Wiedergutmachung auferlegt werden, sind "Peanuts" für sie und werden mit Preiserhöhungen von den Rauchern selbst bezahlt.

Die "guten" und die "schlechten" Kohlehydrate

Viele Menschen können sich auf diese Spezifizierung keinen richtigen Reim machen. Die Bezeichnungen wurden von einer Gruppe von Wissenschaftlern gebraucht, die in den achtziger Jahren den sogenannten "Glykämischen Index" erstellt haben. Sie wollten wissen, ob unterschiedliche Kohlehydrate unterschiedliche Blutzuckerwerte erbringen und unterschiedliche Zeiten benötigen, um in die Blutbahn zu gelangen.
Viele Jahre hatte man angenommen, dass alle Kohlehydrate dazu dieselbe Zeitspanne brauchen. Diese Wissenschaftler stellten fest, dass hier ganz erhebliche Unterschiede zu verzeichnen sind. Damit werden diese Werte sicherlich auch für Sie interessant.
Der Test ist zwar nicht sehr akkurat, weil der Vergleich zwischen reiner Glukose und Glukose in Lebensmitteln zu unterschiedlich ist. Obst und Gemüse beinhalten neben ihrem Zuckergehalt unterschiedliche Mengen an Faserstoffen, Vitaminen und Mineralen, die den Eintritt der in der Frucht enthaltenen Fruktose ins Blut verändern.

Ich werde Ihnen trotzdem die einzelnen Gruppen und ihre (etwas vage) Eintrittszeit in die Blutbahn nennen, denn gewisse Anhaltspunkte geben sie schon.

Schnelle Brüter mit einem Glykämischen Index, höher als 100 %.

| Instant Reis | Kartoffelpulver | Maltose Glukose |
| Puffreis | gek. Kartoffeln | Kornflakes |

Glykämischer Index 100 %

Weißbrot	Marmelade	Schokoriegel
Weißmehl	Honig	Trockenobst
Rüben		

Glykämischer Index zwischen 80 % und 100 %

Mais	Aprikosen	Mango
weißer Reis	Bananen	Müsli
brauner Reis	Papaya	Kräcker
Kleie	Rosinen	Chips
gelbe Rüben	Trauben	Erdnusschips

Glykämischer Index zwischen 50 % und 80 %

weiße Teigwaren	organische Teigwaren	organische Cerealien
Hülsenfrüchte	Pommes frites	Pumpernickel
Orangen		Orangensaft

Glykämischer Index zwischen 30 % und 50 %

Gerste	Haferflocken	Vollkornbrot
Limabohnen	vollfette Eiskrem	Milch
Erbsen	Joghurt	Äpfel
Tomaten	Zitronen	Pfirsiche

Glykämischer Index unter 30 %

| Sojabohnen | fast alle Beeren | Pampelmusen |
| Sojasprossen | Kirschen | Nicht zu süße Obstsorten |

Es ist klar, dass Nahrungsmittel, die mit einer Zeitverzögerung ins Blut übergehen, günstiger sind als Schnellläufer wie Weißbrot oder reiner Zucker. Sie kommen dort in wenigen Minuten an, und ergeben auch die höchsten Blutzuckerwerte. Sie vor allem sind mit Vorsicht zu genießen. Je niedriger der Glykämische Index, desto besser.

Lassen Sie uns zurückgehen zum Insulin und was dazu noch zu sagen ist.
Alle Kohlehydrate sind aus drei verschiedenen Zuckerformen gebildet. Die jeweils abweichenden Molekularstrukturen bestimmen die Eintrittszeit ins Blut und die Höhe und Dauer des verbleibenden Blutzuckerspiegels.
Das Wort Glukose haben Sie bereits so oft gehört und ja, es ist die am häufigsten vorkommende Zuckerform. Sie sitzt im Brot, in allen stärkehaltigen Teigwaren (auch den dunklen), in allen Körnern und damit in Mehl, Müslis, Breien oder Kornflakes, in Hülsenfrüchten ebenso wie in Gemüse und Salaten.

Fruktose und Galaktose

Die beiden anderen Zuckerformen sind Fruktose, die im Obst steckt, und Galaktose, die in Milchprodukten und damit auch im Käse sitzt.
Diese beiden Zuckerformen hält die Leber länger fest und es braucht Veränderungen, um sie wieder in Glukose zurückzuverwandeln. Daraus erklärt sich, warum Obst, von dem man annimmt, dass es der schnelle Brüter sein müsste, sich überhaupt nicht als der grandiose Schnellläufer entpuppt.
Der Grund hierfür ist die Fruktose, der Fruchtzucker. Wenn ihm aber beim Entsaften seine Bremsklötze, die Faserstoffe, entzogen werden, wird dieser Effekt wieder etwas verspielt. Daher sollten Sie Ihre Orange oder Pampelmuse lieber als Frucht statt als Saft zu sich nehmen.

Kinder am Zuckertropf

Man kann nur verwundert sein, dass es heute noch *ein* schlankes Kind gibt, wenn man sieht, was diese Zwerge an Zucker in jeder Form inhalieren. Und da sie nicht mehr wie früher leicht zu kontrollieren sind und sich, wenn es zu Hause nichts gibt, die Süßigkeiten einfach selbst besorgen, kann eine Mutter fast nur noch die Hände ringen.
Trotz dieses Zuckerwahnsinns sind immer noch viele schlank, weil in diesem Alter die Sensoren auf den Zellen hochempfindlich auf Zucker reagieren und mit wenig Insulin den normalen Blutzuckerwert, (1Gramm auf 1 Liter Blut) wieder herstellen können. Aber leider wird genau hier, ganz unbemerkt das Fundament für Übergewicht gelegt und die Anschlusskrankheiten, wie z.B. Diabetes, im späteren Leben. Und viele Mütter haben davon nicht die geringste Ahnung.
Und dann haben wir da noch die fetten Kinder, die oft schon mit genetisch schlechten Vorbedingungen auf die Welt kommen, von denen niemand etwas weiß. Sie reagieren deshalb besonders empfindlich auf die Zuckerflut. Ja, sie

können geradezu süchtig nach Süßem werden wie mein Enkel, der schon als Dreijähriger seine Schokolade laut schreiend reklamierte. Wird nicht rigoros mit einer dafür geeigneten Essensweise gegengesteuert, hat das später fatale Folgen.

Die Insulin-Sensoren auf unseren Zellen verlieren bei einer solchen Überbelastung mit der Zeit ihre Sensibilität und funktionieren nicht mehr ordnungsgemäß: Der Zucker ist ihnen über den Kopf gewachsen. Das nennt man Hyperinsulinismus, und wenn nichts geändert wird, ist man irgendwann insulinresistent. Jedes bisschen Zucker, das im Blut ankommt, lässt die Sirene in der Bauchspeicheldrüse heulen: Schick Insulin! Je unsensibler die Sensoren sind, desto mehr Insulin wird benötigt; und es dauert immer länger, bis sich der Blutzucker wieder auf die richtigen Werte eingependelt hat. Dieser Zustand könnte erkannt werden, wenn rechtzeitig ein Insulintest gemacht würde. Geschieht das frühzeitig genug, hat man noch sehr gute Chancen mit einer darauf Rücksicht nehmenden Ernährung gegenzusteuern. Sie würde das Unglück verhindern, das auf Sie oder ihr Kind zukommt.

Denn Diabetes, egal ob II oder I, ist kein Spaß. Die Haut wird zum zerknitterten Seidenpapier, die Augen leiden schwerstens, ebenso wie die Nieren und keine Wunde will mehr heilen. Das Raucherbein und Erblinden sind die scheußlichsten Endversionen dieser Krankheit.

Leider sind manche Ärzte ziemlich "insulin-resistent". Sie denken nicht immer rechtzeitig an einen solchen Test, wenn sie mit Übergewichtlern umgehen.

Und leider denken viele sehr viel eher "Medikamente" als "Ernährungsumstellung". Den HbA-1c-Test für eine Früherkennung habe ich Ihnen bereits ans Herz gelegt.

Der hohe Blutdruck

Wenn wir zurückgehen zu den Ursachen des Übergewichts, dann ist es immer wieder der gleiche Vorgang: Zu viele der prozessierten Kohlehydrate stimulieren zu viel Insulin. Dieser Zucker wird, wenn nicht ausreichend Bewegung vorhanden ist, in Fett verwandelt, und das lässt die Fettpolster anschwellen. Um diesen Überfluss unterzubringen veranlasst das Insulin, dass mehr Cholesterin gebildet wird. Der Körper muss neue Zellen bilden, in die er dieses Fett einlagern kann; denn es kommt ja aus dem Stoffwechsel in flüssiger Form ins Blut und muss zur Lagerhaltung verpackt werden.

In den Adern gibt es besondere Muskelzellen, die dafür sorgen, dass sich die Adern zusammenziehen und wieder strecken können, denn so wird das Blut zu den Herzkammern weitergeleitet. Durch zu viel oxidierte Fettanteile im Cholesterin vergrößern sich diese Muskelzellen, die Adern verengen sich, und mehr und mehr Pumpleistung muss vom Herzen erbracht werden. Es entsteht die gefürchtete Plaque und damit auch der hohe Blutdruck. Beides ist der schnellste Weg zum Herzinfarkt.

Ist doch einleuchtend: Das Blut hat nur noch enge Passagen, durch die es zum Herzen fließen kann. Also muss das Herz härter arbeiten, um sauerstoffangereichertes Blut überall verfügbar zu machen. Der hohe Blutdruck wird noch dadurch verstärkt, dass das Insulin die Nieren veranlasst, Salz und Flüssigkeit zurückzuhalten. Die Blutkonsistenz wird in ihrer Fließfähigkeit verändert, das Blut wird zu dick und auch das verschlimmert das Problem.

Bei diesem Prozess ist das Glukagon der hilfreiche Engel, **wenn** die Ernährung entsprechend verändert wird. Es baut die zu großen Fettreserven ab, kein Cholesterin wird mehr gebraucht, um neue Reserve-Fettzellen zu bilden. Damit schaltet das Glukagon die Cholesterinproduktion ab.

Das alles kann das Glukagon aber nur tun, wenn es nicht durch zu viel Insulin völlig überfahren wird; und das steht in direktem Zusammenhang mit dem, was Sie an Kohlehydraten essen. Da dies das wichtigste Kapitel im ganzen Buch ist, weil es die wirklichen Ursachen für Übergewicht, Diabetes, und hohen Blutdruck aufzeigt, mache ich Ihnen nochmals eine Zusammenfassung:

INSULIN

Senkt einen zu hohen Blutzucker

Verwandelt Glukose in Fett

Entnimmt Fett aus dem Blut und transportiert es in die Zellen

Erhöht die Cholesterinproduktion

Veranlasst die Nieren, Wasser und Sodium zurückzuhalten (Ödeme)

Stimuliert den Zuckerverbrauch zur Energieerzeugung durch Hunger

Stimuliert die Plaquebildung in den Adern

GLUKAGON

Erhöht einen zu niedrigen Blutzucker

Verwandelt Fett wieder in Glukose

Entnimmt das Fett und schickt es zur Energieerzeugung in die Gewebezellen

Vermindert die Cholesterinproduktion

Leitet zurückgehaltenes Wasser wieder aus

Stimuliert den Fettverbrauch aus den Fettdepots zur Energieerzeugung

Baut Adernverstopfungen wieder ab

Zusammenfassung

Es gibt heute schon viele Menschen, die eine Hinneigung in den Genen für Übergewicht und damit auch für Diabetes oder Herzkrankheiten mitbringen.

Sie haben schneller erlahmende Insulin-Rezeptoren, die bei Überbelastung die Blutzuckerwerte nicht mehr konstant halten können. Wenn über Jahre (meist aus Unkenntnis) darauf keine Rücksicht genommen wird, treten sie in den Streik. Das kann durch vielerlei Stress-Situationen verstärkt werden, vor allem aber ist es die heutige Ernährung, die uns eine Sintflut an denaturierten und damit wertlosen Kohlehydraten beschert, für die unser Stoffwechsel niemals programmiert war. Es ist immer noch kaum Allgemeinwissen, dass alles, was im weitesten Sinne aus dem Pflanzenreich kommt, Zucker ist. Verwirrenderweise nennen wir ihn manchmal auch "Kohlehydrate", obwohl alle Kohlehydrate nur unterschiedliche Zuckerformen sind.
Gefährlich wird dieser Zucker erst, wenn er vom Menschen zu lagerfähigen Fertigprodukten verarbeitet wird, wo die Industrie alles an Vitalstoffen entfernt, weil die nicht haltbar sind.
Es ist unerlässlich, dass all dieser Zucker vom Insulin aus dem Blut genommen und in die Zellen zur Energie-Erzeugung transportiert wird. Daran hängt die gesamte Versorgung unserer Organe, unserer Muskeln, vor allem auch unserer Kommandozentrale – dem Gehirn. Wenn die Sensoren auf den Zellen, die diese Arbeit verrichten, durch Überbelastung so müde geworden sind, dass sie auf Insulin überhaupt nicht mehr reagieren, weil sie den Zucker nicht mehr sehen können, ist das Endstadium erreicht. Der Arzt konstatiert: Diabetes mellitus II.
Es dauert oft viele Jahre, bis dieser Endzustand erreicht und auch erkannt wird. Dann hat die gestresste Bauchspeicheldrüse aufgehört, genug Insulin zu fabrizieren. Die Betazellen in den Langerhansschen-Zellen sind ausgebrannt, nichts geht mehr. Bis es aber so weit kommt, stimuliert dieses Übermaß an Insulin einen Rattenschwanz an Fehlleistungen im ganzen Körper.

Dr. Gerald Reaven, Professor an der Stanford University, ist eine Kapazität auf dem Feld "Insulin und sein Einfluss auf den Stoffwechsel." Er hat den Begriff "Syndrom X" für die damit zusammenhängenden Stoffwechselstörungen, die zu Krankheiten werden, geprägt. Er definiert ihn wie folgt:

Hyperinsulinemia (Hyperinsulinismus)
Insulinresistenz (die Rezeptoren funktionieren nicht mehr)
Hyperglycämia (erhöhte und unruhige Blutzuckerwerte)
Hoher Blutdruck
Erhöhte VLDL- und LDL-Werte
Zu niedrige HDL-Werte (bekannt als die erstrebenswerten Teile des Cholesterins)

All das sind Zeichen für zu hohe Insulinabgaben. Sie lösen über einen langen Zeitraum viele Krankheiten aus. Bei den meisten Menschen mit diesem Syndrom ist das Übergewicht eine weitere Folge des überhöhten Insulinstands, der die Fettreserven nicht mehr zum Abbau freigibt. Eine kleine jährliche Hungersnot, wie in alten Zeiten, würde all diese Menschen schon ziemlich gesund machen.

Glukagon ist der Gegenspieler des Insulins

Der Gegenspieler des Insulins ist das Glukagon, und wenn diese beiden Masterhormone in der richtigen Balance gehalten werden, ist der Mensch gesund, und der Hund oder die Katze freut sich. Diese Balance wird zu 90 % durch unsere Essensweise bestimmt und damit bekommt, was wir auf den Löffel packen, eine ganz ungeheure Bedeutung. Es ist wirklich so, der Mensch ist, was er isst. Ganz richtig müsste man sagen: Der Mensch ist, was er verdauen und problemlos verwerten kann.

Die Nahrung, die wir zu uns nehmen ist noch viel wirkungsvoller – positiv und negativ – als Medikamente. Und damit haben wir es weitgehend selbst in der Hand, diese beiden wichtigsten Akteure im Körpergeschehen so zu unterstützen, dass sie uns ein Leben lang tadellos funktionieren lassen.

Das ist der Grund, warum ich wirklich glaube, dass es ein Versäumnis ist, Medizinern nicht während ihres Studiums "zwingend" Gelegenheit zu geben, auch die Ernährungswissenschaft in dieses Medizinstudium zu integrieren. Gesundheit und Ernährung sind nicht zu trennen, es sei denn, wir wollen weiterhin lieber "Reparaturmedizin" und Medikamente statt Vorbeugung. Und Vorbeugung heißt im Klartext: "Verhinderung von Krankheiten".

Um das zu erreichen, müssen wir bei der Ernährung oder dem Treibstoff, den wir unserer Maschine geben, anfangen. Nur wenn wir endlich dafür sorgen, dass er nicht weiterhin eine "Zumutung" für die Maschine ist, werden wir endlich beginnen, unseren schlimmsten Zivilisationskrankheiten zu entkommen. Vor allem dem Diabetes, aber auch den Herzerkrankungen und dem Krebs. Alle bis auf den Krebs werden sehr oft durch Übergewicht gekennzeichnet. Folgen Sie den Empfehlungen dieser fortschrittlichen Mediziner und Wissenschaftler, die endlich neu und besser nachgedacht haben. Tun Sie das können Sie eine Menge Zündstoff aus Ihrem Leben entfernen, der Krankheiten stimuliert, nur noch halbe Leistung erlaubt und damit eine schlechtere Lebensqualität bringt.

Wagen Sie deshalb den Sprung ins "reiche" Leben,

statt sich für ein paar verlorene Wochen mit irgendwelchen Eiweißshakes oder sonstigen Diätvorschriften herumzuquälen. Sie bringen im Endeffekt nur mehr Pfunde auf Bauch und Hüften. Maßgeblich alleine sind ihre Blutwerte nach ein paar Wochen und wie Sie sich fühlen. Niemand empfiehlt Ihnen, mit Butter, Speck und fettem Fleisch einen Weltrekord aufzustellen und kein Gemüse, kein Obst und keinen Salat zu essen. Es sind bei Eiweiß – je nach Körpergewicht – Mengen gemeint, die Sie satt machen, und die Betonung beim Fett liegt eindeutig auf den ungesättigten, unprozessierten Pflanzenölen und der Butter.

Ausreichend Eiweiß und eine vernünftige Menge an naturbelassenen KHs sind die Lösung.

Denn Hungern mit Diäten kann (und soll) kein Mensch, weder kurzfristig noch auf Dauer. Hungern stimuliert auf einen längeren Zeitraum gesehen immer die Gewichtszunahme, weil Sie ihren Körper damit nur veranlassen, seine Fettrollen noch inniger ans Herz zu drücken.
Wenn Sie Ihr überflüssiges Fett einmal abgebaut haben, werden Sie zusammen mit Ihrer Waage lernen, wie viel menschgemachte Kohlehydrate Ihnen Ihre persönliche Veranlagung erlaubt auf die Gabel zu spießen – ohne einen Rechtsdrall der Waage herauszufordern. Bitte zielen Sie aber nicht auf eine dürre Sechsunddreißig, wenn Sie Ihrer Veranlagung nach als kräftige zweiundvierzig konzipiert waren. Das funktioniert nicht.
Ich wäre sehr happy, wenn Ihnen mit diesem Kapitel die Stoffwechselgesetze klarer geworden und weniger böhmische Dörfer übrig geblieben sind. Ich hoffe auch Sie erkennen, dass hier nicht eine Werbekampagne für Fleisch, Butter und Eier im Gange ist.
Gesundheit muss man lernen wie Lesen und Schreiben, denn wir haben den Instinkt für das, was wirklich gut für uns ist, verloren. Tiere in der freien Wildbahn haben ihn noch, sie schlafen auch noch gemäß der Jahreszeiten, weil ihnen die Natur – zu ihrem Wohle – einfach das Licht abdreht. Leider haben wir unsere armen Haustiere längst ebenso verbogen und krank gemacht wie uns selbst.
Ich wäre als totaler Hundefan sehr glücklich, wenn Sie das Gelernte auch auf Ihren Wedelschwanz oder Ihr Katzentier anwenden würden, die ebenso gerne ihre "Hundejahre" in Gesundheit und ohne Katzenjammer verbringen würden.

Das ist wie in der Schule, da muss man durch. Und um irgendwann das "Gesundheitsabitur" zu bestehen, braucht man zuerst mal jede Menge Information. Sicher ist, mit einer Eins im sinnvollen Verwalten von Gesundheit werden Sie länger besser leben. Ob Sie diese Information umsetzen wollen, das ist alleine Ihr Bier.

KAPITEL 5

Alle Wege führen nach Rom

Das bestreite ich.
Wenn wir für "Rom" Gesundheit ohne Übergewicht setzen, dann führen eben nicht alle Wege nach Rom. Von den Hunderttausenden Übergewichtigen in allen Wohlstandsländern, die sich mühselig auf den Weg machen, um mit den herkömmlichen Empfehlungen abzunehmen, bleiben mehr als 95 % auf der Strecke, und wer es wirklich schafft dorthin zu gelangen, macht daraus nur in Ausnahmefällen einen gesicherten Standort. Viele sind ihr Leben lang auf dem Weg dorthin, bis sie irgendwann, ermattet und frustriert, das Handtuch werfen.

Man hätte dieses Kapitel auch anders anfangen können und sagen: Ja, alle Wege führen nach Rom. Sie haben die Wahl, ob Sie sich mit Sand zwischen den Zehen und einem pausenlosen seelischen Sonnenbrand durch die Wüste quälen wollen – ohne jemals anzukommen – oder lieber auf einem schattigen Weg, mit Blümchen und ab und zu einem Bänkchen rechts und links. Wohlgemerkt: Das Ziel bleibt, aber es gibt einen angenehmen und für uns guten Weg, und einen, der nirgendwohin führt.

Na klar, ich weiß welchen Weg Sie sich spontan aussuchen werden, aber leider ist er bis jetzt nur von wenigen Medizinern auf der Gesundheitslandkarte für übergewichtige Patienten so eingezeichnet, dass Sie ihn auch finden können. Und nicht nur das: Viele Mediziner warnen immer noch vor ihm und weisen mit spitzen Fingern auf den Wüstenweg, von dem sie doch wissen sollten, dass er bei Kohlehydrat-intoleranten Menschen nicht ans Ziel führt. Vielleicht ist das wie in der Bibel, wo man immer den Eindruck hat, nur Leiden und Märtyrertum führen zur Himmelstür. Bei lebenslustigen Leutchen, die den lieben Gott einen guten Mann sein lassen, erscheinen die Chancen, dorthin zu gelangen, erheblich eingeschränkt.
Diesen schattigen Weg mit den Bänkchen gibt es wirklich, und Wissenschaftler haben schon lange aufgezeigt, warum es ihn gibt und wie er gefahrlos zu gehen ist. Jetzt werden die Stimmen der neuen Wissenschaftler immer lauter, die uns dasselbe sagen.
Ich werde Ihnen in diesem Kapitel erklären, wie man seine normalerweise mit Glukose-Benzin fahrende Maschine zu einem Motor umfunktionieren kann, der seine Energie mit der Verbrennung von Fett und Eiweiß herstellt. Er holt seinen Treibstoff genau dort her, wo Dicke ganze Berge an ranzigem Fett herumliegen haben, die sie, vor allem aus gesundheitlichen Gründen, dringend abbauen sollten. Das SLM-Programm ist der Schlüssel um diese hässlichen Krankmacher dauerhaft zu eliminieren. Neben dem Hungern mit all seinen frustrierenden Nebenerscheinungen, ist es der bequem gangbare Weg, einen bereits in

Unordnung geratenen Stoffwechsel, der mit den falschen Kohlehydraten im Clinch liegt und sinnlos immer mehr Fett auf Halde legt, davon abzuhalten, das weiterhin zu tun. Das Programm ist also nicht nur gut für die schlanke Linie und damit Ihr seelisches Wohlbefinden; es entlastet auch einen durch falsches Essen in Unordnung geratenen Stoffwechsel und beugt damit Herzinfarkt, Schlaganfall und Diabetes vor.

Was ist sinnvoller?

Trotzdem sind es immer noch zu viele Instanzen, die das Dogma der "fettarmen, KH-reichen" Hungerdiäten für Übergewichtige nicht aufgeben wollen. Sie sagen, der schattige Weg ist frivol und wer zu dick ist, muss leiden, um seine sündigen Pfunde abwerfen zu können. (Hier übertreibe ich natürlich, aber jeder Mensch hat seine Eigenarten sich auszudrücken, wenn er etwas Wichtiges nachhaltig rüberbringen will.)

Gehen wir deshalb zu dem einzigen Punkt, der bei dieser Diät eine spezielle Beachtung braucht: Wenn Sie wirklich auf einmal sehr viel mehr Eiweiß essen als Sie das früher getan haben, müssen Sie berücksichtigen, dass Eiweiß säuert. Und diese Säuren können nur mit einer sehr ausgewogenen und ausreichenden Mineralzufuhr entschärft werden. Und das muss sein, denn sonst handeln Sie sich nach 10 Jahren irgendein anderes Problem aus dieser nicht entschärften Übersäuerung ein. Ich habe darüber ein weiteres Buch geschrieben mit dem Titel "Sind Sie ein Sauertopf." Da wird dieses heute in den Wohlstandsländern überhand nehmende Problem zu vieler Sauertöpfe eingehend dargestellt.
Wenn Sie eine umfassende Versorgung durch organische Minerale sicherstellen und mit dem Eiweiß auf dem Teppich bleiben, wird Ihnen diese neue Essensform in jeder Hinsicht nur Vorteile bringen.
Weit gefährlicher als eine zeitweilig etwas erhöhte Harnsäure, die leicht zu überprüfen und mit den nötigen Mineralen bei einer solchen Ernährung zu korrigieren ist, sind erhöhte Blutfettwerte (Triglyceride) und ein zu hoher Blutdruck. Aber genau die verbessern sich regelmäßig als erstes bei dieser Essensform.

Die Zahlen aus den USA

Die Zahlen, die ich aus Amerika bekomme, hören sich mehr als beunruhigend an: Die Anzahl der Kranken, denen in Amerika die Diagnose "Diabetes" gestellt wird, hat sich in den letzen vierzig Jahren versechsfacht und ist damit 1997 auf 10,3 Millionen angestiegen. Von weiteren wenigstens 5,4 Millionen Menschen nimmt man an, dass sie die Krankheit haben, ohne es zu wissen. Jetzt wird auch der Diabetes II, der normalerweise erst im Alter auftritt, schon bei Kindern und Jugendlichen diagnostiziert. Wenn man diesen Trend hochrechnet, werden sich die Zahlen der Diabetiker in naher Zukunft weiter vermehren, denn auch bei uns wird das nicht viel anders aussehen.

300 Millionen Diabetiker weltweit

Bereits 1995 wurden 135 Millionen Diabetiker weltweit gezählt. Die World Health Organisation rechnet bis zum Jahr 2025 mit 300 Millionen Zuckerkranken, weltweit. Ich glaube, das müsste diesem Buch genügend Gewicht geben, um es lesenswert zu machen, denn Zuckerkrankheit ist eine ebenso tödliche wie scheußliche Krankheit, um sie mit Herzinfarkt und Krebs in eine Reihe stellen zu können. Allerdings mit dem großen Unterschied, dass hier wirklich ohne alle Medikamente vorgebeugt oder gebessert werden kann – einfach mit einer sinnvolleren Ernährung. Beginnen Sie nicht zu spät damit.
Der Ruhestand ist eine wundervolle Sache, wenn man ihn gesund erleben kann.

Der Umweg über die Fettverbrennung

Ich habe Ihnen in den vorhergehenden Kapiteln erklärt, wie eine Bauchspeicheldrüse reagiert, die entweder durch genetische Prädisposition oder durch jahrelangen zu hohen Kohlehydrat-Konsum den Verstand verloren hat. Wenn Sie nur Ei-weiß, Fett (unprozessiert), Gemüse oder Salat in einer Mahlzeit zu sich nehmen (was übrigens die perfekte Trennkost ist), dann wird die Bauchspeicheldrüse kaum veranlasst, die Insulinglocke zu läuten. Fett und Eiweiß brauchen zur Aufbereitung andere Hilfsmittel als Zuckerformen. Der größte Teil des Eiweißes wird mit Pepsin und Salzsäure verdaut, und Fett benützt den Gallensaft und entsprechende Enzyme zur Aufbereitung.

Ohne Kohlehydrate ist der Körper gezwungen zur Energieerzeugung einen anderen metabolischen Weg zu gehen. Er muss die Fettdepots anzapfen, sie wieder in Glukose zurückverwandeln, um damit Hirn- und Muskelzellen versorgen zu können. Dieser Weg ist ein Umweg für ihn und unrationell, er verbraucht mehr Fettsubstanz, denn er wertet diesen Brennstoff nur unvollständig aus. Das ist eine richtige Verschwendung, die da vor sich geht, aber in diesem Fall ist das ein wundervoller Bonus, denn wer würde nicht gerne so einen richtigen Batzen überflüssiges Fett in der Woche an die Wohlfahrt abgeben.
Eine wichtige Erkenntnis, die dieser Essensweise zu Grunde liegt, heißt: Die guten Fette (das sind nur unprozessierte, naturbelassene einfach- und mehrfach unge-sättigte Pflanzenöle) beschleunigen den Fettabbau aus den Depots, aber nur wenn keine menschgemachten Kohlehydrate mit von der Partie sind. Außerdem ist es das Fett, das vor allem den Sättigungseffekt bringt, den Geschmack transportiert und dem Hunger – samt den Begierden nach Süßem – ein Stoppzeichen vor die Nase setzt. Das ist zum Abnehmen der wichtigste Beitrag, um erfolgreich zu sein.

Eine andere Form der Energie-Erzeugung

Die aller ersten Experimente von Forschern, die später zur Entwicklung dieser Essensweise geführt haben, waren gar nicht darauf ausgerichtet eine neue Diätform zu kreieren. Man wollte lediglich herausfinden, ob unser Organismus seine Energie statt mit Kohlehydraten auch mit Eiweiß und Fett erzeugen kann. Dass dies ohne Probleme möglich ist, wurde schon in den sechziger Jahren von zwei dafür kompetenten Stellen bestätigt. In dem berühmten "Department of Agriculture Book", Composition of Foods, wurde bereits 1963 festgestellt, dass Mensch und Tier sehr wohl mit einer Essensweise zurechtkommen, die *fast keinen* Zucker (Kohlehydrate) enthält, da der Stoffwechsel, wenn er muss, ebenso gut Eiweiß und Fett als Energiequelle benützen kann.

Eine Aussage, die vielleicht noch gewichtiger ist, kommt von Philip K. Bondy, Chairman des Department of International Medicine at Yale University Medical School, der auch das Sachbuch "Duncans Deseases of Metabolism" editiert hat, die Bibel für alle Ärzte in den USA, die auf diesem Gebiet tätig sind. Er schreibt: Man hat in Experimenten nachgewiesen, dass Menschen bei einer Essensweise, die nur aus Eiweiß und Fetten zusammengesetzt ist, lange und in guter Gesundheit leben können. (Ich denke, dass da noch irgendwo stehen muss "wenn sie eine erstklassige Versorgung mit allen Vitalstoffen dazu bekommen.) Das SLM-Programm, das ich Ihnen vorstellen werde, ist aber gar nicht ohne Kohlehydrate. Sie sind nur am Anfang reduziert, um die Energiegewinnung über diesen anderen Weg der Fettverbrennung anzuwerfen. Dies Experiment ist schon bei unseren Uraltvorvorderen mit großem Erfolg abgelaufen. Höhlenmenschen haben es fertiggebracht, Tausende von Jahren mit einer zeitweilig sehr kohlehydratarmen Nahrung gut zu überleben.

Der Schlüssel zum Geheimnis

Wenn dem Körper keine verfälschten Kohlehydrate zur Energie-Erzeugung zur Verfügung stehen und damit dem Gehirn der schnelle Treibstoff abgedreht wird, schickt er einen Hilferuf an die Hirnanhangdrüse und die gibt sofort den Befehl, die Fettdepots in den dringend benötigten Treibstoff umzuwandeln. Der Körper mobilisiert dazu eine ganze Reihe von Substanzen, die sogenannten "lipid mobilizers" darunter auch eine Substanz, von der die experimentierenden Ärzte glauben, dass es ein Hormon ist – das FMH – was übersetzt "fettmobilisierendes Hormon" heißt. Dieses Feuerwehrteam wird in den Blutstrom geschickt und sorgt dafür, dass jetzt brachliegendes Fett aus den Rettungsringen entnommen wird. Diese Art der Energieerzeugung ist weit weniger effizient als der Weg, den der Stoffwechsel bei herkömmlicher Glukoseversorgung wählt. Wie wundervoll, denn dabei wird mehr Fett für die Energie-Erzeugung verbraucht als nötig, es werden Kalorien unausgenützt zum Fenster hinausgeworfen, für die Sie weder hungern noch schweißtreibenden Sport betreiben mussten.

Na bitte, das ist doch genau was wir brauchen! Diese nicht ausgenützten Abbauprodukte, die durch den Atem und mit dem Urin ausgeleitet werden, sind nichts anderes als unvollständig verbrannte Fettanteile, die Sie nicht mehr belasten. Hier haben Sie auch die Erklärung dafür, warum man von dieser eiweiß- und fetthaltigen Nahrung weit mehr in den Reißwolf stecken kann, als was sich hinterher auf Bauch und Hüften rumlümmelt. Aber wie gesagt, das funktioniert nur dann, wenn die menschgemachten Kohlehydrate so gering gehalten werden, dass der Körper seine althergebrachte, effizientere Energie-Erzeugung nicht anwenden kann.

Und noch etwas haben die beiden Wissenschaftler Pawan und Kekwick bei ihren Versuchen in den Sechzigern herausgefunden: Im Gegensatz zu langem Fasten, wo immer auch wichtige Muskelmasse verloren geht, wird bei dieser Verbrennung fast ausschließlich Depotfett verbrannt. Mit anderen Worten: Man kann eine 300-Pfund Person für Monate in diesen Zustand versetzen, (allerdings nur mit einer erstklassigen Vitalstoffversorgung) ohne dass dabei viel wichtige Muskelmasse verloren geht. Was aber vor allem zählt ist, dass dabei niemand hungern muss, und deshalb schaffen es auch viel mehr Leute in dieser angenehmen Weise ihr Fett loszuwerden, ohne es nach ein paar Wochen wieder anrücken zu sehen.

Die Kontroversen

Genau hier haben sich die Kontroversen über die herkömmlichen Diäten und diese neuen Essens-Empfehlungen entzündet, obwohl Versuche immer wieder bestätigen, dass diese Theorie in der Praxis funktioniert und – sind Vitalstoffe aus-reichend dabei – nur gesundheitliche Vorteile bringt. Die beiden Wissenschaftler haben mehr als eine Dekade mit diesen Erkenntnissen experimentiert und sie nicht nur mit Tierversuchen, sondern auch mit Studien am Menschen untermauert.
Enthält eine "Tagesration" von 1000 Kalorien nur wenige KHs (unter 30 Gramm), so produziert sie einen Fettverlust. Besteht die gleiche Kalorienzahl jedoch aus Kohlehydraten, ist dies nicht der Fall und weitere Fettreserven werden in den Depots abgelagert. Die Versuche wurden noch mit hohen Fettwert-Diäten erweitert. Auch hier zeigte sich, reproduzierbar, dasselbe Resultat: Mäuse, denen man eine vorwiegend fetthaltige Nahrung fast ohne KHs verabreichte, verloren im Urin und Kot viel unausgenützte Fettpartikel, genauso wie das auch bei Menschen der Fall ist, wenn ihre tägliche Nahrung nur sehr wenig Kohlehydrate enthielt.

Ketone und Ketose

Diese kleinen unausgenützten Fett-Abfallprodukte haben einen Namen; und der Zustand, wenn diese Art der Fettverbrennung einsetzt, hat auch einen. Es sind die "Keton-Körper", kleine Kohlenstoffpartikel, die aus einer unvollständigen Fettverbrennung übrig bleiben. Wer diesen Zustand erreicht hat, befindet sich in "Ketose". Das heißt, er befindet sich im Zustand der Lipolyse, auf deutsch "Fettauflösung".
Wie Sie vielleicht schon gehört haben, gibt es Kontroversen über diesen Zustand unter Medizinern, und deshalb werde ich Ihnen erklären, was hier im

Körper vor sich geht, damit Ihnen niemand irgendwelche Schauermärchen darüber auftischen kann. Wenn Fett in Energie verwandelt wird, was ein Oxidationsprozess ist, wird es in freie Fettsäuren und Glyzerol zerlegt. In einem weiteren Stoffwechselvorgang werden diese beiden Komponenten in zwei Kohlenstoffmoleküle verwandelt, eben diese Keton-Körper. Wir produzieren diese Ketone immerzu, aber meist nur in einem Umfang, der im Blut nicht messbar ist. Erst wenn sie, wie bei dieser veränderten Essensweise, in größerem Umfang anfallen, können sie im Urin nachgewiesen werden. Um sie vollständig verwerten zu können braucht der Stoffwechsel genügend Kohlehydrate, und die bekommt er normalerweise im Überfluss.

Wer aber das SLM-Programm begonnen und die Menschgemachten KHs weitgehend eliminiert hat, dem fehlen sie auf einmal unentschuldigt. Das ist der Grund, warum jetzt Ketone in größeren Mengen ausgeschieden werden. Für den "Abnehmer" ist das ein heiß ersehnter Zustand, denn er zeigt, dass Fett-Pfunde wirklich abgebaut werden. Sie schmelzen sicher nicht wie die Butter an der Sonne, aber doch sichtbar, und damit kommt auch der Taillenumfang nach kurzer Zeit mit einem kleineren Zentimetermaß zurecht. Sie können das mit Waage und Maßband überprüfen.

Aber es gibt noch ein Hilfsmittel, das eine sehr genaue Aussage darüber macht, wie viel oder wie wenig Fett Sie verbrennen. Dafür gibt es den Ketostix. Sie sind in jeder Apotheke erhältlich, und der Urin, in den sie getaucht werden, zeigt Ihnen durch eine unterschiedliche Verfärbung an, wo Sie gerade mit dem Fettabbau stehen. Sie können damit ablesen, ob Sie im Zustand der Ketose (Fettauflösung) gelandet sind und auch wie viel Fett Sie im Moment verbrennen. Je mehr Ketonkörper ausgeschieden werden, desto dunkler färbt sich der Stix. Am besten ist es, die Messungen immer zur gleichen Tageszeit vorzunehmen. Die größte Reaktion zeigt sich am Abend, wenn der Verdauungsvorgang noch voll im Gange ist. Aber auch am Morgen bekommen Sie zumindest die Aussage, ob die Fettverbrennung jetzt über diesen Weg läuft.

Schummeln läuft nicht

Wenn Sie schummeln unter dem Motto "So ein winziges Stückchen Schokolade, Häufchen Spaghetti, bisschen Eiscreme, Weißbrötchen, Stückchen Pflaumenkuchen, merkt der Body doch gar nicht", dann sehen Sie es am Ketostix, der kein Pink mehr produziert. Und daran, dass die Waage nicht spinnt, sondern echt einen Grund hat, mit spitzem Finger nach rechts zu zeigen. Der Stoffwechsel hat eiligen Fußes wieder auf seine geliebte Kohlenhydratverbrennung umgestellt. Zurück kommen Pfunde, Hunger, Begierden, Müdigkeit und schlechte Laune. Und dann dauert es einige Tage, bis der erwünschte Zustand des Fettabbaus durch "intelligentere" Disziplin wieder hergestellt ist.

Die Verwechslung

Vielleicht liegt im Zustand dieser hier erwünschten Ketose ein gut Teil der Missverständnisse und des Widerstandes der Schule gegen diese Form des Abnehmens begründet. Mediziner lernen, dass ein schwer Zuckerkranker mit Diabetes I, dessen Blutzucker gefährlich außer Kontrolle geraten ist, in den Zustand der "Ketose" fallen kann. Aber hier muss unterschieden werden; denn beim Diabetes I, der völlig verschieden ist von einem Diabetes II, entsteht eine "Keto-Acidose", und sie wird durch eine Überflutung von Fettsäuren, nicht von einem überbordenden Insulinstand ausgelöst. Und sie bedeutet in der Tat Gefahr.

Das sagen Autoritäten

Wir haben hier sehr kompetente Aussagen von Wissenschaftlern mit Rang und Namen, und einige davon will ich Ihnen wiedergeben, damit Sie sich in keinem Fall ängstigen, wenn Sie irgendwo etwas anderes lesen.

Dr. Lubert Stryrer von der Stanford Universität in den USA ist dort Professor der Biochemie. Er äußert sich zu diesem manchmal sehr missinterpretierten Thema in etwa so: "Ketone sind wichtige Energieträger. Das Herz und auch die Nieren bedienen sich lieber dieser Energieform, sie ziehen sie der Versorgung durch Glukose sogar vor. Sie werden auch für die Versorgung der Kapillaren in den an den Randzonen liegenden Geweben benützt, und das Gehirngewebe schätzt diese Energieversorgung ebenfalls." Es sind also nicht, wie eine amerikanische Journalistin in Panikmache einmal geschrieben hat, toxische Substanzen, die im Körper Unheil anrichten. Es ist eine ganz normale Form der Energieversorgung, wie sie pausenlos im Körper stattfindet. Gewitzte Abnehme-Experten steuern Ihre "Pfundsverluste" mit dem Ketostix.

Der Hunger verschwindet

Der Zustand der Ketose bringt noch mehr Erfreuliches. Vor allem verschwindet der Hunger wie vom Winde verweht, und das ist eine hervorragende Sache. Denn er ist doch das Hauptproblem bei all den fett- und eiweißarmen Diäten, die nur selten ein wirkliches Sättigungsgefühl zustande bringen. Jetzt ist es kein Problem mehr, andere Schokolade und Kuchen essen zu sehen – eine absolute Zumutung und Absturzgefahr für alle, die gerade aktiv eine der üblichen Diäten durchleiden. Man sehnt auch nicht mehr pausenlos das Mittag- oder Abendessen herbei; man versäumt eher eine Mahlzeit, weil der Hunger sie nicht angekündigt hat. Sehr oft bringt diese Essensweise den Probanden einen erstaunlichen Zuwachs an Energie, und wunderbarerweise scheint damit auch eine bessere Laune und eine höhere Toleranzschwelle für Ärgernisse einherzugehen. Vor allem der Energiezuwachs ist eine wundervolle Sache.

Experiment am eigenen Fahrgestell

Obwohl ich wirklich kein einziges Pfund zu verschenken habe – 47 Kilo sind schon an der Grenze, wo der Liebhaber seinen Hut am Hüftbein der Dame aufhängen kann – habe ich als ewig ungläubiger Thomas zu mir gesagt: "Das will ich jetzt wissen, das probier' ich mal selbst für vierzehn Tage." Nun ja, was soll ich Ihnen sagen, nach einer Woche der Umstellung auf mehr Fleisch, Fisch, Eier und Käse mit nur 50 Gramm Kohlehydraten hatte ich dreieinhalb Kilo in den Sand gesetzt und musste die Notbremse ziehen, denn der Spiegel fing schon an, eine vorher nicht vorhandene Falte anzuprangern. Ich habe sofort Gemüse und Salatportionen verdoppelt, ein bisschen Sahnequark, ein paar Beeren und etwas mehr Brot eingefügt, aber ich bin nicht vollständig zu meiner alten Essensweise (die fast vegetarisch und damit zwangsläufig voller KHs war) zurückgekehrt. Warum? Ein paar Dinge hatten sich erstaunlich verändert. Eigentlich war ich, so lange ich zurückdenken kann, mit diesem unangenehm aufgeblasenen Zustand nach dem Essen geplagt. Ein Salatteller vergrößerte mein Taillenmaß im Handumdrehen um einige Zentimeter; die Futteraufnahme machte mich immer eher müde als energiegeladen. Das "Luftballon-Gefühl" verschwand nach wenigen Tagen völlig und ich bin immer noch erstaunt darüber, wie viel mehr Energie mir diese veränderte Essensform gebracht hat. Ich habe sie inzwischen so für mich zurechtgeschneidert, dass der Schwund gestoppt und der angenehme Rest geblieben ist. Es ist also auch eine wunderbare Art zu essen, wenn man schlank und gesund ist. Die meisten Gesunden und Schlanken sind sich überhaupt nicht darüber im Klaren, dass unsere heutige moderne Ernährung, die mit all den Fertigprodukten weitgehend aus der Chemieküche kommt und voll von prozessierten Fetten und Zuckern ist, es auch den Gesunden und Schlanken nicht mehr leicht macht, diesen Zustand plus ihrer Gesundheit zu erhalten. Dazu kommt, dass wir alle dem durch unsere Bequemlichkeit auch noch Vorschub leisten. Ich weiß nicht – über den Tag verteilt eine halbe bis eine Stunde in der Küche zu verbringen (für drei Mahlzeiten, wohlgemerkt), das kann doch keine solche Zumutung sein. Fertiggerichte gibt es in meiner Küche nicht. Ich will wissen, wie viele KHs und was für ein Fett in meinen "Futterbeutel" Eingang finden. Und von beigemischten Chemikalien und Aromen für schöne Gaumengefühle halte ich schon überhaupt gar nichts. Genau das ist es, was zum Weiteressen verführt, obwohl man längst den Sättigungspunkt überschritten hat.

Sicher haben Sie recht – alt werden wir heute schon, auch mit der heutigen Ernährung und Lebensführung. Aber wie interessant ist es noch, als hörrohrbewaffnetes, hinkendes, schmerzgebeugtes Häufchen Elend, das nicht mehr alle Tassen im Schrank hat und in irgendeinem Altersheim oder Krankenhaus zwangsversorgt wird, weiterzuleben?

Hier sehe ich persönlich die Grenzen der Medizin, aber auch die halten wir in vielen Fällen nicht mehr ein. Und dass wir sinnvolle Vorbeugung gröblichst vernachlässigen, ist den meisten Menschen überhaupt nicht bewusst. Herzinfarkt, Diabetes, Krebs, hoher Blutdruck kommen niemals aus heiterem Himmel; wir bereiten sie in emsiger Kleinarbeit – meist mit Messer und Gabel – über Jahre hinweg selbst vor.

Die chemische Erklärung

Die chemische Erklärung für diese Art des Fettabbaus liegt in der Ketose. Sie ruft diese fettmobilisierenden Substanzen auf den Plan, ohne die kein Schwund aus Altbestand entsteht. Hier liegt auch das Geheimnis wie Tiere, die einen Winterschlaf halten, an den benötigten Treibstoff für die zwar geringe, aber doch wichtige Energieversorgung kommen. Schließlich müssen sie atmen und eine gewisse Wärmeversorgung sicherstellen um nicht zu erfrieren. Da nicht gefuttert wird, können dazu nur die Fettdepots benützt werden. Und genau so werden diese angezapft.
Natürlich können Sie auch mit Fasten oder einer Fast-Null-Diät von nur ein paar hundert Kalorien Ihrem Body Pfunde abtrotzen. Aber unter welcher Folter und für wie lange! Und oft ist es eben nicht das Fett, sondern eher Wasser und Muskelmasse, die dabei baden gehen. Vor allem dann, wenn Sie nicht genug Bewegung haben, während Sie an einer solchen Diät herumleiden. Nein, eine der wichtigsten Betätigungen aller Lebewesen auf diesem Erdball ist das genüssliche, und wann immer möglich, ausreichende Essen. Es mindert Frust, Ärger und auch Liebeskummer; es stimmt friedlich, es motiviert und ist damit eine der wichtigsten, sozialen Beschäftigungen des Menschen. Was wären Feste, aber auch Konferenzen und Staatsbesuche ohne Essen und Trinken? Essen verbindet, stimmt milde und inspiriert. In unserer ganzen langen Entwicklungszeit waren wir immer auf "Fetthorten" zum Überleben programmiert, und schon deshalb können Hungerqualen niemals einen bleibenden Erfolg bringen.

Kurzum: Hungern ist kontraproduktiv und deshalb abzulehnen. Außerdem ist unser Leben zu kurz, um mit "fdH" diese kleine Zeitspanne miserabel zu machen. Das Einzige, wo wir umlernen müssen, ist den Spaß an den richtigen Dingen zu kultivieren, die wir zwischen die Zähne nehmen, und Maß zu halten.

Im nächsten Kapitel gehen wir nun endlich in medias res und ich werde Ihnen erläutern, was bei dieser Essensweise konkret Sache ist. Vielleicht sind Sie schon so elektrisiert, dass Sie bereits nach hinten geblättert haben, um meine langhinschattenden, wissenschaftlichen Erklärungen abzukürzen. Da der Mensch immer von sich selbst ausgeht, und ich in meinem Verhalten nur aktiv Veränderungen vornehme, wenn meine grauen Zellen die Sache begriffen und grünes Licht dafür gegeben haben, ist das schon recht. Sie machen es einfach so, wie es Ihnen am besten gefällt. Wer wirklich interessiert ist, wird dieses Buch sowieso nicht nur einmal lesen; denn es ist vor allem auch ein Nachschlagewerk.

KAPITEL 6

Das SLM-Programm

Wenn Sie fragen, warum das Programm "SLM-Programm" heißt, dann ist die Bezeichnung nicht als Kürzel für "<u>S</u>ei <u>L</u>ieber <u>M</u>ager" oder "<u>S</u>o <u>L</u>ustvoll <u>M</u>ampfen" gedacht. Ich habe dieser Essensweise einfach einen Namen gegeben, damit nicht jedes Mal Erklärungen dafür nötig sind.

Wahrscheinlich sind Sie sich nie bewusst geworden, dass Speisen, die aus vom Menschen veränderten Kohlehydraten bestehen, ganz generell einen anderen Sättigungsgrad erzeugen als ein solides Stück Fleisch oder Fisch, ein schönes Omelette oder eine üppig zusammengestellte Käseplatte. Man ist nach Kohlehydraten zwar proppenvoll, aber nicht wirklich gesättigt. Es bleibt so etwas wie ein hinterhältiger Nachhunger. Nach *ausreichend* – nicht übermäßig – Eiweiß und Fett ist man wirklich für eine lange Zeit zufriedengestellt. Achten sie einmal darauf, wenn Sie eine Eiweißmahlzeit ohne viele KHs gegessen haben, dann werden Sie diesen Unterschied selbst feststellen.
Und genau darin liegt die Chance, aus dieser anderen Essensweise, die uns Millionen von Jahren funktionstüchtig gehalten hat, wieder eine Lebens-Essens-Form zu machen.

Bedenken Sie dabei bitte auch einmal Folgendes:
Unser Körper ist sehr wohl mit einem "Unternehmen" zu vergleichen, wo der Boss (Geist) eine Kosten-Nutzen-Rechnung aufmacht. Er fragt sich wie jeder ordentliche Kaufmann: "Was hat in meinem Body den höchsten Stellenwert?" – Na?........(Eine Minute Zeit zum Nachdenken)
Richtig! Die Antwort heißt*:* ***"Den größten Nutzen mit dem geringsten Aufwand zu erwirtschaften."***

So denkt auch unser Körper und ganz instinktiv haben die ersten Menschen vor allem nach dem gesucht, was ihnen die meiste Energie brachte, sie am besten sättigte und am längsten am Leben erhielt, wenn der Brotkorb hoch gehängt war. Und dort hing er, jeden einzelnen Winter lang. Wer ihn vorher nicht ausreichend gefüllt hatte, der brauchte keinen Löffel mehr. Sie wissen inzwischen, dass das in aller erster Linie das Eiweiß tut, das Zellen aufbaut, und gleich hinterher kommt das Fett, das unser bester Energiespender ist und bleibt.

Kohlehydrate bringen für gewisse Körperzellen (Hirn-, Nerven- und Blutzellen) die schnelle Kurzzeitenergie, die zwar hochwichtig ist, mit der alleine der Mensch aber Mangel leidet. Kohlehydrate sind, wenn man es genau betrachtet, vor allem für eines absolut unabdingbar: Sie können mit Hilfe von

Insulin – in Fett verwandelt – gespeichert werden, um als Reserven für eben diese immer kommenden Hungerszeiten angezapft zu werden. **Keine KHs – keine Fettpolster.** Und das ist die reine Wahrheit.

Allerdings: Schokoriegel, Gummibären, Eiscreme, Pommes, Brot oder Spaghetti standen damals nicht auf dieser Liste. Stattdessen gab es süße Früchte, essbare Pflanzen, Pilze, Knollen, Wurzeln oder auch Nüsse und manchmal ein bisschen Honig.
Sie denken inzwischen sicher nicht mehr, dass ich Ihnen in diesem Buch diese "guten" Kohlehydrate ausreden will – aber wir sollten all die *neuen* Nahrungsangebote, die wir erfunden haben, endlich in die richtige Perspektive setzen. Sie mögen als Ausnahmen verkraftbar sein, aber nicht als Hauptnahrung, zu der wir sie gemacht haben.

Mit vierwöchentlichen Hungerdiäten, damit der Bikini wieder passt – also genau zum falschen Zeitpunkt, im Frühling – wenn die Höhlenmenschen gerade wieder anfangen konnten, den verlorenen Winterspeck erneut aufzurüsten – ist das doppelt schwer. Es geht gegen alles, was wir dreieinhalb Millionen Jahre lang eingeübt und praktiziert haben. Was wir bräuchten sind jährliche Hungerszeiten im Winter mit langen Nächten ohne elektrisches Licht und mit dann wenigstens 9 bis 10 Stunden Schlaf. Das perfekte Beispiel, wie gut uns das bekommt sind Kriegszeiten. Das Licht wird kosmosgerecht abgedreht – und Löffel und Gabel haben Schonzeit. Wie durch ein Wunder werden die Menschen gesünder, und fette Nummern laufen da auch weniger herum.
Ich weiß, dass es "out of the question" ist, komplett dorthin zurückzukehren. Aber genau deshalb brauchen wir heute zu unserem Wohlbefinden und um gesund zu bleiben dieses "Zufriedengestelltsein" mit Eiweiß und Fett bei den Hauptmahlzeiten. Denn nur diese beiden LEBENS-Mittel halten uns frei von Begierden und Süchten. Sie werden bald bemerken, dass Sie damit im Endeffekt weniger essen als vorher, und auch das bringt ganz von selbst das Schwinden der Pfunde auf Trab.

Unser Verdauungssystem bekommt damit die nötige Zeit, in Ruhe seine wichtigen Arbeiten zu verrichten, ohne dass ihm dauernd neues Futter, das es gar nicht haben will, vorgeworfen wird. Die Bauchspeicheldrüse wird Ihnen Dankschreiben senden, dass Sie sie gerettet haben.
Und dabei kommt wohl kaum jemand auf die Idee, 100 Gramm Butter oder eine Tasse Olivenöl auf einmal zu sich zu nehmen. Diese Mengen an Fett futtert man nur dann, wenn Kohlehydrate mit im Spiel sind – Pommes, Spaghetti, Kräcker, Schokoladenriegel, Kuchen oder irgendwelche anderen von Dr. Oetkers Kreationen. Wenn Sie alle diese denaturierten Kohlehydrate weitgehend weglassen, bekommen Sie damit gleichzeitig auch weniger falsches Fett. So können Sie bei einer Eiweißmahlzeit aus Fleisch, Fisch oder einem großen Omelette – jeweils mit Gemüse oder Salat – auch wenn die

Kalorienwerte hoch sind, kräftig zuschlagen. Es wird sich auf die Fetthalden nicht auswirken. Den Speichereffekt durch Insulin bringen einzig und alleine der Zucker oder die denaturierten Kohlehydrate. Die schlimmsten Auswirkungen, bei denen die Rundungen schwellen wie die Knospen im Frühling, zeigen sich bei Mahlzeiten mit *vielen* dieser Kohlehydrate, aber *wenig* Fett und Eiweiß. Übersetzt in den Alltag heißt das zum Beispiel: Viel Nudeln, aber dank des Dogmas nur ein kleines Fetzchen Fleisch. Oder viel geröstete Kartoffeln, viel Brot, aber nur ein armseliges, kleines was auch immer für ein Würstchen. Oder einen Berg geschälten Gemüsereis und dazu ein bisschen Fisch. Und nach einer Stunde müssen Sie sich schon wieder zurückhalten, um nicht nach irgendetwas Süßem zum Schnabulieren Ausschau zu halten.
Das ist genau die Essensweise, die sich heute unzählige Menschen angewöhnt haben, weil das exakt der herkömmlichen Empfehlung, wie man "richtig" isst, entspricht:
"Wenig Eiweiß – wenig Fett – viele Kohlehydrate." Eine solche Mahlzeit trägt – durch den Insulinstoß, den sie unweigerlich auslöst – den Hungerwurm schon in sich. Ganz anders sieht das aus, wenn Sie eine Eiweißmahlzeit mit Gemüse oder Salat gegessen haben. Da hält der Zustand, richtig satt zu sein lange an, und ein erneutes Hungergefühl meldet sich meist erst nach Stunden.

Gewohnheiten

Wenn Sie ein ausgesprochenes Gewohnheitstier sind, mag die Umstellung auf diese Essensweise am Anfang schwierig, zumindest fremd, erscheinen denn Gewohnheiten abzulegen ist für manche Menschen ein riesiges Problem.
Sie hängen an ihnen wie die Kletten, und in vielen Fällen wollen sie sich auch gar nicht umstellen. Es gibt aber sehr viel mehr Menschen, vor allem solche, die immer wieder mit den üblichen vierwöchentlichen Hungerdiäten gekämpft haben – die mit dieser neuen Essensweise geradezu euphorisch sind, weil sie das erste Mal in ihrem Leben ohne schlechtes Gewissen und gravierende Folgen auf der Waage essen können, bis sie wirklich satt sind. Die Erfahrung zeigt, dass ein solcher Auftrieb des Gemüts häufig zu den sehr erfreulichen Nebenerscheinungen des SLM-Programms gehört. Es gibt allerdings auch Menschen, die nie die Lust auf Süßes verlieren. Aber selbst die sagen, dass es nicht mehr so schmerzhaft ist, weitgehend darauf zu verzichten und standhaft zu bleiben. Ein weiterer großer Pluspunkt ist, dass die Energie, die bei Niederdrucklern so schwankt und oft ganz fehlt, sich dabei immer verbessert.

Die Voraussetzung

Drei Dinge sind Voraussetzung, um aus diesem Programm Ihre ganz persönliche Essensform zu machen, mit der Sie für den Rest Ihres Lebens gut zurechtkommen können, und die Übergewicht ein für alle Mal abstellt und Sie gesund erhält.

- ❖ Eine positive Einstellung, solche Veränderungen ohne Wenn und Aber anzugehen. Sie werden sehen, dass sie mit jedem Tag mehr zur neuen Gewohnheit werden.

- ❖ Niemals Sätze zu sagen wie "Ich kann Käse, Wurst oder sonst eine Mahlzeit nicht ohne Brot essen" oder "Ich kann Fleisch, Fisch oder Eier nicht ohne Kartoffeln, Nudeln, Knödeln oder Reis essen."

- ❖ Ein gewisses Minimum an grauen Zellen, um nach der Anfangsphase – die keine Ausrutscher zulässt – Ihre ganz persönliche Form, die viele Variationen erlaubt, zusammenzustellen und zu überwachen.

Es gibt keine Regel für jedermann. Sie selbst müssen ausprobieren, wie viele KHs für Ihren persönlichen Stoffwechsel verträglich sind.
All das hört sich relativ einfach an. Aber ich muss – ohne Sie entmutigen zu wollen – doch noch einiges dazu sagen. Ganz so leicht ist es nicht, Gewohnheiten, vor allem diese Begierden nach all den Seelentröstern, die bei jedem Menschen anders aussehen, abzulegen. Das packt nicht jeder auf Anhieb. Ja, leider ist das so. Ich habe für das, was man vor allem haben muss um erfolgreich zu sein, den Begriff die" intelligente Disziplin" geprägt. Denn genau das ist es: Man weiß, dass es intelligent wäre, dies oder jenes jetzt nicht zu essen, aber ohne Disziplin, die man dazu aktivieren muss, fällt man immer wieder dem eigenen Schweinehund in die Hände. Man muss also "intelligent" dafür sorgen, dass Versuchungen so weit wie möglich ausgeschaltet werden, damit die gebrauchte "Disziplin" auf ein Minimum beschränkt werden kann. Denn von ihr hat man meistens weniger als von der Intelligenz. Vor allem müssen Sie vermeiden wirklich rasend hungrig zu werden, sonst hält kein Mensch die Pferde – und das Endergebnis ist Frust und Zorn über sich selbst. Eine Mahlzeit ausfallen zu lassen, weil man gerade keinen Hunger verspürt, ist deshalb zumindest am Anfang ganz verkehrt. Das sollte nur der tun, der mit dem Programm schon wirklich gekonnt umgehen kann.
Man vergisst leider nur allzu schnell, dass diese neue Form des Essens wirklich "nicht mehr hungern" heißt, denn man kann immer etwas zwischen die Zähne nehmen, was keine Pfunde anleiert. Aber eben das Richtige! Und das sind weder Brot noch Kuchen, Schokolade und Plätzchen oder was Sie sonst gerade anmacht. Es ist Eiweiß, egal in welcher Form. Käse und Nüsse nehmen für Snacks den ersten Platz ein. Auch genug zu trinken ist wichtig, weil der Körper Ihnen oftmals Hunger signalisiert, obwohl er eigentlich Durst hat.
Setzen Sie die "intelligente Disziplin" ein, um nicht jeden zweiten Tag neu anfangen zu müssen und irgendwann frustriert den Krempel hinzuschmeißen.

Was man vor allem braucht, sind neue Essgewohnheiten.

Sind sie einmal eingefahren, sind sie bald ebenso stark wie die alten. Aber sie müssen erstellt werden, und das geht nicht in ein paar Tagen.

Sie haben also eine Aufgabe vor sich, und das sollten Sie klar sehen bevor Sie beginnen. Menschen mit einem süßen Zahn haben es schwerer als solche, die sich nie viel aus Süßem gemacht haben. Da ist Käse kein Verzicht, sondern ein herrlicher Nachtisch. Wenn Sie es schaffen, das Programm ein paar Monate ziemlich fehlerlos durchzuziehen, dann haben Sie so viel gelernt, dass Fehltritte leicht wieder ins Gleis zu bringen sind, und Sie werden bald zu denen gehören, die nie mehr zum alten zuckerbelasteten Essensstil zurückkehren wollen. Denn man sieht die neue Figur und spürt das Wohlbefinden, das man dabei gewonnen hat.

Ich möchte hier erneut sagen, dass man aus einer genetisch angelegten 44 niemals eine 36 machen kann. Aber überquellende Fettpolster sind in keiner Genetik vorgesehen, nur die Hinneigung dazu, sie in Windeseile anzusammeln.

Die ärztliche Untersuchung vorher

Stellen Sie vor den Beginn einen unwiderruflichen Entschluss. Wenn Sie wirklich eine Menge Rettungsringe zu eliminieren haben, beginnen Sie das Unternehmen mit einem Checkup beim Arzt, der folgende Punkte abklären muss:

Herz-, Nieren- und Leberfunktion
Schilddrüsenfunktion
Blutzucker und Insulinwerte (HbA-1c-Test)
Kaliumstand überprüfen, er ist für dieses Programm wichtig
Cholesterinwerte: Diese wenigstens aufgeteilt in HDL, LDL und Triglyceride, besser noch auch das VLDL
Harnsäurewerte, diese sind für die Umstellung wichtig.
Hämoglobinwert prüfen lassen

Sie werden mit all den Zahlen, die da kommen, wenn sie nicht in Normal- und Alarmwerten ausgewiesen sind, nicht viel anfangen können. Aber Ihr Arzt sagt Ihnen, wo "Unebenheiten" sind und eventuelle Gefahrenherde lauern, die eine Ernährungsumstellung mit ärztlicher Betreuung erfordern. (Ich hoffe, eines Tages wird es dafür auch hier speziell ausgebildete Ärzte geben, zu denen Übergewichtige gehen können.) Wenn Sie stark übergewichtig sind, besprechen Sie mit Ihrem Arzt dieses neue Essensprogramm. Vor allem dann, wenn Sie bereits mit hohen Blutfetten und unruhigen Blutzuckerwerten oder anderen Abnormalitäten zu kämpfen haben. In diesem Fall ist ein GTT (Glukose-Toleranz-Test), vor allem aber auch ein HbA-1c-Test (Glycosilierung des Hämoglobins) ganz wichtig. Ich habe zu all dem im Kapitel 12 ("PROBLEME") ausführlich Stellung genommen.

Wenn Sie erst vor ein, zwei Monaten eine solche allgemeine Zustandsübersicht gemacht haben, die ohne Beanstandungen abgelaufen ist, reicht das aus, um sofort mit dem Programm beginnen zu können. Sie müssen ohnehin lernen, mehr auf Ihren Body zu hören, denn er gibt Ihnen die beste Auskunft mit dem

Anzeigen von Wohlbefinden, und zwar lange bevor Ihr Onkel Doktor etwas Unkoscheres bei Ihnen feststellen kann. Anhaltende Müdigkeit, das ewige Ballon-Syndrom nach dem Essen, Heißhunger nach egal was, eine unzureichende Müllabfuhr oder eingerissene Mundwinkel, zu trockene Haut – all das sind Zeichen, dass bei Ihnen etwas nicht mehr rund läuft.

Was Sie im Haus haben sollten bevor Sie beginnen

Eine funktionierende Waage

Wenn Sie kontrolliert abnehmen wollen: Ketostix von Bayer aus der Apotheke, um zu sehen, ob die Fettverbrennung eingesetzt hat. Es geht allerdings auch ohne, denn Waage und Maßband reichen als Kontrolle aus.

Ein gutes Mineral- und Vitaminpräparat. (Dabei *müssen* beide Präparate aus organischen Mineralen und natürlich belassenen Vitaminen bestehen und sehr umfänglich sein. Sonst bringt es mehr die zermahlenen Kapseln aus der Retorte auf Ihr Gemüsebeet, zu streuen, damit Ihr Selbstgezogenes Sie dann mit den zu organischen Mineralen umgebauten Vitalstoffen versorgen kann. Nur über diesen Umweg können wir Minerale überhaupt verwerten. Für Vitamine gilt dasselbe: Synthetisch sind sie nur die halbe Wahrheit.

Vitamin C, am besten in der natürlichen Form. Als Ascorbinsäure ist die Ascorbat-Form am besten. Sie ist säureneutral, weil die Säure an Calcium gebunden ist und damit wird sie für magenempfindliche Menschen am verträglichsten. In dieser Form synthetisieren Tiere das Vitamin C. Es geht aber auch, wenn Sie nicht empfindlich sind, die ganz normale Ascorbinsäure, am besten zusätzlich zu einem natürlichen, alle Begleitstoffe enthaltenden Vitamin C.
Falls Sie Tee oder Kaffee süß trinken "müssen", ist der einzige synthetische Süßstoff, der keinen Insulinstoß auslöst, das Sacharin. Das sind neue Erkenntnisse, die ich hier einfüge, weil mir diese Studien in der ersten Ausgabe noch nicht zugänglich waren.
Viel besser wäre es allerdings, sich von "sehr süß" abzunabeln, um nach einiger Zeit mit einer "geringen Süßigkeit" zurechtzukommen. Leider hat uns die Industrie mit den Mengen an Zucker, die sie uns überall unterjubelt, den Gaumen völlig korrumpiert.

Wir wissen von all den Süßstoffen, die heute angeboten werden, noch keine Langzeitwirkungen. Wir wissen, dass sie in jedem Fall einen Insulinausstoß auslösen, und genau um den zu vermeiden sind sie einmal erfunden worden. Ich bin heute so weit, meinen Lesern lieber ein bisschen Honig oder Fruchtzucker zu empfehlen und ihnen ans Herz zu legen, mit einer anderen Ernährungsform die Begierden nach Süßem, die von zu vielen KHs ausgelöst werden, effektiver auszuschalten.

Eine kleine Einheit (bei zwei Leuten einen viertel, bei mehr Leuten einen halber Liter Leinöl und ein wirklich kaltgeschlagenes Olivenöl erster Pressung (extra virgin). Auch hier finden Sie zur ersten Auflage eine leicht veränderte Empfehlung, aber es bleibt unbestritten, dass die Verteilung von Omega-3- zu Omega-6-Fettsäuren in keinem anderen Öl so optimal ist wie im Leinöl.

Wechseln Sie mit diesen beiden Ölen ab, damit Sie auf eine gute Verteilung der beiden Fettsäuren kommen. Sie ist super wichtig, und deshalb habe ich über Fette ein extra Buch geschrieben (Stirb langsam, Dummkopf.)
Wenn Sie keine verlässliche Ölmühle an der Hand haben, schicken Sie eine e-mail, (slmhealth@z.zgs.de) dann maile ich Ihnen die Adresse einer kleinen Ölmühle, die immer noch als Familienbetrieb arbeitet, und die ich viele Male kontrolliert habe. Dort werden als kaltgeschlagene Öle deklarierte Produkte wirklich unter 40° Celsius gepresst und zwar ohne das Zusetzen von Chemikalien und vor allem werden dort nur wirklich hochwertige (wenig belastete Ölfrüchte verwendet), die es heute fast gar nicht mehr gibt.

Halten Sie Öl immer im Kühlschrank, auch wenn das nicht extra empfohlen wird, und verbrauchen Sie den Inhalt der Flasche in längstens 4 bis 5 Wochen.

Eine gute Verteilung für einen Tag und eine Person sind 1Esslöffel Olivenöl und 1 Esslöffel Leinöl im Salat. Dazu 1 Teelöffel Leinöl – zum Beispiel im Quark mit Früchten. Dazu eine Fischölkapsel mit 500 bis 1000 mg am Tag (EPA oder DHA), es geht auch der gute alte Lebertran in der Gelatinekapsel), und Sie haben eine optimale Verteilung der für den Körper so wichtigen Fettsäuren.

Fleisch, Geflügel, Wild, Fisch, auch Zunge oder Herz (natürlich nicht alles auf einmal), Schinken (roh, besser gekocht) ist fein, wenn er nicht zu salzig ist; Lachsschinken, Beinfleisch, Zungenwurst.
Fragen Sie Ihren Metzger, was möglichst wenig Zusätze an Chemie und Kohlehydraten hat.
Essen Sie vorsichtshalber nichts mehr, was Hirn enthalten könnte, obwohl ich kaum glaube, dass so etwas in BSE-Zeiten überhaupt noch angeboten wird. Kaufen Sie nur die Mengen, die Sie dann auch kurzfristig aufessen können. Bereiten Sie jeweils einen schönen, großen Braten oder ein Siedfleisch vor, (beides aus schierem Muskelfleisch), dann ist statt Kuchen oder Schokolade immer eine Scheibe davon in greifbarer Nähe, wenn Sie hungrig sind.

Frische Eier, unterschiedliche Käsesorten: Leerdamer, Schweizer Käse, Tilsiter, Schafs- oder Ziegenkäse. Wenn Sie viel abzunehmen haben, seien Sie nicht allzu ausufernd mit zu fettem Käse, aber in vernünftigen Mengen und ohne viel Brot ist gegen 60 % Fett in der Trockenmasse nichts einzuwenden. Generell sind *die* Käse am besten, die Sie aus der Hand essen können. Keinen Schmelzkäse, keine Dips, von denen man nicht genau weiß, was drin ist. Magerquark hat mehr KHs als ein 20%iger Quark. Und Milch hat KHs – Sahne hat keine.

Echte, volle Sahne. (Keine Milch im Kaffee.)
Kein Joghurt, Quark hat weniger KHs.
Saure Sahne, frische Butter.

Nüsse: Walnüsse oder Haselnüsse, Pecannüsse, Mandeln oder Macadamias aus dem schönen Hawaii. 30 Gramm Nüsse haben ca. 6 bis 8 Gramm Kohlehydrate, aber außerdem haben sie feinste ungesättigte Fettsäuren anzubieten. Sie sind Ihnen von mir herzlichst empfohlen. Vor allem auch als kleine Zwischenmahlzeiten. Jeden Tag davon eine kleine Handvoll zu essen, wird Ihre Blutfett- und Cholesterinwerte hilfreich beeinflussen. Leider sagt uns das niemand, während Süßigkeiten in jeder Form der Werbung liebstes Kind sind. Ich erfreue meinen süßen Zahn, den ich leider nie habe ganz ausreißen können, mit ein paar Nüssen unter-schiedlichster Bauart und genehmige mir dazu ein *kleines* Stückchen dunkle Schokolade. Das ist ein ausreichender Nachtisch für mich, der den Schlusspunkt hinter eine Mahlzeit setzt, und mich damit voll zufrieden stellt.

Kakaopulver, aber strikt ungesüßt (Reformhaus)
Reines Vanillepulver, kein Vanillezucker

Verschiedene Kräutertees, vor allem genug Wasser. Aber auch grüner Tee, wenn Sie wollen aromatisiert, ist empfehlenswert. Wechseln Sie ab. Kaffee ist erlaubt – ohne Zucker, aber stattdessen, wenn Sie wollen, mit ein bisschen Sahne. Er bringt viele Antioxidantien. In Maßen ist er – wenn er nicht Ihr Hemd zum Flattern bringt – durchaus erlaubt.

Es ist nur eine Gewohnheit, auf Eiweiß – wie ein bisschen Käse oder kaltes Huhn oder ein paar Nüsse – für Zwischenmahlzeiten umzusteigen.

Das wär's, was Sie im Haus haben sollten.
Seien Sie strikt, dann werden Sie, wenn Sie noch einen einigermaßen vernünftigen Stoffwechsel haben, schon nach einer Woche einen sichtbaren Erfolg auf der Waage oder an den Ketosticks ablesen können. Und glauben Sie mir: Nichts wird Sie mehr stimulieren als einem dahingeschwundenen Pfund oder zwei nachwinken zu können. Warten Sie wenigstens drei, vier Tage nach Beginn der Phase I, bis Sie die Ketosticks als Prüflatte einsetzen, denn so lange braucht es im Allgemeinen, bis der Körper die Umstellung auf Fettverbrennung vollzogen hat

In der Anfangsphase gibt es keine Ausnahmen

In den ersten 2 Wochen gibt es keinerlei Ausnahmen. Sie sind nicht zugelassen, weil Sie nur so feststellen können, ob Sie Kohlehydrat-empfindlich oder gar schon -geschädigt sind. Sie sollten sich ohne Wenn und Aber daran halten, dass alle menschgemachten Kohlehydrate ein striktes nein, nein sind. Gedämpftes Gemüse, Obst mit einem niedrigen glykämischen Index und Salate sind ihnen in freundlichen Portionen erlaubt. Nehmen Sie statt Butter ein bisschen saure Sahne und alle Kräuter die Sie mögen über Ihre Gemüse.

Es gibt Leute, bei denen der Kaffee das Abnehmen boykottiert. Wenn Sie alles richtig machen und der Erfolg sehr mager ist, lassen Sie den Kaffee für ein paar Tage weg, um zu sehen, ob das eine Veränderung auf der Waage bringt. Trinken Sie generell nicht mehr als zwei Tassen Kaffee am Tag. Er löst eine Insulinabgabe aus und täuscht, wenn man müde ist, eine Energie vor, die unecht ist. Außerdem ist Kaffee ein "Säurelocker". Wenn ich lange Tage vor mir habe, noch Vorträge oder Seminare am Abend absolvieren muss, dann trinke ich mal am Nachmittag eine Tasse Kaffee, und dazu gibt es einen Batzen Schlagsahne oben drauf. Das ersetzt mir wundervoll alle Kuchen, süßen Stückchen oder was ich da früher bevorzugt habe. Sie können also schon mit so einer verzierten Tasse Kaffee ein Stück Kuchen oder einen Nachtisch ohne Gefahr ersetzen.

Der normale Alltag ist gar nicht so abwechslungsreich

Wenn Sie Ihren (alten) Alltag einmal kritisch betrachten, werden sie feststellen, dass man gar nicht täglich in einer Riesenauswahl von Gerichten schwelgt, sondern vieles wiederholt sich in schöner Regelmäßigkeit, auch in Ihrer alten Essensweise. Es sind mehr die Höhepunkte an Sonntagen oder Festen, wo man das Kochbuch wälzt und die Kochmütze aufsetzt. Und weil dabei eigentlich immer Eiweißspeisen die Hauptrolle spielen sind sie, genauso wie das Essen im Restaurant, das kleinere Problem.
Lassen Sie einfach – bis auf Salat und Gemüse – allen Reis, die Nudeln oder Kartoffeln stehen – oder besser gar nicht kommen. Wohlgemerkt auch das Brot, vorher und dazu. Lernen Sie, Käse als Nachtisch zu schätzen. Wenn das nicht geht, essen Sie eher ein schönes Sahneeis als ausgebackene Apfelpfannküchlein oder Grießnockerln.

Bei dieser Essensform müssen Sie mehr darüber nachdenken, wie Sie Fleisch, Geflügel, Wild, Fisch oder Eierspeisen variieren können. Wenn Sie mit Fleisch, aus welchen Gründen auch immer, nicht viel am Hut haben, können Sie Eierspeisen, Quark und Käse einen größeren Stellenwert einräumen. Ich möchte Ihnen deshalb nochmals sagen: Fürchten Sie sich nicht vor Eiern. Wenn ich alleine bin und wenig koche, sind sie das, wovon ich vor allem lebe. Omelette, Rührei, weiches Ei oder Spiegelei – einmal geräucherten Lachs dazu, einmal ist es Käse im Omelette oder Ratatouille oder Beeren, Nüsse und ein bisschen Schlagsahne. Überhaupt nicht langweilig, und damit komme ich glänzend über die Runden und muss eher aufpassen, dass ich nicht unter mein Sollgewicht rutsche.

Jetzt gibt es als Zwischenmahlzeiten (statt Kuchen, Brot, Obst, Schokolade oder rohem Gemüse), leckeren Käse oder eine Scheibe Braten oder so eine Eiversion. Die sättigen Sie gefahrloser, weil sie alle keinen Insulinstoß herausfordern, der in Kürze neuen Hunger bringt.

Sie sind kein sündiger Schlemmer

Ich weiß, man muss herkömmliche Gewohnheiten umstellen, und es wird eine Weile dauern, bis Sie das sündige Gefühl, ein Schlemmer geworden zu sein, los sind. Aber Sie ändern Ihre Essensweise nicht, um Gourmet zu werden, sondern um Ihre Bauchspeicheldrüse zu entlasten und im Moment sicher auch, weil Sie endlich ohne zu hungern abnehmen wollen. Alles hat seinen Preis, Messieurs Dames, und hier ist er nicht wirklich hoch für das, was Sie dafür einkaufen können. Wann immer Sie anfangen wollen Brot, Kartoffeln oder Spaghetti zu bejammern, denken Sie sofort an die alten Hungerdiäten und was das doch für ein geradezu lieblicher Unterschied ist. Es ist so, als hätte man einen Toyota gegen einen Rolls Royce eingetauscht.
Ja, Leute mit einem süßen Zahn haben es am schwersten. Sie müssen lernen, Käse statt Süßigkeiten zu lieben. Aber nach neuesten Erkenntnissen werden Sie in meinen Essensvorschlägen mehr Obst vorfinden als im alten Zucker-Krimi. Und das ist für viele eine große Hilfestellung.

Viele Mahlzeiten werden wenig variiert

Das Frühstück ist für die meisten Menschen ziemlich festgelegt. Der eine trinkt Kaffee und isst Marmeladenbrot, der andere trinkt Tee und isst Brötchen mit Käse oder Wurst und noch andere essen Joghurt oder Kornflakes mit Milch und trinken Orangensaft – Tag für Tag. Also stellt man sich jetzt eben auf ein anderes Frühstück ein, auch wenn vielen ein brotloses Frühstück zunächst fremd vorkommen mag. Aber ich weiß, dass gerade Menschen mit Übergewicht oft das Frühstück ganz streichen, obwohl sie sich damit nichts Gutes tun und auch dem Abnehmen keine Hilfestellung geben. *Sie* werden und müssen frühstücken, zumindest so lange bis Sie gelernt haben, das Programm mühelos zu praktizieren und zu variieren. Das gehört zu den strikten Regeln in der Einführungsphase, und wer sich mit nichts, aber auch gar nichts umstellen will, der braucht gar nicht erst anzufangen. Man kann und soll, wie es schon das Sprichwort treffend sagt, keinen Hund zum Jagen tragen.

Wer abnehmen will, darf niemals gierig werden

Wer abnehmen will, muss vor allem darauf achten, in keinem Fall jemals heißhungrig zu werden. Dann verlässt 99 % aller Menschen die Charakterstärke schmählich. Der Absturz in Schokolade, Kräcker, Kuchen oder Brot – ist vorprogrammiert.
Beim SLM-Programm gilt der eiserne Grundsatz: **Hungern ist verboten!**

Sie gehen, wenn ein Hungerwurm an Ihnen nagt, sofort zum Kühlschrank und holen sich ein bisschen Eiweiß – egal in welcher Form – und schon nach 10 Minuten breiten sich Ruhe und Sanftmut im Magen aus, und aus einem gereizten, nervösen Menschen wird wieder ein freundlicher, gelassener. Sie können weitermachen womit immer Sie gerade beschäftigt waren, Ihr Gehirn muss nicht nach Glukose schreien, denn es wird mit einem Eiweiß-Snack oder einer Hand voll Nüssen ebenso, ja besser und langanhaltender, versorgt.

Wer abnehmen will, muss genug trinken

Was ebenfalls ganz wichtig ist bei diesem Programm – Trinken muss sein. Ich weiß aus eigener Erfahrung, dass nicht jeder mit Wasser auf seine 2 Liter am Tag kommen kann, weil es ihm nicht angenehm ist, immerzu Kaltes zu trinken. Lösen Sie dieses Problem mit warmem dünnem Kräutertee. Stellen Sie sich eine Thermosflasche davon bereit und wechseln Sie mit den Teesorten ab. Für den beginnenden Tag ist ein leichter grüner chinesischer Tee, den es auch in wundervollen Aromanuancen gibt, eine feine Sache. Trotzdem bleibt stilles Wasser die erste Wahl, denn Suppe, Kaffee oder kräftiger Tee werden von Ihrem Körper als Nahrungsmittel verstoffwechselt.

Deshalb nehmen Sie für Ihre Tees nicht mehr als einen viertel Teelöffel Blätter für zwei Tassen. Grüner Tee regt an und hat viele gute Eigenschaften für die Gesundheit. Wenn es auf den Abend zugeht, gibt es schöne Kräutertees, die ebenfalls mit den unterschiedlichsten Gesundheitsvorteilen aufwarten können. Experimentieren Sie einfach. (Den grünen Tee kauft man am besten in einem Teehaus, das es in jeder Großstadt gibt.)

Es ist nicht gut, Tee in der Thermosflasche stundenlang sich selbst zu überlassen, viele Tees werden braun und bitter. Brühen Sie den Tee nur für eine oder zwei Tassen auf.

Einführung oder Phase I

Sie haben 50 Gramm völlig unprozessierte Kohlehydrate am Tag zu verteilen. Hier gibt es verschiedene Möglichkeiten, die alle untereinander ausgetauscht werden können.

Dies ist kein Kochbuch, sondern ein "Vorschlägebuch"

Frühstück, Phase I

Ein Omelette – egal in welcher Variation. Mit Käse, mit kleinen Schinkenstückchen oder mit Kräutern. Anzahl der Eier nach Ihrem Appetit. Egal ob süß, mit ein paar Beeren und ein bisschen Vanillepuder. Keinen Zucker! In der Teflonpfanne oder mit wenig Butter sanft braten. Wenn Sie das Eiweiß schlagen – und das geht auch von einem Ei – wird es noch sündiger, dann nähert es sich dem Soufflée. Mischen Sie unter das Eigelb einen Teelöffel saure Sahne oder Quark, da beides zusammen mehr Volumen bringt.

Spiegeleier, ein paar Scheiben kross gebratener Speck. (Ausgebratenes Fett weggießen, dann bleibt nur die Matrix vom Schinkenspeck übrig.) Es geht aber natürlich auch ohne Speck. Zwei Scheiben gekochten Schinken und / oder Käse dazu. Kein Brot!

Rührei mit oder ohne Schinken. Die Menge hängt von dem zu füllenden Volumen ab. Wenn Sie 180 Pfund auf die Waage bringen, verliert sich in dem dann zwangsläufig großen Hohlraum ein einziges kleines Ei zu sehr. Nehmen Sie, ohne den kleinsten Gewissensbiss, zwei Eier. Vergessen Sie über Cholesterin nachzudenken. Sie können auch statt Rührei ein oder zwei weiche Eier wählen.
Rostbrat- oder andere Würstchen mit ein bisschen Rührei. Menge nach Appetit. Sie müssen absolut gesättigt vom Tisch aufstehen. In wenig Butter braten. Keine Margarine, sie ist total verboten.

Vielleicht ist ein bisschen kalter Braten übrig? Würden Sie gerne mit Käse beginnen? Oder mit einem viertel Pfund Zungenwurst oder Beinfleisch plus Radieschen, Gurkenscheiben und einer Tomate?
Zum Trinken Wasser, leichten schwarzen oder grünen Tee, Kräutertee, Kaffee. Wenn Sie Saft trinken wollen nur aus selbstgepressten Früchten. Wichtig ist, die ganzen Rückstände dem Saft hinzuzufügen. Es sind wunderbare Pflanzenbegleit- und Faserstoffe. Man sollte zum Essen weder zu Heißes noch zu Kaltes trinken. Die größte Menge der 2 Liter Flüssigkeit sollten Sie zwischen den Mahlzeiten trinken.
Vergessen Sie Ihr Vitalstoff-Programm nicht.

Mittagessen, Phase I

Jede Art von Fleisch, Geflügel, Wild, Fisch. Alles was vom Tier kommt, ist erlaubt. Wenn Sie morgens keine Eier, Käse oder Wurst gegessen haben, dann können Sie das jetzt zum Mittagessen tun – egal in welcher Form. Essen Sie dazu einen grünen Blattsalat und garnieren Sie ihn mit kleinen bunten Zutaten: Ein paar Radieschenscheiben, Karotten- oder Gurkenstückchen, Petersilie und Schnittlauch sind immer gute Geschmacksverstärker. Denn mit Salz sollten Sie sehr sparsam umgehen. Es hält Wasser im Körper zurück. Viele Übergewichtige haben nicht nur Fett, sondern auch extrazelluläres Wasser abzugeben. Am besten Sie verwenden Himalaja Salz.

Sie haben die Wahl, ob es Fleischküchle (die Berliner nennen es Bouletten und die Kinder Hamburger), ein Steak, Hummerkrabben, Siedfleisch, Zunge, Herz oder Gulasch sein soll. Alles schön sanft in wenig Butter gebraten oder in der Brühe zubereitet (die Zunge in ein bisschen Fleischbrühe erhitzen) und den grünen Salat dazu. Sie können statt dem Salat auch gedämpftes Gemüse wählen. Variieren Sie! Erfinden Sie neue Variationen ohne denaturierte Kohlehydrate.

Wenn Sie mehr als nur das Fleisch und den Salat brauchen um voll gesättigt vom Tisch aufzustehen, essen Sie zuerst einen Teller Fleisch- oder Hühnerbrühe mit einem eingetropften Ei und zum Nachtisch ein bisschen Käse.
Zum Trinken Wasser, leichten schwarzen oder grünen Tee, Kräutertee, Kaffee – keinen Saft. Vergessen Sie Ihr Vitalstoff-Programm nicht!

Abendessen, Phase I

Sie können kalt oder warm essen. Kalten Braten, Wurst oder Käse. Ein Omelette, das Sie am Morgen nicht verspeist haben. Sie können sich einen pikanten Wurst-, Käse- oder Eiersalat anrichten, mit selbstgemachter Mayo oder einem bisschen Crème fraîche, die sie mit Maggi, Senf und Kräutern würzen. Ein Steak, ein bisschen Fisch, was auch immer aus der Eiweißpalette. Siedfleisch in kleine Stücke schneiden und mit fein geschnittenen Zwiebelringen, Essig und Olivenöl anmachen. Kein Brot!
Kräutertee, wenn Sie auf schwarzen Tee nicht schlafen können. Trinken Sie auch am späteren Abend davon noch ein, zwei Tassen. Fett braucht ein Transportmittel, um ausgeleitet zu werden.

Ein persönlicher Frühstücksvorschlag

Ich glaube, das Frühstück ist die Mahlzeit, die am wenigsten variiert wird. Meist hat der Mensch dafür sein immer gleiches Schema. Müsliformen und Frühstücksbrösel (Kornflakes) haben sich bei vielen Leuten, vor allem bei unseren Kindern eingebürgert. Aber eine viertel Tasse irgendwelcher Flocken, auch aus dem vollen Korn, hat bereits ca. 25 bis 40 Gramm KHs, und wenn die Milch dazu kommt, sind es nochmals ca. 11 Gramm mehr. Auch Joghurt wird von vielen Menschen zu dieser Mahlzeit geschätzt. Leider hat ein kleiner Becher Joghurt bereits zwischen 30 und 40 Gramm Kohlehydrate, und wenn Aroma und Zucker drin ist noch erheblich mehr. All das entfällt wegen KH-Kopflastigkeit. Wenn Sie auf dem richtigen Gewicht angekommen sind, kann man über Vieles wieder reden.

Eigene Erfahrungen

Ich habe die Erfahrung mit Programmprobanden gemacht, dass viele Leute weder ein Omelette noch Käse oder Wurst (und auch noch ohne Brot) zum Frühstück haben wollen. Mir geht es genau so. Ich habe deshalb lange an einer für jeden Tag passenden Frühstücksversion für mich herumgebastelt. Wenn Sie auch zu denen gehören, die mit den obigen Frühstücksversionen nicht recht glücklich sind – wie wäre es damit?

Das SLM-Frühstück für alle Phasen

Nehmen Sie 100 bis 125 Gramm 20%igen oder Magerquark, einen guten

Teelöffel Flachsöl, hacken Sie zwei Mandeln und zwei Haselnüsse im Moulinex, nicht fein, sondern sehr grob (ca. 2 Gramm KHs), Sie können sie auch einfach mit dem Messer zerteilen. Geben Sie den frischgepressten Saft einer halben Zitrone unter den Quark. Wenn Beerenzeit ist, können Sie Erdbeeren, Himbeeren oder Heidelbeeren zerdrücken und in den Quark einrühren (3-4 Gramm KHs). Bitte keinen Zucker und keinen Süßstoff.

Hier noch eine Anmerkung: Am besten ist es Obst alleine, also auf leeren Magen, zu essen. Es verträgt sich seiner kurzen Assimilationszeit wegen nicht mit anderen, länger zu verdauenden Lebensmitteln (Milch zum Beispiel). Beim Quark, der sozusagen vorverdaut ist (deshalb ist er bereits sauer) sieht das anders aus. Hier kann man Obst (das ebenfalls sauer verdaut werden kann) dazugeben, ohne dass es Verdauungsschwierigkeiten gibt.
Wenn Sie dieses Frühstück gut finden und es gerne schon in der Anfangsphase essen möchten, dann haben Sie allerdings, wenn Sie Beeren und Nüsse mitverwenden, keinen großen Kohlehydrat-Freiraum mehr übrig. Der Quark verschlingt schon ca. 7 Gramm und Erdbeeren und Nüsse sind auch noch aufzurechnen. Es bleibt also zum Mittag- oder Abendessen nur noch ein kleiner Salat oder eine Portion gedämpftes Gemüse zu Ihrer freien Verfügung. Allerdings haben Sie mit diesem Frühstück bereits eine Grundlage, die Ihnen alles, was Ihr Körper braucht, mitbringt. Eiweiß im Quark, mit dem Teelöffel Flachsöl eine perfekte Balance der Omega-3- und -6-Fettsäuren und mit dem Obst und den Nüssen Vitamine und Minerale. Besser geht's nicht, wenn Sie die Fischölkapsel nicht vergessen. Das ist mein Frühstück seit vielen Jahren, und es erfreut mich jeden Tag erneut. Inzwischen hat es sich geändert, aber das lesen Sie in dem Kapitel "Die Entdeckung".
Trinken Sie zu einem solchen Frühstück am besten nichts. Viel besser ist es, sofort nach dem Aufstehen, noch im Badezimmer, ein großes Glas zimmerwarmes Mineralwasser ohne Kohlensäure zu nehmen und zum Quark, der in sich schon Flüssigkeit enthält, gar nichts zu trinken. Dann verdünnen Sie die Verdauungsenzyme nicht, die das Ganze für Sie verarbeiten sollen. Trinken Sie Ihren Kaffee eine Stunde später. Das ist sinnvoller – und übrigens: Man braucht doch für ein Pferd, das frisch aus dem Stall kommt, keine Peitsche. Oder? Wenn Sie diesen Kaffee als Hilfsmittel brauchen um Ihren Motor anzuwerfen, dann ist das ein deutliches Zeichen dafür, dass Sie nicht lange genug die Matratze abgehört haben. Sie sollten dann lieber diese so wichtige Aufladezeit der Batterie verlängern.

Es geht auch pikant

Wenn Sie nicht auf der süßen Seite angesiedelt sind, lässt sich dieser Frühstücksquark auch pikant fabrizieren. Alles wie oben, aber statt Früchten und Nüssen ein bisschen Senf (ohne Zucker), (z.B. Grey Poupon) und einen Spritzer Maggi oder ein bisschen Salz und Pfeffer. Dazu haben Sie, weil Obst und Nüsse wegfallen, einen Löffel Schnittlauch und Petersilie frei oder, ohne die Kräuter, eine dünne Scheibe Knäcke- oder Vollkornbrot, auf der sie das Ganze monumental auftürmen können. Bitte beachten Sie, dass Sie auch mit diesem Frühstück in der Einführungsphase, wo nur 50 Gramm KHs erlaubt sind, Ihre Tagesration weitgehend verbraucht haben. Nicht zu beanstanden ist ein Eiweißsnack um zehn, halb elf oder nachmittags um vier in Form einer dicken Scheibe Käse und ein paar Radieschen oder Gurkenscheiben zur Gesellschaft.

Für den Hunger zwischendurch

Sollten Sie zwischendurch auch nur das kleinste Hungergefühl haben, eilen Sie sofort zum Kühlschrank und blicken Sie Eiweiß suchend umher. Ein bisschen Käse vielleicht? Eine Scheibe kalten Braten oder kaltes Huhn? Essen Sie etwas, das keinen Insulinstoß auslöst und das ist Eiweiß, egal in welcher Form. Vergessen Sie nicht, dass Trinken wichtig ist.

Hallo! Wo sind Sie?

Oh mein Gott, es hat Sie doch glatt umgehauen. Kommen Sie, ich helfe Ihnen, wieder auf die Füße zu kommen. Also setzen Sie sich, beruhigen Sie sich. Nein, ich bin keine gemeine Person, die Ihnen solche Herrlichkeiten an die Wand malt um dann "April, April" zu jubeln und Sie auszulachen. Das ist es wirklich, was Sie essen sollen.
Sie denken, dass Sie dann in einer Woche 5 Kilo zugenommen haben und den Rest Ihrer noch passenden Klamotten wegschmeißen können? Also, wollen wir wetten?
Aber nein, ich wette nicht mit Ihnen, weil ich weiß, dass Sie die Wette verlieren werden, *wenn* Sie sich strikt an die Regeln halten. Zigtausende haben inzwischen bei Ärzten, die Kohlehydrat-Gegner-Pioniere sind, so gegessen, und sie haben abgenommen. Manche drei Pfund, manche sechs Pfund in den ersten 14 Tagen. Sie werden Ihren Stoffwechsel mit dieser Kost auf eine Fettverbrennungsmaschine umstellen, Ihre Blutfettwerte normalisieren, Ihrer Bauchspeicheldrüse eine wirkliche Ruhepause verschaffen und anfangen, die Insulinabgaben immer mehr zu normalisieren.
Im Grunde genommen ist dies das ganze Geheimnis. Dass Sie bei 20 bis 30 % Übergewicht, die durch eine Kohlehydrat-Empfindlichkeit ausgelöst wurde, nicht in drei Wochen eine schmale Achtunddreißig werden können, muss ich sicher nicht extra erklären. Jeder Mensch kommt mit einem ihm angepassten Gewicht aus seinen weit zurückliegenden Evolutionsgegebenheiten auf die Welt, zu dem zurückzukehren sein Körper immer wieder versuchen wird. Aber Fettberge sind niemals in den Genen vorgesehen – nur die Hinneigung, sie schnellstens zu entwickeln.

Also – hat sich der Herzschlag wieder beruhigt? Oder ist er immer noch am Flattern und Sie möchten den Aufschrei loslassen: "Ja, so will ich abnehmen!"

und gleich drauf den Angstschrei: "Aber das wird ja nicht laufen, es ist ganz unmöglich so zu essen!" weil Sie denken, dass man mit jedem Bissen dem Herzinfarkt und dem Krebs einen Schritt näherrückt. Vielleicht seufzen Sie und denken resigniert: "Dann werde ich wohl dick bleiben müssen." Aber damit sind Sie bei 30 % Übergewicht und einer verärgerten Bauchspeicheldrüse den beiden Killern und einem Diabetes erheblich näher.

Diese Essensweise ist nicht in erster Linie eine Angelegenheit des Abnehmens. Die entwichenen Pfunde sind dabei eher ein Abfallprodukt. In Wirklichkeit ist es eine Maßnahme in Richtung Gesundheit, um Ihre Bauchspeicheldrüse zu sanieren. Deshalb hören Sie mir bitte noch einmal ganz genau zu und erinnern sich daran, dass man auch lange Zeit unter Androhung der Todesstrafe nicht sagen durfte, dass sich die Erde um die Sonne dreht und nicht umgekehrt.
Mit dieser Kost bekommen Sie den hinterhältigsten, destruktivsten Killer unserer Zeit, den Zucker, nicht mehr im Übermaß. Sie essen nur noch naturbelassene Fette, zu denen auch die Butter gehört. Zucker, in Form von zu vielen vom Menschen veränderten Kohlehydraten, samt falscher Fette, die sind vor allem für Übergewicht und überhand nehmende Zivilisationskrankheiten verantwortlich. Ein Versuch mit der vorgeschlagenen Ernährungsform ist schon vor Millionen von Jahren bei unseren Uraltvorvordern, den Höhlenmenschen, erfolgreich gelaufen. (Uns fehlen hier nur die jährlichen Hungerzeiten.)

Wo ist das Risiko?

Und wirklich – was soll denn schon sein! Wenn Sie sich nach ein paar Wochen nicht wundervoll fühlen, nichts abgenommen, sondern zugenommen hätten und lieber wieder Hungerdiäten durchleiden wollen, um im Jo-Jo-Verfahren ab- und zuzunehmen, weil Sie die Umstellung, ohne Brot, Nudeln und Süßigkeiten zu leben zu schwierig finden, dann sagen Sie eben: "Ende der Fahnenstange. Wenn es umsonst zu haben gewesen wäre, hätt' ich's vielleicht gemacht."
Ich denke zwar nicht, dass das eine smarte Einstellung zu einer so wichtigen Entscheidung für die Gesundheit ist, aber jeder Mensch ist seines Glückes Schmied – und Glück sieht eben jeder anders.
Sehen Sie es nicht zu kurzsichtig. Man bleibt keine zwanzig, wo man fast alles verkraftet – Gesundheit ist ein Weg und kein festgezurrter Zustand. Und deswegen müssen Irrwege laufend korrigiert werden. Wie oft schon haben Sie sich durch "vielversprechende" Diäten durchgehungert – ohne jeden Erfolg? Wie oft schon haben Sie ein schickes Outfit sauer lächelnd weggehängt, weil Sie nicht mehr reinpassten?
Bei diesem jetzigen Versuch werden Sie nicht hungern, und wenn Sie weitermachen, werden Sie niemals – nicht eine Minute – mehr hungern müssen und trotzdem Ihr Gewicht halten. Sie werden auch den inneren Schweinehund verkleinern, weil die Gelüste sich verringern, wenn der Körper erstklassig versorgt ist. Also denken sie positiv! Für Figur und Gesundheit lohnt sich doch viel Schwierigeres als ein paar Gewohnheiten umzustellen.

Wechseln Sie die "Software" im Hirnkasten – und es wird glänzend gehen.

Der wahre Grund

Aber vielleicht ist es ein ganz anderer Grund, wenn Sie zögern, für ein paar Wochen Ihr eigenes Versuchskaninchen zu spielen, bis Sie auf dem Weg zum richtigen Gewicht sind. Die Gehirnwäsche hat auch bei Ihnen funktioniert, Sie fühlen sich bereits im Sündenpfuhl – denn, nein, so kann man doch nicht essen! Kein Brot, keine Nudeln, keinen Reis und keine Kartoffeln. Keinen Orangensaft aus der Pappschachtel und oh mein Gott! – nur noch weniger Obst mit irgend so einem komischen Glykämischen Index. Nur Fleisch, Eier, Käse und Fett, das schlägt ja dem Fass die Krone ins Gesicht! Das kann nicht gut gehen! Das wird man bitter büßen müssen!

Wissen Sie, all das habe ich zu oft schon gehört, und es zeigt mir immer wieder von neuem, mit wie viel Erfolg man Menschen etwas einreden kann, egal, ob es richtig oder falsch ist – man muss es nur lange genug mit dem nötigen Nachdruck und möglichst einem Doktor- oder Professorentitel vor dem Namen wiederholen.

Aber es ist verständlich, dass Sie zuerst skeptisch reagieren, wenn ein Dogma in Scherben geht, das einem so lange eingebläut worden ist. Wer aber seinen Kopf nicht nur als Hutständer, sondern zum Denken benützt, wird auch bereit sein, neue wissenschaftliche Forschungsergebnisse zu studieren und sie daraufhin abzuklopfen, ob sie vernünftig sein könnten. Was Sache ist, zeigt dann die Praxis. Heute zählt in der Wirtschaft nur die maximale Gewinnorientierung, ob Ihnen, was man produziert, gut tut oder nicht, das hat da gar keinen Stellenwert. Wir sind in all die modernen Erfindungen hineingeschlittert, ohne uns der Gefahr für unsere Gesundheit bewusst zu werden. Und alles ist doch so lecker und so einfach zuzubereiten. Die Großindustrien, die mit Ihrem Kranksein oder Krankwerden Geld verdienen, werden einen Teufel tun Sie aufzuklären. Die Steinzeitkost und das Steinzeitleben, das noch mit den Jahreszeiten ging, keine anderen als natürliche Lebensmittel kannte – und auf beides sind wir auch heute noch ausgelegt – bringt keine Riesengewinne. Deshalb werden Sie nicht viele ehrliche Informationen von dieser Seite bekommen können. Sie müssen sich schon selbst die Mühe machen, sich um solche Informationen zu kümmern.

Ich habe so weit ausgeholt mit meinen Erklärungen, weil Sie sich ein eigenes Urteil bilden sollen, ob Empfehlungen aus diesem Buch Sinn machen oder nicht. Die Argumente der zitierten Wissenschaftler und Ärzte sind eindeutig – leider werden sie statt gefördert, unterdrückt.

Die strapazierten Bauchspeicheldrüsen

Viele Menschen in den Wohlstandsländern essen täglich zwischen 200 und 300 Gramm Kohlehydrate, meist in den denaturierten Formen. Die einen essen mehr Teigwaren, die anderen mehr Brot; noch andere essen Reis, Kartoffeln,

Kuchen, Schokolade, Kräcker, Pommes und Pizzen, dazu trinken sie viele gesüßte Getränke wie Coca Cola oder andere Limonaden. Das kann im Schnitt leicht zwei Tassen Zucker am Tag ausmachen und tut es in vielen Fällen auch. Aus diesem Grund kann man sicher sagen, dass viele von uns bereits strapazierte Bauchspeicheldrüsen haben, wenn Sie auf die Lebensmitte zugehen. Niemals gab es ein solches Überangebot an Zuckerformen wie heute, auf das die Menschen sich eingelassen haben. Aber hier fangen auch die Unterschiede an: Die Bauchspeicheldrüse von Herrn Müller hält diesen Stress besser und damit länger aus, bevor sie am Stock geht, als die Bauchspeicheldrüse von Frau Maier. Die hat deshalb schon mit vierzig den Zucker oder Herzprobleme am Hals. Und deshalb werden Sie selbst herausfinden müssen, wie viele Kohlehydrate Sie ganz allmählich – nach der strikten Anfangsphase – wieder hinzufügen können, ehe die Waage Sie am Morgen in Angst und Schrecken versetzt. Das ist ganz unterschiedlich, und hier ist der eigene Verstand gefragt um das herauszufinden.

Eine erste Bilanz

Bitte ziehen Sie nach 14 Tagen eine erste Bilanz. Haben Sie abgenommen? Haben Sie sich wohlgefühlt? Was ist besser, ist etwas schlechter geworden? Sind der Hunger und die ewigen Begierden kleiner geworden? Sind Sie weniger müde? Haben Sie mehr Energie? Würden Sie die ganze Sache lieber stecken? Oder denken Sie, dass diese Essensform zwar ein bisschen fremd, aber doch auch ein Vergnügen ist?
Hier findet schon eine erste Auswahl statt. Wer glaubt, dass es irgendein Programm auf dieser Welt gibt, mit dem man in 14 Tagen alles wegwerfen kann, was man über Jahre aufgehäufelt hat, der braucht gar nicht erst zu beginnen, denn das gibt es nicht. Nur Scharlatane machen dafür Werbung.

Es gibt beim SLM-Programm Schnellabnehmer und Langsamabnehmer, und auch in der Folgezeit wird es ein Auf und Ab geben. Jeder Mensch ist anders veranlagt, hat ein anderes "Abnehme-Vorleben" und am besten machen es Menschen, die einen Entschluss fassen können, den sie dann auch unbeirrt durchführen. Selbst wenn es manchmal so aussieht, als ob man überhaupt nicht weiterkommt.
Sie sind dabei, sich auf ein gesundes endgültiges Lebensprogramm einzustellen. Niemand drängelt Sie, zwanzig Pfund in vier Wochen runterzureißen – außer Sie tun es selbst. Mit maximal einem Pfund pro Woche werden Sie sich beim SLM-Programm gesundheitlich sehr wohl fühlen; mit großer Wahrscheinlichkeit wohler als mit der alten Essensweise, die Sie dick gemacht hat. Völlegefühl und das Bumerang-Syndrom verschwinden. Mehr Energie steht zur Verfügung, und Sie müssen nicht eine Minute hungern. Sie haben Jahre gebraucht um sprechen, rechnen oder Klavier spielen zu lernen, jetzt geben Sie sich doch bitte auch genügend Zeit, um durch richtiges Essen ein Routinier in Sachen Gesundheit zu werden. Sie wissen doch, dass herkömmliche Diäten nur

Zeitverschwendung sind, weil sie alle das Bumerang-Syndrom eingebaut haben. Die Pfunde kommen immer zurück, wenn Sie nach ein paar Wochen zu Ihrer alten Essensweise zurückkehren. Ihr Körper rüstet sich für diesen Krieg, der seine Reserven bedroht, und je öfter sie ihn mit rigorosen Diäten in Angst und Schrecken versetzen, desto effektiver lernt er, selbst bei nur ein paar hundert Kalorien, noch etwas auf die "hohe Kante" zu legen. Was für eine Wahl haben Sie? Stetig dicker zu werden mit dem unweigerlich steigenden Gesundheitsrisiko oder Veränderungen vorzunehmen, die Ihnen eigentlich einleuchten müssten.

Zigtausende haben es geschafft, die nie mehr zu den alten, ätzenden, krankmachenden Unmassen an kaputt-prozessierten Kohlehydraten zurückkehren wollen. Sie haben herausgefunden, wie man hübsche Ausnahmen einbauen kann. Vor allem haben sie gelernt, bei Ausrutschern schnellstens zur Anfangsphase zurückzukehren um angeschlichene Pfunde sofort im Keim zu ersticken. Ich bin sicher, Sie werden sich richtig entscheiden und weitermachen.
Dann erkläre ich Ihnen jetzt Phase II. Das ist der Übergang zu einer Ernährung, die Ihnen bereits mehr Abwechslung erlaubt und Sie auf die endgültige Essensweise in Phase III vorbereitet. Wer nur 5 bis 10 Pfund zu viel hat, kann gleich damit beginnen.

Übergang zu Phase II

Sie haben 100 Gramm Kohlehydrate (Salat, Obst und Gemüse) am Tag zu verteilen.

Fangen Sie jetzt bitte an, Ihren Mahlzeiten jeden Tag etwas mehr KHs hinzuzufügen, bis Sie bei ca. 100 Gramm gelandet sind. Benützen Sie dazu die Grammliste. Ein bisschen mehr Salat, eine Scheibe Vollkornbrot zum Käse oder zum weichen Ei, mehr Gemüse, ein paar Beeren mehr, einen Melonenschnitz oder einen halben Apfel.
Das sind die kleinen neuen Schritte, die Sie jetzt machen sollen. Vielleicht einen großen Löffel Spinat oder drei, vier Spargel mittags oder abends. Eine halbe Avocado mit Essig, Öl und saurer Sahne pikant gewürzt, eine Tomate und drei, vier Scheiben Gurken. Einfach ein bisschen mehr von diesen KHs am Tag zu dem Eiweiß, das Sie, egal in welcher Form, in einer Menge essen können, die Sie satt macht. Schon nach einer Woche wird die Waage Ihnen sagen, ob Sie weiterhin Fett abbauen.
Jetzt möchte ich auch gerne jeden Tag wenigstens zwei, drei große Esslöffel Quark mit einem Teelöffel Flachsöl untergerührt auf Ihrem Teller sehen. Wenn Sie wollen pikant oder als Nachtisch, mit einem Esslöffel Zitronensaft, ein bisschen Kakaopulver, ein paar Nüssen oder Beeren. Wichtig ist die Kombination von schwefelhaltigem Eiweiß (im Quark) und ungesättigten Fettsäuren (im Öl). Es sind die beiden wichtigsten Treibstoffe für unseren Stoffwechsel. In der Medizin werden sie als strukturgebend bezeichnet. Aus ihnen entsteht Leben

und sie sind das Material, um neue Zellen zu bilden. Ich habe Ihnen eine Kohlehydrate-Gramm-Liste für die gängigsten Nahrungsmittel gemacht, die sollten Sie jetzt immer zur Hand haben. (Lichten Sie sie ab und hängen Sie sie an Ihre Kühlschranktür.) In Kürze kennen Sie die Grammgewichte der Lebensmittel, die Sie am meisten essen, auswendig. Die Liste erlaubt Ihnen das Augenmaß, mit Blick auf Gürtel und Waage. Diese beiden Schiedsrichter geben eine unbestechliche Antwort, ob Sie vorsichtig genug sind und keine Eigentore mit zu vielen KHs schießen. Ein oder zwei Pfund mehr auf der Waage setzen das Stoppzeichen für etwas, womit Sie zu großzügig umgegangen sind.

Vielleicht war es ein bisschen zu viel süßes Obst? Wählen Sie Beeren, Melonen, einen nicht zu süßen Apfel, und seien Sie vor allem mit Bananen, Feigen, Trauben oder getrockneten Früchten zurückhaltend. Auch Nüsse haben – so gut sie sind – ein gewisses Limit, wenn Sie mit den KHs nicht wirklich vorsichtig umgehen. Käse und Nüsse ohne Brot als Mahlzeit werden aber nicht zu Buche schlagen.

Beispiel für einen Tag in Phase II

Sie haben 100 Gramm Kohlehydrate in Form von Salat, Gemüse und vielen Obstsorten am Tag zu verteilen.

Frühstück, Phase II

Statt des Omelettes können Sie zur Abwechslung auch einen pikanten Quark mit ein bisschen Senf, Kräutern, Zwiebeln und einem großen Teelöffel Flachsöl essen. Ein Knäckebrot oder eine Scheibe Schwarzbrot sind o.k.

Essen Sie ein Omelette mit ein paar Beeren und rühren Sie einen Teelöffel Quark oder saure Sahne darunter. Sie können auf der Grammliste nachsehen, was Sie dazustellen können. Zwei, drei Erdbeeren, ein paar Heidelbeeren oder Himbeeren. Ein kleiner halber Apfel (Schale mitessen), den Sie reiben oder durch den Moulinex lassen, hat 7 Gramm KHs. Sie können auch ein Ratatouille-Omelette zusammenbauen. Seien Sie mit der Butter beim Anbraten sparsam. Trinken – wie gehabt.
Vergessen Sie Ihr Vitalstoff-Programm nicht.

Mittagessen, Phase II

Gewöhnen Sie sich jetzt an, zu jeder Hauptmahlzeit zuerst langsam und genüsslich einen Teller Salat zu essen. Sie können auch mit ein bisschen mehr Tomate, Zwiebeln, Rettich oder Gurkenscheiben hantieren. Nehmen Sie mehr Petersilie und Schnittlauch. Während gelbe Rüben, Mais und rote Beete weiterhin mit Zurückhaltung zu behandeln sind. Sie bringen eine Menge Zucker mit und sollten erst später wieder vorsichtig eingefügt werden.

Als zweiten Gang haben Sie die Wahl zwischen allen Arten von Fleisch oder Fisch. Sie könnten ein Putenschnitzel in Streifen schneiden, in ein bisschen Butter anbraten und, wenn das Fleisch fertig ist, eine große Handvoll Sojasprossen oder einen dünnen Stengel Lauch, den Sie in feine Ringe geschnitten haben, dazugeben. Da Lauch oder Sojasprossen in drei Minuten weich sind, geht das ganz fix. Wenn Sie wollen, geben Sie am Schluss einen kleinen Löffel saure Sahne dazu.

Spargel sind eine hervorragende Gemüsesorte. Auch Spargelsalat ist sehr empfehlenswert. Da er angemacht wird und großzügig mit Öl gesalbt werden darf, sättigt er besser als Spargel aus dem Sud, der ja immer laut nach viel Butter schreit, aber im Grunde genommen ist gegen Butter mit Augenmaß nichts einzuwenden. Es geht auch eine Remouladensoße (Inhaltsangaben nachschauen) oder Mayonaise, allerdings nur wenn Sie sie selbst machen können. Gekauft ist sie voller Zucker und Chemie.

Essen Sie vorher eine Tasse echte Fleischbrühe mit einem eingetropften Ei, wenn Sie wissen, dass Sie sonst nicht satt werden, und hinterher nehmen Sie eine dicke Scheibe Käse. Ich bin sicher, dass Sie damit gesättigt sein werden. In spätestens 15 Minuten werden Sie es schon bemerken. Ihr Magen wird sich bald an kleinere, aber gehaltvollere Speisen gewöhnen, und damit wird auch die Glocke fürs Aufhören früher läuten.

Siedfleisch lässt sich in viele feine Versionen verwandeln. Zuerst isst man es aus dem Sud, dazu eine Meerettich-Sahne-Soße (Achtung bei fertigen Produkten, sie enthalten alle Zucker!) und irgendein Gemüse, das Ihnen schmeckt. Wenn das gekochte Stück groß genug ist, gibt es auch eine feine Fleischbrühe, die Sie immer mal mit einem verquirlten Ei als Anfang einer Mahlzeit oder als kleine Abendmahlzeit nehmen können.

Als nächste Variante können Sie ein paar Scheiben Siedfleisch klein schneiden und mit Zwiebeln in ein bisschen Butter braten. Einen bunten Salat mit einem Fünf-Minuten-Ei dazu, und Sie haben eine großartige Mahlzeit. Am nächsten Tag können Sie zwei, drei Scheiben vom Siedfleisch klein schneiden und mit Essig, Öl, Zwiebeln und Kräutern anrichten. Auch hier ist ein Salat eine passende Abrundung.

Achtung: Wenn Sie mit Öl arbeiten, müssen Sie wissen, dass kein ungesättigtes, naturbelassenes Pflanzenöl eine Erhitzung in der Pfanne ungeschädigt übersteht. Dann können Sie gleich ein prozessiertes Öl verwenden. Nehmen Sie Butter, denn man sollte mit feinen Pflanzenölen niemals braten. Ich nehme in meiner Küche nichts anderes als Butter, auch wenn ich Fleisch anbrate. Allerdings brate ich niemals auf so hoher Flamme an, dass das Fleisch, wie man das heute macht, schwarze Streifen bekommt. (Siehe Grill)

Wenn Sie zum Frühstück kein Omelette oder andere Eierspeisen gegessen haben, können Sie das Omelette jetzt zum Mittagessen nehmen, dazu etwas Spinat, ein bisschen Blumenkohl oder sonst ein Gemüse dünsten. Essen Sie am Anfang einen kleinen Salatteller, auch wenn Sie Gemüse nehmen.

Eine Scheibe Käse ist immer ein guter Abschluss. Wer unbedingt etwas Süßes zum Abschluss braucht, kann einen Obst-Quark (wie oben beschrieben) nehmen. Trinken Sie ruhig mittags und/oder abends ein Glas trockenen Rot- oder Weißwein, ansonsten ein stilles Mineralwasser (Volvic oder Evian) in Zimmertemperatur oder Tee nach Wahl. Zum Essen selbst sollte man nie viel trinken.

Vergessen Sie Ihr Vitalstoff-Programm nicht.

Abendessen, Phase II

Warum nicht kalt? Eine Wurst- und /oder Käseplatte mit *einer* Scheibe Schwarzbrot. Sie können über Ihren ausgerechneten Eiweißbedarf sogar ein bisschen hinausgehen, das belastet die Waage am wenigsten. Bei den Hauptmahlzeiten wirklich ausreichend satt zu werden, ist ganz wichtig. Essen Sie, wenn Sie wollen, am Anfang wieder einen kleinen Salatteller.

Sie haben sicher inzwischen verstanden, dass Sie genau so gut jetzt auch Fisch, Fleisch oder eine Eierspeise nehmen können. Was bei uns jede Woche mit dabei ist, sind Hering, Sardinen, Makrele. Leider ist der Farmlachs so langsam fast nicht mehr vertretbar. Zuviel Antibiotika, zu enge Räume für die Fische und kein artgerechtes Futter. Wenn Sie also keinen echten Wildlachs finden, wählen Sie lieber ein paar Krabben. Auch das ergibt ein feines Abendessen. Es sind alles nur Beispiele, die Sie sich selbst vom Zeitpunkt her zurechtlegen können, und keine Vorschriften. Wichtig ist, dass Sie immer noch ein bisschen nachrechnen, was 100 Gramm KHs Ihnen alles erlauben.

Auch hier wieder: Ein kleines Glas vor allem trockener Rotwein ist o.k. Bier kommt in diesem Programm nicht vor. Es hat durch das süße Malz eine Menge Kohlehydrate, und auch die Kohlensäure, die es führt, ist niemandem wirklich zuträglich. Sorry. Aber ein Bierbauch ist nicht umsonst keine Zierde.

Wenn Sie sehr spät zu Bett gehen und nochmal hungrig werden, verunfallen Sie bitte nicht mit KHs, sondern wählen Sie nur Eiweiß. Käse, Wurst, ein Stück kalter Braten. Wenn Sie eine Stunde nach dem Abendessen nochmals eine oder zwei Tassen Tee trinken, ist jetzt ein Kräutertee am besten. Denken Sie an Ihre Vitalstoffe.

Zwischenmahlzeiten

Für Zwischenmahlzeiten gilt dasselbe wie schon in der Einführungsphase. Gerade so viel, dass ein kleines Hungergefühl rechtzeitig unterlaufen wird. Ich möchte auch noch einmal ausdrücklich klarstellen, dass Sie jetzt, nachdem die Anfangsphase gelaufen ist, und Sie zumindest schon ein Halbprofi geworden sind, nur essen sollen, wenn Sie hungrig sind. Wenn Sie morgens, mittags oder abends im Moment keinen Hunger haben, trinken Sie nur genügend und essen erst dann, wenn Ihr Magen eine Anfrage nach Treibstoff reinschickt. Überhören Sie aber in keinem Fall eine solche Anfrage, auch wenn sie zeitlich außerhalb der nächsten Mahlzeit liegt. Hier nützt Disziplin dem Abnehmen nicht. Es würde nur zur Folge haben, dass Sie später gierig oder lüstern werden, und dann bei der nächsten Mahlzeit die Pferde mit Ihnen durchgehen. Wir sind auf einer langen Reise. Wenn sie angenehm und vergnüglich ist, werden Sie sie nicht abbrechen oder vorzeitig aussteigen. Denken Sie in einer Zeitspanne von einem Jahr, wenn der abzuwerfende Ballast hoch ist, auf jeden Fall aber in vielen Monaten.

Die Auswahl ist groß

Um diese 100 Gramm-Kohlehydrat-Phase abwechslungsreich zu gestalten haben Sie eine riesige Auswahl.

Die ca. 2 – 3 Gramm-Kategorie

1	Tasse gekochte geschnittene gelbe Rüben
1	große Tasse Gurkenscheiben für Salat
1	Tasse Blumenkohlröschen, gekocht oder roh
2	Tassen Sojasprossen
1	schwache Tasse Broccoli
½	Tasse Pfifferlinge
½	Tasse geschnittenen Lauch
½	Tasse Petersilie
1	großer Esslöffel Schnittlauch
1	Esslöffel geschnittene Schalotten
3	Spargel
¼	Tasse Brombeeren

Die ca. 5 Gramm-Kategorie

½	Tasse Wachsbohnen
1	Tasse Spinat (aus der Tiefkühltruhe)
½	Tasse Fenchel, geschnitten
1	Tasse Rot- oder Weißkohl
4	große Rosenkohl
1	mittlere Karotte
1	Tasse Mangold
1	Tasse Sauerkraut
1	Tasse Chinakohl
1	Tasse geschnittene Artischockenherzen
1	dünne Scheibe Vollkornbrot
1	Tasse Vollkornreis
1	Tasse getrocknete Bohnenkerne

½	Avocado
½	Tasse Rhabarber (mit Assugrin süßen)
1	Tasse Erdbeeren
1	Tasse Heidelbeeren
1	gute halbe Tasse Himbeeren
¼	Tasse Ananas
1	Tasse kernlose Trauben
5	süße Kirschen
½	Grapefruit (9 Gramm)
½	Orange
1	kleiner halber Apfel (7 Gramm)
½	Birne (10 Gramm)
½	Tangerine
½	Tasse geschnittene Cantaloupe Melonenstückchen
½	rohe Feige
1	dünne Scheibe Vollkornbrot (78 Gramm)

Sie sehen, dass Sie wirklich abwechslungsreich essen können; die Maße in Tassen und Löffeln machen das Wiegen überflüssig. In Kürze ist das sowieso eine Routine und Sie werden aus der Erfahrung mit der Waage gelernt haben, wo Sie vorsichtig sein müssen. Wenn die Waage nicht nach rechts schielt, können Sie bei Gemüse und Salat mit den Mengen ruhig großzügiger sein. Hier sind die Menschen einfach verschieden – der eine reagiert auf Tomaten mit 200 Gramm mehr am nächsten Morgen, der andere spürt schon eine halbe Kartoffel. Machen Sie sich zunutze, dass gutes Kauen und genüssliches, langsames Essen hilfreich sind, den Sättigungsstopp des Gehirns nicht durch Schlingen zu überrennen.

Ich würde Ihnen empfehlen, Kohlehydrate wie Nudeln und Brot nach wie vor ganz wegzulassen, auch wenn ich das in der letzten Ausgabe, in kleinen Mengen, noch zugelassen hatte. Führen Sie es lieber unter "Ausnahmen", wenn Sie mal so richtig gefrustet sein sollten, denn es wäre einfach schlauer, ein für alle Mal Ihren Kohlehydratbedarf vor allem auf dem Felde von Gemüse, Obst und Salaten zu decken. Obst bleibt in der Menge eine individuelle Angelegenheit. Hier kommt es maßgeblich darauf an, wie empfindlich Ihre Bauchspeicheldrüse auf Fruchtzucker reagiert. Milchprodukte decken Sie mit dem Quark, der in jeden Tag gehört, ab. Milch in der pasteurisierten oder hocherhitzten Form sollten Sie am besten ganz meiden. Erwachsene brauchen keine Milch. Auch Tiere trinken nur als Babies Milch, dann hört das völlig auf. Ihr Kalzium bekommen sie besser aus all der grünen Pflanzenkost, die Sie essen werden und einem organischen gut zusammengesetzten Kalzium-Magnesium Präparat.

Ein alter Gürtel oder ein Paar zu enge Jeans

Ich weiß, dass jeder, der hier einsteigt, mit Spannung seine Fortschritte beäugt. Ist ja klar, darum vor allem macht man's ja. An die Gesundheit denken die meisten viel weniger, obwohl sie der wichtigste Faktor in der ganzen Angelegenheit ist. Es gibt neben der Waage noch eine gute Methode, seine Fortschritte im Auge zu behalten:
Nehmen Sie einen alten Gürtel, in den Sie Löcher bohren, ohne dass es schade um ihn ist. Beobachten Sie, wie er so langsam enger geschnallt werden kann, denn manchmal zeigt die Waage nicht den wirklichen Stand der Dinge. Vor allem das weibliche Geschlecht hat immer einen unterschiedlich hohen Wasserstand im Körper, der sich während des monatlichen Zyklus, und selbst über den Tag verändert. Sie kennen das alle selbst – und Wasser wiegt, nimmt aber weniger Platz ein als Fett. Bei dieser Essensweise geht es darum, **_Fett_** und nicht Muskelmasse abzubauen. Es kann durchaus sein, dass Sie weiterhin langsam Fett abbauen, es auf der Waage aber im Moment nicht sehen können – Ihr Wasserstand ist zu hoch. Das wird sich mit der Beruhigung der Bauchspeicheldrüse besser einregulieren.

Die Endphase oder Phase III

Jetzt heißt es Kohlehydrate nach Maß und Waage.

Das ist ab sofort Ihre ganz persönliche Auseinandersetzung mit den Kohlehydraten, die Sie dick und vielleicht sogar krank gemacht haben. Es gibt keine einheitlichen Vorschriften, weil es ganz unterschiedlich ist, was der Einzelne an KHs in einen Tag hineinpacken kann, ehe die Waage aufjault. Aber eines ist ganz sicher: Die Mengen, die wir heute verschlingen – auch noch mit dem besten Gewissen – die sind niemand auf diesem Planeten zuträglich, weil wir dafür nicht konstruiert worden sind. Ich rede dabei **_nur_** von den menschgemachten KHs.
Jetzt ist es nicht mehr das SLM-Programm, jetzt ist es **_Ihr_** ganz persönliches Programm für den Rest der Zeit, die Sie auf diesem Erdball herumspazieren werden. Erfahrungsgemäß brauchen die letzen Pfunde am längsten um zu verschwinden. Man hat ganz einfach gelernt, ein bisschen zu schummeln, ohne dafür gleich mitleidslos zur Kasse gebeten zu werden. Die "intelligente Disziplin" ist also weiterhin gefragt.

Aus den weltweit gemachten Erfahrungen weiß man, dass Kohlehydratintolerante Menschen mit ihrer angeschlagenen Bauchspeicheldrüse selten mehr als maximal 100 bis 150 Gramm Zucker am Tag verkraften können, ohne wieder zuzulegen. Das ist zwar traurig, aber wahr.

Trotzdem lässt Ihnen das Programm noch einen ganz hübschen Spielraum, den Sie clever ausnützen können. Es gibt vor allem beim Gemüse und beim Obst viele Schnäppchen, die mit den Grammen sehr auf dem Teppich bleiben. Nach den neuesten Erkenntnissen sind hier sogar sehr großzügige Portionen erlaubt. Das sind Ihre Freunde. Ungeschälten Reis und Vollkornprodukte können Sie in kleinen Portionen ab und zu mit von der Partie sein lassen. Zusammen mit der großen Auswahl an unterschiedlichstem Eiweiß und guten Fetten können Sie mit dieser Essensweise viele Liedchen spielen. Auch mit Hülsenfrüchten wie Erbsen, Bohnen, Linsen, die viel gutes pflanzliches Eiweiß führen, kann ausprobiert werden, was die Waage dazu sagt. Man kann damit bei einer Mahlzeit das tierische Eiweiß weglassen. Die neuen Gewohnheiten sind jetzt die alten geworden. Ab und zu über die Stränge zu schlagen federt man lässig ab, und damit kommen viele Menschen ganz hervorragend zurecht.

Das war die Endphase – und jetzt installieren Sie bitte Ihre persönliche Praxis.

Die nachfolgende Liste ist eine weitere Hilfestellung für Anfänger.

Was Sie beim SLM-Programm in Phase I und II strikt vermeiden müssen – in jedem Fall, bis Sie Ihr Idealgewicht erreicht haben

Weißbrot	Cashewnüsse
Teigwaren, weiß	getrocknete Früchte
alle Süßigkeiten	Rosinen
Kuchen, Kekse	Bananen
Pizza	Trauben
Waffeln	Feigen(frisch und getrocknet)
Pfannkuchen	eingemachte, süße Gurken
Reisbrei, Grießbrei	eingemachte Paprika
Kräcker	Hülsenfrüchte
Popcorn	Karotten
Marmelade	rote Rüben
Honig	Mehl in Soßen oder Suppen
Eiscreme	Kornflakes aller Arten
Ketchup	Joghurt (nehmen Sie Quark)
süßer Senf	Kaugummi (wenn Sie nicht
Erdnüsse	sicher sind, dass er absolut
Milch	ungesüßt ist)

Ich habe sicher noch das eine oder andere vergessen, aber Sie wissen so langsam selbst, was unter Kohlehydrate fällt. Außerdem reagiert jeder anders auf gewisse KHs. Man weiß erst genau, was einem persönlich einen Kinnhaken verpasst, wenn man die Reaktion ausprobiert hat.

Erlaubt ist – bis Sie auf dem gewünschten Gewicht angekommen sind – und wenn Sie davon nicht völlig unsinnige Mengen verzehren:

Eiweiß

jede Art von Fleisch, Geflügel, Wild, jede Art von Fisch, auch Konserven, Austern, Muscheln, Krabben

Fette

Butter, ausgelassene Butter zum Kochen Unprozessierte Öle in jeder Form bevorzugt Flachs- und Olivenöl aber auch Kürbis-, Mandel- oder Nussöl (Achten Sie auf dunkle Glasflaschen!)

Käse

alle Käsesorten, bevorzugt die, die man "aus der Hand" essen kann, Edamer, Schweizer, Leerdamer etc.

Salate & Gemüse

alle grünen Salate, Rettich, Sellerie, Gurke, Tomate, Paprika, Lauch, Spargel, Rosenkohl etc.

Gewürze

alle, sofern sie keinen Zucker enthalten

Getränke

Mineralwasser, Tee Wein (weiß oder rot) wenig Kaffee

Dessert

eine Quarkspeise Götterspeise (ohne Zucker!) Schlagsahne (mit Beeren oder Nüssen)

Zum Schluß:

Ein Wort an Krebsgefährdete

Ich teile überhaupt nicht die Auffassung, die immer noch von manchen Ärzten an ihre Krebspatienten weitergegeben wird, dass es völlig belanglos sei, wie und was man isst, wenn man nach einem im Moment ausgerotteten Krebs nach Hause geschickt wird.
Die Theorie, die dem SLM-Programm zu Grunde liegt, denaturierte Kohlehydrate in der Ernährung auf ein Minimum zu beschränken, gilt für Krebskranke, die wieder auf dem Weg der Gesundung sind, vielleicht noch mehr als für "nur" Übergewichtige. Schon deshalb, weil die Zurückführung auf einen normalen Insulinstand im Blut die Produktion der guten Eicosanoide fördert. Sie spielen bei allen Krankheiten eine ausschlaggebende Rolle.
Krebszellen fühlen sich wohl in einem sauren Milieu. Sie hassen den Sauer-

stoff, der sie gefährdet. Kein Wunder: Ein gut durchblutetes Körpergewebe, das Krebszellen eliminieren kann, ist ihr direkter Feind. Aber eine gute Durchblutung ist nur möglich, wenn die selbstständige Atmung im Gewebe stattfindet, denn das *ist* Durchblutung. Diese Gewebeatmung ist abhängig von der Kombination des schwefelhaltigen Eiweißes und der ungesättigten (unprozessierten) Fettsäuren, die in ihren Ölmolekülen den Sauerstoff führen, sich mit dem Eiweiß verbinden können und so diesen Sauerstoff auch in die Zelle tragen.

Nicht tierisches, sondern **prozessiertes** Fett (Margarine, industriell gefertige Speisefette) und Zucker (Kohlenhydrate) in dem Umfang, wie wir sie heute als ganz "normale" Mengen zu uns nehmen, sind die Auslöser von malignen Zellwucherungen. Die in der heutigen Nahrung fehlenden Vitalstoffe tun ein Übriges. Gewichtige Wissenschaftler sehen das so, und zusammen mit einer genetischen Prädisposition wird all das zum Schwachpunkt. Damit ist dieses Programm mit seiner strikten Zurückführung der Zuckeraufnahme, kleinen Portionen von gutem Eiweiß und nur naturbelassenen Ölen genau das Richtige für krebsgefährdete Menschen und solche, die ihn (hoffentlich) überstanden haben.
Was Sie besser nicht oder nur in kleinen Mengen essen sollten sind Krustentiere (Hummer, Langusten), sie führen viel Kernsäuren, die Krebskranke meiden sollten.
Und was Sie vor allem sehr beachten müssen, ist, eine umfängliche und gut zusammengesetzte Vitamin- und Mineralstoffzufuhr aus rein organischen Produkten. Ohne sie bleiben Defizite zur Abwehr bestehen.

Wir haben in den letzten Jahren den Verbrauch von tierischen Fetten in den Wohlstandsländern sehr weit heruntergefahren. Wir sind geradezu "fettallergisch" geworden, gefördert durch eine massive Werbung für fettarme (light) Produkte, deren sich die Industrie mit Begeisterung und großem Profit angenommen hat. Trotzdem hat sich weder das Übergewicht noch die Krankheitsrate bei Krebs, Herzleiden oder Diabetes signifikant verbessert. Das Gegenteil ist der Fall.
So langsam zeigt man nicht mehr auf das Fett schlechthin – man zeigt gezielt auf den Zucker und auf die toten Trans-Fette, die von ihrer natürlichen Cis-Form in eine in der Natur nicht vorkommende Form gezwungen wurden. Beides sollten Sie sehr beachten, um Ihrem System weitere Belastungen zu ersparen. Dabei heißt die Lösung nicht alleine Butter gegen Margarine einzutauschen – das wäre leicht – der Haken ist, all die Fertiggerichte auszuklammern, die uns an jeder Ecke einladend zuwinken, und die alle voll von diesen prozessierten Fetten plus Chemie und Zucker sind.

Ich habe es nun schon oft genug gesagt: Die Industrie wird uns das nicht sagen, sie wird stattdessen diese Aussagen von Wissenschaftlern so lange es nur irgend geht bestreiten. Der einzige Rat, der hier nützt und der geradezu lächerliche simpel klingt heißt: Essen Sie die natürlichen Dinge, so wie die Höhlenmenschen damals. Was verpackt, verschweißt ist oder im Karton steckt hat mit "natürlich" nichts mehr am Hut. Damit ist alles gesagt, und das gilt nicht nur für Krebskranke – es gilt für uns alle, wenn wir nicht irgendwann in irgendein tiefes Krankheitsloch fallen wollen.

Bewegung und Sport

Ich glaube schon lange nicht mehr, dass für einen Menschen Sportarten, die ihn völlig ermattet und schweißgebadet auf der Matte zurück lassen, zuträglich sind. Sie bedeuten Stress, der Cortisolausschüttungen nach sich zieht und damit eine hohe Belastung darstellt. Außerdem verlieren Sie viel zu viele Minerale bei starkem Schwitzen, an die kein Mensch denkt, sie umgehend zu ersetzen. Das ist selbst für Gesunde ein Problem, das noch von kaum jemand erkannt worden ist. Minerale fehlen uns allen in höchstem Maße. Suchen Sie sich sanfte Sportarten aus, und vermeiden Sie in jedem Fall große Erschöpfung. Das sind die Sportarten, die zu diesen neuen Essensempfehlungen gehören. Sie bringen vor allem den Sauerstoff, ohne den nichts verbrennt. Norwegian Walking steht hier an aller erster Stelle. Schnelles Walking, ohne Skistöcke, (die der Armmuskulatur dienen) steht an zweiter.

Geist und Seele

Ihre geistige und seelische Verfassung ist nicht minder wichtig. Vergessen Sie nicht, dass Geist und Körper eine Einheit sind. Ein gesunder Fatalismus oder – besser noch – der Glaube, dass Sie es in jedem Fall packen werden, sich den Killer vom Hals zu halten, ist ebenso hilfreich wie eine gesunde, auf den Krebs zugeschnittene Ernährung und genügend Schlaf. Pessimismus ist ganz kontraproduktiv. Ich weiß, das alles ist leicht gesagt. Aber man kann doch wenigstens für eine Vollversorgung mit Mineralen und Vitaminen sorgen und seinen Essensstil mehr auf das im Buch Gesagte ausrichten. Schon damit würde man sehr dazu beitragen, sich nicht voll hängen zu lassen. Aber zuerst einmal fangen Sie jeden Morgen damit an, sich glücklich zu sagen: "Mir geht's gut, ich bin noch da. Und das wird auch auf absehbare Zeit so bleiben. Wenn Sie gar niemand haben, der Ihnen bei all dem ein bisschen hilft, dann schicken Sie mir eine e-mail (slmhealth@z.zgs.de). Für ein Gespräch reicht es trotz meiner permanenten Zeitnot immer.

KAPITEL 7

Rezepte

Eigentlich war ich der Meinung, dass ich eine Menge Anregungen für die täglich mögliche neue Menuekarte gegeben hätte. Aber von allen Seiten kommen die kleinen Jammertöne: "Ich weiß nicht mehr, was ich essen, kochen soll, darf, kann....."
Also wirklich! Überlegen Sie mal scharf, wie Sie vorher "normal" gegessen haben. Ich sage Ihnen, das war nicht einen Deut abwechslungsreicher als das, was Ihnen jetzt offen steht. Aber da war eben das Brot, die Teigwaren, die Kartoffeln oder die Pizzen und Pastafertiggerichte im Vordergrund. Jetzt ist es stattdessen das Eiweiß, das Sie erst mal in all seinen Variationen entdecken müssen und die naturbelassenen Kinder aus dem Korb der Mutter Natur. Da haben Sie doch ebenso viele Optionen: Fisch, Käse, Eier, Fleisch, Wild, oder auch mal Meeres- oder Krustentiere wie zum Beispiel die Krabben, Garnelen oder Langusten. Beim Gemüse ist es wirklich so, dass jeder Mensch seine strikten Bevorzugungen hat, und der ganze große Rest, den es auch noch gibt, hat keinen großen Stellenwert. Aber wissen Sie, genau so ist das eben mit Gewohnheiten, man blickt mit ihnen gar nicht mehr so richtig durch, man spult sie einfach ab und wenn man sie ändern soll, findet man das schwierig. Ein gutes Beispiel dafür ist das Frühstück. Das ist bei den meisten Menschen ziemlich festgezurrt und damit Tag aus Tag ein in schöner Regelmäßigkeit das Gleiche.

Ein ganz schlimmer Fehler ist gar nichts zu frühstücken! Womit soll Ihre Maschine nach 8 Stunden Fasten (Schlafen) auf Leistung kommen?

Wenn Sie hier die SLM-Möglichkeiten einsetzen, die ebenfalls nach kurzer Zeit eine Gewohnheit werden, haben Sie eine genau so große Auswahl, aber was für ein Unterschied für Ihre Gesundheit und vor allem für die Leutchen, die eine Menge Fett auslassen wollen.
Dasselbe gilt auch für viele andere Gerichte, die wir – individuell verschieden – so über die Wochen und Monate essen. Jeder Mensch hat seine Bevorzugungen bei Gemüse. Der eine isst vor allem Lauch, gelbe Rüben und Paprika, aber Kraut, rote Beete oder Fenchel sind überhaupt nicht seine Kragen-weite. Der Nächste isst vor allem Bohnen, Rettich und Brokkoli, während er Kraut, Erbsen, Salat und Spinat ziemlich außen vorlässt. Sie sehen, was ich meine.
Die Umstellung auf eine Nahrung, die wir einmal als Jäger und Sammler gegessen haben, und auf die wir in unseren Anfängen programmiert worden sind, nämlich Fleisch, Fisch, Wild und Eier plus allem, was es aus dem Früchte- und Gemüsekorb gibt, erlaubt ebenso viele Spielarten. Es ist ja schon nach kürzester Zeit überhaupt nicht mehr verboten, diesen Grundnahrungs-

mitteln die unterschiedlichsten Variationen aus der für Sie vorbereiteten Grammliste, dazuzustellen. Und ich habe auch niemals gesagt, dass ein Stück gutes Vollkornbrot, ungeschälter Reis oder Vollkornnudeln ein totales Tabu sind. Es sind nur die Mengen, die Sie hier wirklich reduzieren müssen.

Ich sage Ihnen hier auch noch einmal: Fürchten Sie sich nicht vor **gutem** Fett. Es ist nur speicherfähig *zusammen* mit den falschen Kohlehydraten. Aber es ist natürlich wahr: Man muss eine neue Routine etablieren und das braucht ein bisschen Zeit, bis sie ebenso eingefahren ist, wie die alte Essensweise.

Hier kommen nun nochmal Vorschläge für Frühstück-, Mittag-, und Abendessen. Sie können alle untereinander austauschen, denn ich kenne Ihre Tagesgewohnheiten nicht und von denen hängt es ab, wann Sie kleinere oder größere Mahlzeiten einnehmen wollen.

Frühstück

Die Magische Formel
Das ideale Frühstück für die beste Versorgung Ihres ganzen Systems ist ohne jeden Zweifel der Quark – zusammen mit dem Leinöl. Diese beiden Ingredenzien ergeben die Magische Formel. Alles andere sind Zutaten für mehr Spaß an der Freud, weil das Obst ein wunderbarer Energiespender ist.
Das Leinöl ist deshalb meine Empfehlung, weil es den höchsten Anteil an Omega-3-Fettsäuren bringt, von denen wir heute überhaupt nicht mehr genug bekommen.
Damit haben Sie die beiden wichtigsten Nahrungsmittel: **Eiweiß und Öl** für eine komplette Zellversorgung gleich am morgen Ihrem Body zur Verfügung gestellt.

Süße Variante
Quark nach Appetit. 3 – 4 große Esslöffel sind da durchaus drin. Sie sollen wirklich gut gesättigt sein. (Dann brauchen Sie, wenn das nicht schon morgens um 7 Uhr stattfindet, auch nichts mehr bis zum Mittagessen.) Ein paar Beeren, ein paar gehackte Nüsse, ein halber Apfel oder Birne, gerieben oder im Moulinex zerkleinert, ein bisschen Kiwi, Apfelsine, Ananasstückchen. Schauen Sie in der Grammliste nach, was am wenigstens KHs hat. Den Teelöffel Leinöl nicht vergessen! Er ist hochwichtig.

Rezente Variante
Quark nach Appetit. Ein bisschen Senf (Achtung! Inhaltsangaben lesen. Fast jeder Senf enthält eine Menge Zucker) oder ein paar Tropfen Essig dazugeben.. Alle Kräuter die Sie mögen, einen Teelöffel Leinöl, wenn Sie wollen einen Spritzer Maggi, beides gut drunterziehen. Bei strengem Abnehmen nur Schnittlauch, Petersilie und andere Küchenkräuter dazugeben. In der Phase II und III können auch die Zwiebeln wieder mitmarschieren. Wenn Sie noch

immer dem Brot schrecklich nachweinen, wird Sie *eine* Scheibe Knäckebrot, Vollkornbrot – ja sogar eine Scheibe Weißbrot dazu nicht beeinträchtigen. Wichtig ist, dass Sie glücklich sind. Irgendwann werden Sie Brot nicht mehr dringend brauchen.

Variante ohne alles
Es gibt durchaus Fanatiker, die ganz gewalttätig gegen KHs vorgehen, um Pfunde schwinden zu lassen. Die lassen alles weg bis auf Quark und Öl. Aber glauben sie mir, dass muss nicht sein, die Taillenlinie wird sich auch ohne Gewaltmaßnahmen verjüngen. Und Obst bringt Ihnen Faser- und Vitalstoffe plus Enzyme, die alle wichtig sind.

Omelette
1 bis 2 Eier nach Wunsch und Appetit. Einen Löffel saure Sahne oder Creme fraîche drunterrühren. Ein bisschen Salz oder sonstige Gewürze zufügen. Ein bisschen Butter in die Pfanne geben, die Masse bei sanfter Hitze (unter einem Deckel) sanft erhitzen, bis sie völlig gestockt ist. Dann die eine Hälfte über die andere schlagen (Halbmond machen) und auf einem warmen Teller servieren. Man kann in die Omelette-Tasche sehr gut ein paar Löffel Quark hineingeben, ein paar Beeren oder ein bisschen Käse – gerieben oder in Stückchen geschnitten.

Sie können der Eimasse auch verschiedene Kräuter zufügen oder gleich hier den geriebenen Käse. Will man in Phase II oder III Zwiebeln dabei haben, zuerst in der Butter weich dünsten und erst dann die Eimasse zugeben. In der Pfanne etwas vermischen und fertig braten wie oben.

Es wird besonders fein, wenn Sie wenigstens ein Eiweiß vorher zu Schnee schlagen und es drunterziehen. Dann avanciert die ganze Sache zum Soufflée.

Wichtig ist, keine große Hitze zu verwenden, damit die Enzyme im Ei nicht völlig zerstört werden. Geben Sie der Sache lieber ein bisschen mehr Zeit, unter dem Deckel zu garen.

Sie können dazu frisches oder gedünstetes Gemüse essen oder einen kleinen Salat. Aber dann ist es schon eher ein Mittagessen als ein Frühstück

Rührei
Menge nach Wunsch. Rührei hat es so an sich, dass *ein* Ei nicht viel hergibt. Geben Sie ihm deshalb immer einen Teelöffel Creme fraîche oder saure Sahne dazu. (Sie können das auch bei einem Omelette tun.) Ich denke, auch zwei Eier sind vertretbar. Essen Sie zwei Scheiben gekochten oder geräucherten Schinken dazu, wenn Sie das mögen. Sie können auch eine Tomate, Gurkenscheiben oder ein paar Radieschen als Begleitung wählen, wenn Sie Angst haben, mit den Vitaminen zu kurz zu kommen. Aber an Ihre Vitalstoffe müssen Sie sowieso immer extra denken, denn heute haben alle unsere Pflanzen und Früchte leider große Defizite an diesen Stoffwechselhelfern.

Variieren Sie das Rührei mit Kräutern, Schinkenstückchen oder was sehr lecker schmeckt, und auch gut sättigt, mit zwei Löffeln geriebenem Parmesankäse.

Ein oder zwei Spiegeleier mit Speckscheiben

Das gute alte englische Frühstück. Braten Sie die Speckscheiben aus bis sie kross und knusprig sind. Leider dauert das ein bisschen, was stört wenn man morgens eilig ist. (Es ist deshalb auch ein gutes Abendessen.) Schütten Sie das Fett weg. Braten Sie in der noch fettigen Teflonpfanne die Eier. Wenn Sie der Eier wegen Angst vor Cholesterin haben, lesen Sie das Kapitel über Cholesterin nochmal. Die Angst ist, wenn Sie gesund sind, ist selbst bei etwas überhöhten Cholesterinwerten unbegründet.

Mittagessen

Entdecken Sie die Fleischpfannen

Wählen sie irgendein Fleisch: Huhn, Pute, Gans, Ente, Kalb, Rind, Hammel, Lamm, Schwein, Zunge, Herz, Nieren oder Leber.

Wenig Butter in eine (Teflon)Pfanne geben und das nach Ihrem Gusto gewürzte Fleisch anbraten. (Dann können Sie dazu die unterschiedlichsten Gemüsesorten oder auch nur Zwiebeln – wenn das Fleisch halbgar ist – mitdünsten.
Dazu eignen sich Sojasprossen, fein geschnittene Lauchringe, Zuckererbsen, Zwiebeln gehackt oder fein geschnitten – was immer Ihnen schmeckt. Aber auch Paprika, gelbe Rüben, Fenchel, Brokkoli oder Erbsen können Sie wählen. Wenn das Gemüse eine längere Garzeit als das Fleisch hat, dünsten Sie es vorher kurz, damit es mit dem Fleisch zusammen weich wird. Mit ein bisschen saurer oder süßer Sahne abschmecken.
Sie können als Vorspeise oder dazu einen bunten Salat geben. Eine Scheibe Käse zum Nachtisch oder eine kleine Schale Quark mit etwas Sahne verrührt, den Sie ein bisschen mit geriebener Bitterschokolade oder ein paar gehackten Nüssen garnieren.
Das alles ist leicht in 15 Minuten zubereitet. Was Sie lernen müssen ist, dass man dazu weder Nudeln, Kartoffeln, Brot oder Reis braucht, um hervorragend satt zu werden.

Ein Filet Stroganoff

kann man hier auch einreihen. Suchen Sie sich ein Rezept aus einem guten Kochbuch. Lassen Sie Rösti oder Nudeln weg und schon haben Sie ein wunderbares Mittagessen. Nehmen Sie Gemüse oder Salat dazu, denn Rösti und Nudeln sind auch nur eine Gewohnheit, die überhaupt nicht zwingend ist.

Ein Hühnerfrikassee oder eingemachtes Kalbfleisch

Hier gilt dasselbe wie beim Stroganoff. Auch wenn ich zugebe, dass bei beiden Nudeln, Reis oder Spätzle für die herrliche Soße ein Highlight sind. Vorschlag: Nehmen sie nur ganz wenig Mehl, um die Soße zu machen, seien Sie stattdessen mit der Sahne, die Sie dazugeben, wenn das Fleisch gar ist, etwas großzügiger. Wenn Sie den Sud aus Hühner- oder dem Kalbfleisch weitgehend einkochen lassen und dann mit der Sahne das Fehlende ersetzen, finde ich die wenige Soße, die es dann noch gibt so gut, dass ich sie alleine mit dem Löffel essen könnte. Vergessen Sie den Weißwein oder ein bisschen Zitronensaft nicht, das ist bei beiden der Punkt auf dem "i".

Schnitzel, Rostbraten, Rumpsteak, Filet Mignon, Entrecote

Alle diese Kurzbrater stehen natürlich auf Ihrer neuen Speisekarte, wenn Sie Fleisch gerne essen. Mit Salat oder Gemüse als Beilage sind Sie damit bestens und lange gesättigt. Viele meiner Anhänger sagen mir, dass sie dann weder eine Vor- noch eine Nachspeise brauchen. Das nützt dem Abnehmen natürlich noch extra.

Hackbraten

Klar, der macht sich ebenfalls gut auf der neuen Liste. Man braucht kein Mehl oder eingeweichte Brötchen dazu, wenn Sie stattdessen ein Ei mehr und reichlich Petersilie und Zwiebeln nehmen, wird er dadurch eher noch feiner. Salat dazu und Sie sind bestens gesättigt. Außerdem gibt er kalt am nächsten Tag noch ein gutes Abendessen, zusammen mit einem Gurken- oder Tomatensalat.

Die Fischpfannen

Wählen sie bevorzugt einen fetten Fisch: Lachs, Thunfisch, Haifisch, Schwertfisch, Hering.
Hier müssen Sie meist das Gemüse, das Sie wählen, zuerst in Butter andämpfen, denn Fisch hat keine lange Garzeit.
Wählen Sie wiederum Gemüse, das Ihnen schmeckt, oder auch nur Zwiebeln und Küchenkräuter. Würzen Sie nach Ihrem persönlichen Geschmack.
Zu Fisch passt sehr gut ein bunter Salat.
Geben sie eine Einlaufsuppe (Fleischbrühe mit einem eingetropften Ei) vorher, und wenn nötig eine Scheibe Käse als Ende der Vorstellung.

Lachs Kasserolle

Dicke Lachscheiben in Portionsstücke schneiden.
In einer Jenaer Glasschüssel (oder sonst einem ofentauglichen Behältnis) etwas Butter zerlaufen lassen. Feine Zwiebelscheiben darauf verteilen. Darüber Tomatenscheiben legen. Mit Kräutern würzen. Die Fischstücke dazugeben und mit Butterflöckchen garnieren. Darauf geriebenen Parmesankäse mit ein paar gehackten, nicht zu fein geriebenen Nüssen streuen. Braucht im Backofen bei ca. 170 °C etwa 30 bis 35 Minuten. Am Schluss ein paar Minuten Oberhitze geben, dann gibt es eine feine Käse-Nusskruste. Salat dazu. Zur Abwechslung kann das auch ein Tomaten-, Chicoré-, Bohnen- oder Gurkensalat sein.

Als Vorspeise eine halbe Avocado, für die man die nachher angegebene Saure-Sahne-Soße anrühren kann. Extra in einer kleinen Schale dazustellen. Zum Nachtisch eine Scheibe Käse, wenn jemand nicht satt geworden ist.

Siedfleisch
1. Version
Zuerst serviert man es mit Meerrettichsoße (Achtung Zucker: Inhalt auf Behälter studieren) und Salat oder Gemüse. Zum Beispiel grünen Spargel, den gibt es das ganze Jahr. Hier ist auch irgendein Kohl oder Wirsing gut dazu, den man in Streifen schneidet und in Sahne andämpft.
Statt Kartoffeln dazu zu essen, nehmen Sie jetzt eben drei Scheiben Fleisch statt einer, damit Sie gut gesättigt sind. Sie haben eine Fleischbrühe zur Verfügung. Bitte tropfen Sie ein oder mehr Eier in die Menge, die Sie für eine oder mehr Personen brauchen, dann haben Sie eine feine Suppe als Anfang.

2. Version
Schneiden Sie vom kalten Siedfleisch Scheiben ab (ca. 1,5 cm). Menge je nach Personen.
Schneiden Sie die Scheiben in Streifen oder Vierecke und hacken Sie eine oder zwei Zwiebeln grob oder fein je nach Gusto. Butter in die Pfanne geben und zuerst das Fleisch freundlich mit etwas Butter anbraten. Dann das Fleisch herausnehmen und die Zwiebeln im übrigen Fett weichdünsten. Wenn die Zwiebeln weich sind, einen Löffel Sahne dazugeben und das Fleisch darin wieder heiß werden lassen. Einen Salat oder Gemüse dazu. Nachtisch oder Suppe wie oben.

3. Version
Ebenfalls wieder vom Siedfleisch Scheiben abschneiden. In kleine Stücke oder Längsstreifen zerteilen und zusammen mit feingehackten Zwiebeln, wenn sie mögen können Sie auch ganz feingeschnittene, grüne oder rote Paprikastückchen dazugeben und alles mit Balsamico Essig und kaltgepresstem Olivenöl (gemischt mit Leinöl, der Omega-3-Fettsäuren wegen) und Kräutern anmachen. Geben Sie Rührei dazu oder auch ein Omelette. Je nachdem wie hungrig Ihre Esser sind. Vorher eine Tasse Fleischbrühe, hinterher einen Quarknachtisch, wie oben schon beschrieben oder Käse.

Zunge
Zunge ist kalt oder warm, zusammen mit Gemüse oder Salat, eine ausgezeichnete Variante. Man kann Sie auch, gewürfelt, in einer Tasse Fleischbrühe essen.

Bohnensalat mit einem Ripple
Machen Sie einen Bohnensalat mit Zwiebeln, Essig und Öl an und essen Sie dazu ein Ripple (Kasseler). Es geht auch jedes andere Fleisch als Braten dazu.

Hühnersuppe
Kochen Sie das Huhn weich. Schneiden sie das Hühnerfleisch in kleine Stücke, damit Sie zum Essen mit dem Löffel auskommen. Statt der gängigen Nudeln

tropfen Sie ein zerquirltes Ei in die heiße Brühe. Geben Sie Schnittlauch, eventuell auch ein bisschen anderes Gemüse (gelbe Rüben, fein geschnittene Lauchringe, Selleriestückchen, Zwiebeln) dazu. Vorher einen Salat. Hinterher Käse oder Quarkspeise.

Alle Arten von Kraut
Ob es ein Sauerkraut, Wirsing, Weisskraut, oder Rotkraut ist, wenn Sie Kartoffeln und Spätzle weglassen, können Sie statt dessen das Fleisch von einem großen Stück Kassler im Sauerkraut oder im Rotkraut in den Vordergrund auf Ihrem Teller stellen. Ich weiß, hier fangen die Schwierigkeiten, vor allem für die Schwaben, an, aber Gesundheit ist doch die eine oder andere anfängliche Einbuße wert. Sie können natürlich auch für Rotkraut eine Ente oder Gans in Betracht ziehen, Ripple gehen gut dazu und zu Wirsing oder Weisskraut geht ein Schweinebraten. Es ist alles nur eine Gewohnheit.

Abendessen

Sie müssen selbst entscheiden, ob Sie abends, wie das viele Leute tun, kalt oder aber warm essen wollen. Sie können also alle Mittagsgerichte auch am Abend servieren und stattdessen den Lunch kalt gestalten.

Eiersalat
Eier nach Personen und Appetit. Kochen Sie die Eier moderat hart, dass Sie noch geschnitten werden können. Machen Sie Ihre Mayonnaise selbst (in jedem guten Kochbuch finden Sie das Rezept dazu) und geben Sie ein bisschen Weißwein, ein paar Kapern und feingeschnittene Schalotten dazu.
Sie können aber auch die Saure-Sahne-Soße, die Sie genau so gut mit Creme fraîche machen können, verwenden. Sie ist für vieles eine wirklich tolle Bereicherung. In jedem Fall ist sie besser als eine fertig gekaufte Mayonnaise, die immer eine Menge Zucker und falsches Fett enthält.

Saure-Sahne-Soße
Menge je nach Personenzahl: Unter die saure Sahne oder die Creme fraîche mischen Sie – je nach Menge – einen oder zwei Teelöffel sauren Senf (der keinen Zucker enthalten sollte), ein bisschen Flachs- oder Olivenöl und, wenn sie mögen, Dill oder andere Kräuter. Geben Sie ein paar Spritzer Maggi oder Essig dazu – Salz ist nicht nötig. Sie können die Kräuter und den Dill auch weglassen, es kommt einfach darauf an, zu was Sie diese Soße verwenden wollen.

Mischen Sie die Soße mit den Eierscheiben. Essen sie eine Tomate oder ein paar Radieschen dazu – und, wenn Sie wollen, eine Scheibe gebuttertes Vollkornbrot. Mit ein oder zwei Scheiben Käse – falls der Eiersalat nicht ausgereicht hat – ist der Magen bestens bedient, nicht belastet und wenn Sie lernen aufzuhören, bevor Sie wirklich nichts mehr reinkriegen, werden Sie schon nach

10 Minuten bemerken, dass Sie längst vor diesem Zustand rundum gesättigt waren.

Thunfischsalat
Saure-Sahne-Soße genau wie beim Eiersalat, und es schmeckt auch fein, wenn der Thunfisch ein paar Eierscheiben und/oder Bambussprossen zur Gesellschaft mitbekommt.
Sie können ihn aber auch einfach mit Essig und Öl anmachen. Sie können ihm ein paar feingeschnittene Zwiebeln mitgeben, Kapern oder Gurkenstückchen reinschneiden. Eine halbe Avocado, in kleine Stücke geschnitten, finde ich persönlich hinreißend drin. Aber das ist reine Geschmacksache. Seien Sie creativ. Eine gebutterte Scheibe Vollkornbrot (natürlich kann sie auch ungebuttert sein) ist auch noch erlaubt. Wenn Sie nicht nachher beim Fernsehen mit was weiß ich verunfallen, wird die Waage am nächsten morgen keine dummen Bemerkungen machen.

Hühnerfleischsalat
Nehmen Sie gekochtes Hühnerfleisch und schneiden Sie es in Portionsstückchen.
Sie können auch hier die Saure-Sahne-Soße von oben verwenden, die Sie in der Konsistenz mit ein bisschen Sahne dicker oder dünner selbst gestalten können. Ein paar Spargelspitzen tun hier Wunder, auch Bambussprossen oder kleine Zuckererbsen sind fein. Ansonsten eine Tomate dazu oder einen kleinen Salat.

Shrimps oder Scampi Cocktail
die selbe Soße – hier ist ein bisschen Dill sehr fein (kann getrocknet oder frisch sein). Nehmen Sie ein großes Salatblatt, das Sie in eine passende Schale drapieren und gießen Sie die Soße über die Meeresfrüchte. Essen Sie einen kleinen Salat dazu – ein Spargelsalat wäre wunderbar – und wenn Sie wollen ein Knäckebrot oder eine aufgebackene halbe gebutterte Seele. (Nein, sie wird Sie nicht ins Unglück stürzen.) Eigentlich müsste Sie das ausreichend für ein Abendessen sättigen. Wenn noch ein zu füllendes Loch im Magen offen ist, stopfen sie es mit einer Scheibe Käse. Wenn Sie langsam essen und ein bisschen warten, werden Sie bemerken, dass das Loch eine Fata Morgana war.

Eine geräucherte Forelle
Das ist ein feines Abendessen. Wichtig ist nur, eine gute Quelle zu finden, denn die Qualitätsunterschiede sind groß. Sparen Sie lieber am Brot oder den Kartoffeln. Essen Sie einen kleinen Salat dazu oder eine Scheibe leicht gebuttertes Vollkornbrot. Eine Tomate, Gurkenscheiben oder ein paar Radieschen zur Gesellschaft (der Vitamine wegen), sind immer empfohlen. Trotzdem sollten Sie nie Ihre Vitalstoffe vergessen.

Geräucherter Lachs
Auch hier ist die Qualität wichtig und billig nicht zu empfehlen. Über die

Lachse aus Farmen gehen schreckliche Geschichten um, die leider sehr glaubwürdig sind. Ich habe sie mit Bedauern völlig aus meinem Speiseplan gestrichen. Es bleibt nur noch der Wildlachs, wenn man ihn kriegen und bezahlen kann. Mit Kapern, feingeschnittenen Zwiebeln oder gehacktem hartem Ei ist das eine Delikatesse. Essen Sie – wenn Sie nicht extrem KH-empfindlich sind – eine gebutterte halbe aufgebackene Seele dazu. Ansonsten trösten Sie sich mit einer halben Avocado, die Sie mit ein bisschen Essig und Öl oder Öl und Zitronensaft gesalbt haben.

Eine Büchse Sardinen
ist dank der guten Omega-3-Fettsäuren, die Sardinen führen, ein prima Abendessen. Eine Scheibe gebuttertes Vollkornbrot, einen kleinen Salat und fertig ist gekocht. Wenn's nicht reicht, ist auch noch eine Scheibe Käse oder eine kleine Schale Quark erlaubt.

Heringsalat
Es gibt wundervolle Heringsversionen. Gehen sie dafür in ein gutes Fischgeschäft und suchen Sie sich aus, was Ihnen besonders schmeckt. Hering in saurer Sahne, mit Äpfeln und Zwiebeln. Grüner Hering. Hering in Dill-Sahnesoße. Probieren Sie einfach, was Sie am meisten freut.
Hering gehört zu den Fischen mit den ganz besonders wichtigen langkettigen Omega-3-Fettsäuren – er könnte also ruhig dreimal in der Woche gegessen werden. Essen Sie hinterher noch ein bisschen Käse, und ich sage es Ihnen immer wieder – ein Stück gebuttertes Vollkornbrot ist keine Sünde, essen Sie es ohne die kleinsten Gewissensbisse. Es ist in jedem Fall besser, als später beim Fernsehen einen Unfall in Schokolade oder Plätzchen zu erleiden. Sollten Sie einmal drauf und dran sein, einfach nicht widerstehen zu können und dringend was Süßes brauchen, gebe ich Ihnen mein persönliches Hilfsmittel, das mich immer wieder vor *schlimmen* Abstürzen gerettet hat.
Ich hole mir eine kleine Handvoll Walnüsse, Mandeln, Haselnüsse (4-6 Stück) und dazu eine *halbe* Rippe dunkle Schokolade, die ich in winzigen Stücken dazu abbeiße. Aber dazu müssen Sie wissen, dass bei mir die KHs wirklich kleingeschrieben sind. Denn alles summiert sich natürlich.

Makrelen
Die gehören auch auf die besonders wertvolle Fischliste, genau wie der Hering und die Sardinen. Sie machen ein wundervoll sättigendes gesundes Abendessen (oder einen Lunch). Eine Scheibe gebuttertes Schwarzbrot, eine Tomate, Gurkenscheiben und ein paar Radieschen und Sie haben glänzend gegessen. Wenn Sie noch eine Scheibe Käse oder ein Schälchen Quark mit ein bisschen Bitterschokolade drüber gerieben glücklich macht – nur zu.

Roastbeefscheiben
mit (wenn möglich) selbst gemachter Remouladensoße, und einem kleinen Salat. Am Schluss Käse. Eine Scheibe gebuttertes Vollkornbrot.

Tartar
Ein gutes Abendessen, wenn man gerne rohes Fleisch mag. (Kaufen sie Tartar nie fertig. Bitten Sie, dass es für Sie frisch durch den Wolf gedreht wird.
Mischen Sie ein oder mehrere Eier unter die Fleischmasse (je nach Personenzahl, die Sie bekochen.) Vergessen Sie Mehl und das eingeweichte Weißbrot, es muss nicht sein. Würzen Sie mit Pfeffer, Salz und geben Sie großzügig Petersilie, Zwiebeln, Basilikum und andere Gewürze zu, die Ihnen schmecken. Pfeffer ist ein Gewürz, das Sie lieben und viel verwenden sollten. Es unterstützt den Verdauungsvorgang hervorragend, ja es tötet sogar die Bakterien ab, die wir dort nicht gerne haben wollen. Essen Sie dazu eine Scheibe gebuttertes Vollkornbrot und, wenn Sie wollen, eine Tomate oder ein paar Radieschen.
Hier möchte ich Ihnen noch folgendes sagen: Rohes Fleisch ist am wertvollsten, weil es noch alle Enzyme lebendig enthält, die bei Dünst- Brat- oder Grillvorgang verloren gehen. Das ist auch der Grund, warum man sich angewöhnen sollte, Fleisch höchstens "medium", zu essen. Noch besser wäre "medium rare". Sie werden dadurch kein Kannibale.

Zwiebel-Ei
Hier gebe ich Ihnen ein streng gehütetes Geheimnis meiner Familie preis – aber was tut man nicht alles, um seine Anhänger zu erfreuen. Das war bei uns der Beginn des Sonntagsfrühstücks und der Vater bekam zwei Zwiebeleier, während die Kinder nur eines bekamen. Ich fand das sehr ungerecht, weil mein Bauch immer noch dringend nach einem Zweiten verlangte. Leider hatte ich bei meiner Mutter keinen Erfolg mit einer Umstimmung. Es blieb, bis ich eine eigene Küche hatte, bei einem Ei. Und als ich die hatte, wollte ich kein Zweites mehr.

Vorbereitung: Schneiden Sie hauchdünne Zwiebelscheiben, und bedecken Sie die Scheiben vollständig mit genügend Zitronensaft. Geben Sie ein bisschen Maggi drüber, dass es zusammen mit dem Zitronensaft in die Zwiebeln einzieht. In dieser Marinade sollten die Zwiebeln wenigstens 15 Minuten baden.

Schneiden Sie eine nicht zu dünne Scheibe Vollkornbrot, die Sie gut buttern, damit nicht nachher die nassen zitronengesättigten Zwiebelscheiben das Brot aufweichen. Braten Sie ein oder wie viele Eier auch immer Sie servieren wollen bei sanfter Hitze in der Pfanne. Kurz bevor sie fertig sind, geben Sie die Zwiebelscheiben in ein Sieb, dass sie wirklich sehr gut abtropfen und drapieren sie auf das Butterbrot. Dann balancieren Sie das Ei aus der Pfanne auf das Brot. Die Esser sollten bereits mit Messer und Gabel bewaffnet am Tisch sitzen, damit das Ganze nicht kalt wird. Denn das geht ganz schnell.
So, mehr Rezepte konnte ich im Moment aus dem Gedächtnis nicht produzieren. Aber es gibt ab sofort für wenig Geld ein spezielles Rezeptebuch, das ein weiblicher Zucker-Krimifan für mich gemacht hat. Die Auswahl ist großartig, und da haben Sie es ganz professionell. Wenn Sie es haben wollen, hier ist die e-mail Nummer der 3 Sterne Köchin: isabell.groth@t-online.de

Grundsätzlich gilt: Langsam essen und gut kauen hilft, den Sättigungspunkt nicht zu überrennen, der nach etwa 25 Minuten eintritt. Legen Sie Messer und Gabel nach jedem Bissen, der in den Mund gewandert ist, beiseite. Erst nachladen wenn Sie alles geschluckt haben.

Trinken Sie ruhig zu einer Mahlzeit ein Glas sauberen Wein – bevorzugt Rotwein. Das ist besser als viel Wasser, Limonade oder Sprudel mit Kohlensäure zu trinken, die Ihre Verdauungsenzyme verdünnen und damit den Aufspaltungsvorgang im Magen beeinträchtigen.
Trinken Sie stattdessen genug zwischendurch. Aber bitte niemals kohlensäurehaltige, süße Getränke.

Guten Appetit.

KAPITEL 8

Wie viel Eiweiß braucht der Mensch?

Eiweiß und ungesättigte Fettsäuren sind unsere beiden wichtigsten Baustoffe und deshalb ist die Menge, die man täglich bekommen sollte, wichtig. Auch hier bestehen zwischen den einzelnen Menschen Unterschiede, die man nur errechnen kann, wenn man weiß, aus wie viel Muskelmasse und aus wie viel Fett sich der jeweilige Mensch zusammensetzt. (Heute gibt es bereits Waagen, die das selbstständig errechnen.) Außerdem muss man sein Freizeit- und Arbeitsverhalten einkalkulieren. Ein Bauarbeiter gebraucht seine Muskeln mehr als der Herr Professor hinter dem Schreibtisch; und Verbrennung kommt nur in Gang, wenn Sauerstoff mit von der Partie ist. Versuchen Sie mal ein Feuer ohne Sauerstoff in Gang zu bringen, das wird Ihnen nicht gelingen.
Es ist eine traurige Tatsache, dass Sie auf der Couch vor dem Fernseher ebenfalls zu wenig Sauerstoff bekommen, auch wenn Ihre grauen Zellen herumtoben, weil Sie sch einen Krimi nach dem anderen reinziehen.

Im SLM-Programm sollen Sie nicht einfach abnehmen – Sie sollen überflüssiges Fett abbauen; denn das ist die einzige Substanz in Ihrem Körper, die Ihnen (im Übermaß) keinen Nutzen bringt. Bei den herkömmlichen fettfreien Empfehlungen, wie man am besten abnehmen kann, kommt immer das Eiweiß zu kurz, denn man versucht ja, die Menüs "kalorienarm" zusammenzustellen. Man spart am Fett ebenso wie an Eiern, Fleisch und Käse bekommen nur noch einen kleinen Stellenwert zugestanden. Oft mit dem Ergebnis, dass ein wichtiges Nahrungsmittel, das *die* Teile Ihres Körpers versorgt, in denen die Musik spielt, zu kurz kommt. Es ist aber das Eiweiß, das Zellen aufbaut, und ohne genügend neuen Zellaufbau tritt die Alterung samt Falten schneller ein. Die ungesättigten Fettsäuren geben die Millionen Initialzündungen in den Zellen, um in den Muskeln, den Organen oder der Haut den Stoffwechsel umzutreiben. Haldenfett ist eine tote Masse, in der sich nichts mehr bewegt, und die meist, wenn sie lange genug im Übermaß herumliegt, auch noch ranzig geworden ist. Denn Sauerstoff ist im ganzen Körper zu Hause, und er oxidiert inaktives Fett, wie er es mit einer Speckschwarte macht, die in der Wärme der Küche ranzig wird. Sie wäre, wie auch das Öl, im Kühlschrank vor diesen Angriffen besser geschützt gewesen.

Das echte Lebendgewicht

Von der Substanz des Muskelfleisches (auf Englisch heißt das "lean body mass"), den Knochen und Organen sollten Sie nichts verlieren, denn das sind Ihre wichtigsten Bestandteile. (Neben dem Verstand natürlich, aber der arbeitet ja auch mit einem Organ, dem Gehirn, und somit ist auch Gehirnschwund tunlichst zu vermeiden.)

Es ist schon traurig genug, dass wir mit dem Altern alle eingehen wie ein zu lang und zu heiß gewaschenes Hemd, aber das ist der natürliche Verschleiß. Heute muss man sich damit nicht mehr abfinden, denn hier gibt es ganz neue und sehr wirksame Alternativen. Sie finden Sie im Kapitel "Die Entdeckung" beschrieben.

Ein altes Gehirn kann am Ende eines Lebens Erkleckliches an Gewicht verloren haben, und dass wir alle mit den Jahren auch in der Länge schrumpfen, ist nicht wegzuleugnen. Ich beklage bereits zwei mir teure Zentimeter, die ich nur ganz ungern habe dahinschwinden sehen. Bei den herkömmlichen Diäten sind Gewichtsverluste, die man bejubelt, sehr häufig traurige Verluste. Oft ist mehr als 40 % dessen, was man verloren hat, Muskelmasse und Wasser.

Über den Daumen gepeilt

Für die tägliche Eiweißmenge gibt es Berechnungen, die ich Ihnen der Einfachheit halber in Circawerten angeben werde. Da wir ein Langzeitkonzept im Auge haben und nicht eine zeitlich begrenzte Diät, kommt es auf ein paar Gramm hin oder her nicht an. Ein stetiges Abnehmen, ohne sich dabei müde und abgeschlafft zu fühlen, ist der beste Beweis, dass Sie die richtigen Eiweißmengen bekommen. Vor allem Ihre Befindlichkeit ist die Messlatte. In dem Moment, wo Muskeln, Knochen oder Sehnen schmerzen, müssen Sie aufpassen. Das können Anzeichen sein, dass Sie entweder zu wenig Bewegung für Ihre Muskeln haben oder mit Eiweiß unterversorgt sind.

Wenn Sie zu den Fliegengewichtlern gehören, die mit ca. 47 bis 52 Kilo von der Waage steigen, nicht besonders eifrig Sport treiben und eine Tätigkeit ausüben, bei der kein Schweiß fließt, dann brauchen Sie am Tag ca. 50 bis 60 Gramm Eiweiß.

Wenn Sie 52 bis 58 Kilo wiegen und ebenfalls nur moderat sporteln, dann sind es ca. 70 bis 75 Gramm Eiweiß, die Sie pro Tag haben sollten.

Mit 58 bis 65 Kilo liegt Ihr Bedarf am Tag eher bei 75 bis 90 Gramm.

Mit 90 bis 100 Kilo Lebendgewicht ist Ihr Eiweißbedarf ca. 110 bis 125 Gramm am Tag.

Wenn Sie jetzt denken: Das ist aber nicht viel, was ich da zum Beispiel an Fleisch, Fisch, Eiern oder Käse konsumieren kann, dann müssen Sie dazu Folgendes wissen:

Es gibt keine reinen Eiweißformen in Lebensmitteln. Egal, ob Fleisch, Geflügel, Fisch, Wurst, Käse, Eier oder Sahne, alle haben sie neben dem Eiweiß noch leicht unterschiedliche Anteile an Fett, Mineralen, Kohlenhydraten, Faserstoffen und Wasser. Man kann deshalb bei allem, was man an Eiweiß isst, eher ein bisschen auf- als abrunden. Das heißt, wenn Sie nur Fleisch essen würden, könnten Sie, bei einer "Tageserlaubnis" von 90 bis 100 Gramm Eiweiß, ein Steak mit 150 Gramm als Ihre gesamte Tagesration in die Pfanne hauen. Von dieser Gesamtmenge müssen Sie aber auch anderes Eiweiß wie den Käse, den Quark oder die Eier, die Sie essen, mitbestreiten. Wirklich reines Eiweiß ist nicht einmal der weiße Anteil im Ei.

Das heißt also, dass Sie beim Eiweiß nicht so zimperlich sein müssen wie bei den falschen Kohlehydraten. Sie werden selbst größere Mengen nicht am nächsten Tag auf Ihrer Waage wiederfinden. Da es für Stunden erstklassig sättigt, ist das der Grund, warum die Abnehmer bei diesem Programm fast immer weniger essen als vorher. Für viele fallen die Zwischenmahlzeiten weg, sie brauchen sie nicht mehr. Kohlehydrate sättigen nicht im gleichen Maße, und durch den Blutzuckerabfall, den sie auslösen, ist der nächste Hunger immer schon um die Ecke.
Wenn Sie anstrengenden Sport treiben – hartes Tennis, langes Joggen oder etwas Ähnliches – werden Sie schnell herausfinden, dass und was Sie mehr an Eiweiß brauchen. Wenn Sie unterversorgt sind, schmerzt der ganze Bewegungsapparat, sie fühlen sich abgeschlafft und müde, ein Zeichen dafür, dass Sie mit der reinen Eiweißmenge um 10 bis 15 Gramm heraufgehen müssen; in jedem Fall so lange Sie sehr aktiv sind.

Und noch etwas: Wenn eine Menge Fettpfunde (30 bis 40 kg Übergewicht) in dem angegebenen Gewicht enthalten sind, dann können Sie mit der Eiweißmenge schon deshalb großzügiger umgehen, weil Sie täglich ein ungewolltes Training absolvieren, indem Sie Ihr Übergewicht treppauf, treppab mit sich herumschleppen müssen.

Die richtige Tagesverteilung

Am besten passt es, wenn Sie Ihre Eiweißmenge durch drei teilen und versuchen, jeweils ein Drittel in eine Hauptmahlzeit zu packen. Wenn Sie kleine Snacks einschieben, weil Sie am Anfang noch zwischendurch hungrig sind, dann müssen Sie diese Eiweißmengen irgendwo anders einsparen.
Aber fangen Sie bitte nicht an, ein richtiger Eiweiß-Gramm-Griffelspitzer zu werden. Wichtig ist, dass Sie der Generallinie folgen und in keinem Fall zu wenig Eiweiß am Tag bekommen. Denn eine wichtige Regel heißt: Niemand hungert jemals bei diesem Programm.
Eine ebenso wichtige Regel sagt: Niemand isst, wenn er hungrig ist, denaturierte Kohlehydrate. Das heißt mit andern Worten: Ihr persönlicher Eiweißbedarf kann überschritten werden, ohne dass sich das auf der Waage auswirken wird. Sie werden das wie viele vor Ihnen herausfinden. Wenn die Umstellung auf diese Essensweise einmal eingefahren ist, bekommt der Hunger weit kleinere Dimensionen als zuvor und viele Gelüstigkeiten entfallen ganz. Sie sollen Ihre Pfunde wirklich komfortabel ablegen, denn das ist die beste

Garantie, das Programm für den Rest des Lebens mit Vergnügen beibehalten zu können; zumindest im Grundprinzip. Denken Sie bei Kohlehydraten immer geizig – ein großzügiges Auge gilt dagegen für die Eiweißmengen. Aber denken Sie auch immer wieder einmal daran, dass Ihre Versorgung mit allen organischen Mineralen und Spurenelementen hier einen sehr hohen Stellenwert hat, um eine Übersäuerung im Zaum zu halten.

Kleine Zwischenmahlzeiten

Wenn Sie, und das kommt auf Ihre Aktivität an, einen kleinen Zwischendurchhunger verspüren, essen Sie irgendeine kleine Menge an Eiweiß: eine Scheibe Käse und ein paar Nüsse, kaltes Fleisch, zwei Löffel Quark mit ein bisschen Schnittlauch oder Petersilie, aber auch mit ein paar Beeren oder einem halben Apfel. Rechnen Sie im Kopf diese Menge bei der nächsten größeren Mahlzeit ab.
Wenn Sie wissen, dass Sie morgens und am Nachmittag einen Zwischenhappen brauchen, dann kalkulieren Sie diese zusätzlichen Eiweißmengen dementsprechend in Ihre Tagesration ein.
Für wirklich Kohlehydratgeschädigte sind auch Eiweißmengen, die über dem eigentlichen Bedarf liegen, kein Problem, während leider schon kleinste Mengen an zu vielen verballhornten KHs für solche Menschen einen Rückschlag bringen können; mit dem Resultat, dass der Fettabbau für Tage zum Erliegen kommt. Je früher Sie sich zum richtigen Eiweißfan entwickeln und die Furcht vor gutem Fett verlieren, desto weniger Probleme werden Sie mit dem Abnehmen (und dem Hungrigsein) haben.

Was ist mit Fett?

Was beim Aufstocken der Fetthalden vor allem zu Buch schlägt, sind die Kohlehydrate. Sie produzieren Hunger statt Sättigung und gewährleisten damit einen ständigen Zuckernachschub – denn das ist es doch, wonach man in welcher Form auch immer greift. Der Weltmeister im „Speisekammerfüllen", ist das Insulin, es sorgt dafür, dass dieses Zuviel in der Leber zu Fett umgebaut wird und auf Halde geht.

Ohne KHs ist *gutes* Fett kein Problem mehr. Es wird durch die Umstellung auf die effizientere Fettverbrennung besser ausgeleitet. Sie erinnern sich an die Ketone, die Ihr überflüssiges Fett "verschleudern", so wie eine Einscheibenverglasung Ihnen pausenlos die Wärme aus der Wohnung lässt. Trotzdem, ein gewisses Augenmaß ist sicher vernünftig, vor allem wenn es Sie beruhigt. Was ich gerne großzügig in Ihrem Speiseplan sehen möchte, ist der Weltmeister für Initialzündungen in der Zelle – das Leinöl. Olivenöl kann mit von der Partie sein, sollte aber den kleineren Anteil ausmachen. Seinen großen Anteil an Omega-6-Fettsäuren bekommen wir in vielen anderen Lebensmitteln ebenfalls in großer Menge. Diese Kombination, mit der Betonung auf dem Leinöl, ist das größte Plus für Ihre Gesundheit. Sie können auch andere ungesättigte Öle wählen, wie Avocado- Sesam- Kürbis- oder Walnussöl. Aber nur das Leinöl bringt Ihnen eine so ideale Verteilung von Omega-3- und Omega-6-Fettsäuren in einer Ölsorte.

Mit "hochungesättigten" Pflanzenölen wie Soja-, Distel- oder Sonnenblumenölen seien Sie bitte sehr zurückhaltend. Ich würde sogar empfehlen, sie ganz zu vermeiden, wenn Sie nicht eine ganz zuverlässige Ölquelle haben.
Sie haben die meisten Doppelbindungen von allen Planzenölen (das sind die Stellen an denen die Ölmoleküle Sauerstoff aufnehmen können). Deshalb sind sie fast nur prozessiert (hydrogeniert) zu bekommen. In natürlich belassenem Zustand würden Sie in warmen Supermärkten und hellen Glasflaschen viel zu schnell ranzig werden. Leider gibt es immer noch keine ehrliche Deklarierungspflicht im diesem Zwielichtgeschäft, das den Verbraucher vor falschen Angaben schützen würde.

KAPITEL 9

Das Vitalstoff-Programm

Was über Vitamine, Minerale und Spurenelemente zu sagen ist, braucht mehr als ein paar Seiten. Dieses Buch hat ein anderes Thema und deshalb beschränke ich mich auf wichtige Empfehlungen, die mit dem SLM-Programm zusammenhängen.
All diese kleinen Edelbausteine der Natur sind hochwichtige Akteure im gesamten Lebensablauf. Es sind die Zuarbeiter von Hormonen oder Eicosanoiden, sie stoßen Zellfunktionen an und wir brauchen sie jede Sekunde, um das komplexe Geschehen, das Stoffwechsel heißt, ordnungsgemäß zustande zu bringen. Was wir vor allem auch unterschätzen, ist die Wichtigkeit der verschiedenen Minerale, ohne die ein reibungsloser Ablauf des Körpergeschehens und seine Erhaltung nicht stattfinden kann.

Alles braucht zur Unterhaltung Minerale – die Zähne, die Haare, die Knochen, die Haut, die Nägel. Sind Minerale nicht in genügendem Maße aus der Nahrung im Angebot, wie soll das dann gehen? Heute ist man so weit, die Minerale in ihrer Wichtigkeit vor die Vitamine zu setzen, weil viele Vitamine ihre Aufgaben nur erfüllen können, wenn sie Minerale als Zuarbeiter zur Verfügung haben.
Man muss also wissen, dass diese homöopathischen Winzigkeiten, die in Milligramm und oft auch nur in Mikrogramm gemessen und gebraucht werden, niemals im Alleingang effizient sind. Es sind Teamarbeiter, die wie bei einer Fußballmannschaft auf ihre Mitspieler angewiesen sind, um ein Tor ins Netz zu bringen. Es ist also ganz sinnlos und oft sogar kontraproduktiv, vier Wochen lang Vitamin E oder Beta Carotin zu nehmen, es dann abzusetzen um Selen, Magnesium oder ein anderes, von den Medien hochgejubeltes Einzelprodukt aus dieser Schublade einzuwerfen. Es ist sowieso entsetzlich, dass von der Nahrungsmittelindustrie – zu reinen Werbezwecken – in Hunderten von Produkten wahllos synthetische Vitamine zugesetzt werden dürfen. Ich denke, das sollte vom Staat verboten werden. Auch das Zusetzen von anorganischen, in der Retorte fabrizierten, Mineralen (und genau in dieser Form kaufen wir sie heute überwiegend) ist unsinnig. Nur in der rein organischen Form kann unser Körper sie voll aufnehmen. Am besten ist es, sie in kolloidaler Form zu nehmen. Das ist die Form, wie Pflanzen sie für uns vorbereiten. Da jubelt die Zelle.

Leider können organisch aufbereitete Minerale nicht für ein paar Pfennige hergestellt werden, weil sie einen weit aufwendigeren Herstellungsprozess nötig haben, der bei der Bodenversorgung beginnen muss. Ich persönlich denke nicht, dass es Sinn macht billig zu kaufen, wenn es nur rausgeworfenes Geld ist.
Leider können wir heute, selbst mit einer noch so abwechslungsreichen Kost,

Defizite an Vitaminen und Mineralen nicht mehr vermeiden. Die Böden sind ausgelaugt, chemische Düngung ist das einzige was sie bekommen. Auch eine ausreichende Erholungszeit wird ihnen kaum mehr zugestanden, aber vor allem fehlt ihnen eine Rundumversorgung mit *allen* Mineralen, die dann von den Mikroorganismen im Boden für uns verwertbar aufgearbeitet werden können. Uninformiert, wie der Normalverbraucher ist, fragt kein Mensch genau nach, was er da kauft.

Es ist Kalzium, o.k. – das wird schon das Richtige für mich sein. So werden Millionenbeträge von Menschen, die sich vernünftig versorgen wollen um nicht krank zu werden, für wertlose Präparate ausgegeben.

Es tut mir leid das sagen zu müssen, aber was wir unkontrolliert kaufen, ist in 90 % der Fälle nichts anderes als sinnlos ausgegebenes Geld. Und die Hersteller sind keine armen Ignoranten – falls Sie das jetzt glauben sollten.

Unser Körper versucht zwar immer sich Reserven zu halten, mit denen er Durststrecken überwinden kann, aber je älter wir werden, desto ausgelaugter ist er, weil kein konstanter Nachschub an allen wichtigen Mineralen (und das ist nicht nur Kalzium und Magnesium) stattfindet. Hier liegen die Gründe dafür, dass Spätgebärende (Frauen über dreißig) in vielen Fällen diesen Kindern nicht mehr das mitgeben können, was man im heutigen stressvollen Leben mehr braucht als jemals zuvor. Und je älter man wird, desto wichtiger wird das auch für den eigenen Körper. Ein neues Auto hält einen unzureichenden Service zwar eine Weile aus, aber wenn es in die Jahre kommt, wird seine Fahrtüchtigkeit sehr viel früher nachlassen, als das bei einem gut gepflegten Wagen der Fall ist.

Ich empfehle Ihnen also mit allem Nachdruck, eine tägliche gut zusammengestellte Vitamin- und vor allem Mineralstoffversorgung zu gewährleisten, damit Sie nicht über die Jahre Defizite entwickeln. Leider nimmt man diese lange Jahre gar nicht wahr, denn dummerweise behilft sich unser Körper viel zu lange mit Unterversorgung und Ausbeutung, statt sofort durch Schmerzen oder Unwohlsein zu reklamieren. Kein Krebs, kein Herzinfarkt, kein Diabetes entsteht in ein paar Wochen. Alle sind durch viele Jahre der Unterversorgung entstanden. 90 % aller unserer Zivilisationskrankheiten sind Mangelkrankheiten, obwohl wir in der (falschen) Fülle leben.

Im Fall der im Zucker Krimi empfohlenen Essensweise muss ich, nach allem was an neuen Studien in den letzten vier Jahren herausgefunden wurde, Ihnen noch eine Warnung mitgeben. Wenn man, weil man Abnehmen will oder muss, auf eine sehr eiweißreiche Kost umsteigt, hat man zwar die Gefahren durch zuviel Kohlehydrate gebannt, aber auch das Eiweiß hat einen Pferdefuß: Es säuert. Und deshalb hat diese empfohlene umfängliche Mineralstoffversorgung einen so hohen Wichtigkeitsgrad. Denn Säuren müssen im Körper entschärft werden. Die Nieren werfen ab pH Werten von 4,5 das Handtuch. Ab einem solchen pH-Wert geraten ihre Membranen in Gefahr, verätzt zu werden. Und vielleicht wissen Sie immerhin, dass Dialysepatienten Menschen sind, die, der toxischen Stickstoffrückstände wegen, gar kein Eiweiß mehr verkraften können.

Ich habe daher kleine Veränderungen in meinen alten Empfehlungen vorgenommen. Vor allem deshalb, weil neue Studien von einem italienischen Wissenschaftler eindeutig ergeben haben, dass alle Pflanzen und Früchte, die im ZuckerKrimi immer mit großer Zurückhaltung in den Mengen angegeben sind, den Insulinausstoß nur sehr wenig beeinflussen. Eine weitere Erkenntnis, die sich bislang noch nicht durchgesetzt hat, ist, dass auch Eiweiß vom Körper zu Teilen in Glucose umgewandelt wird.
Es ist gut, wenn die Ausgabe eines Sachbuches irgendwann ausverkauft ist, sodass in der nächsten Auflage solche neuen Erkenntnisse eingefügt werden können. Sie werden in einem späteren Kapitel auch die Alternative zu den alten Zucker Krimi Empfehlungen lesen, die das Non Plus Ultra darstellen für *gesundes* Abnehmen, wie wir es bisher nicht gekannt haben. Sicher wird es immer Menschen geben, die die luxuriöse Abnehme-Möglichkeit aus dem alten Zucker Krimi bevorzugen, Sie müssen aber wissen, dass dann der Körper zum Ausgleich für den Eiweiß-Luxus eine erstklassige Mineralstoffversorgung haben *muss.*

Die Gefahr der Übersäuerung, die heute in allen Wohlstandsländern keine Gefahr, sondern eine Tatsache geworden ist, habe ich in einem anderen Buch sehr ausführlich erklärt. Was da drin steht gehört zum Grundwissen, wenn Sie gesund alt werden möchten. Auch das Buch über die Wichtigkeit der Fette gehört hier her, denn die Nahrungsmittelindustrie wird Ihnen solche Informationen nie geben. Im Anhang finden Sie alle Bücher aufgeführt, die ich bis heute geschrieben habe.

Mega-Dosierungen

Niemand redet dabei von Megadosierungen. Ich halte sie für falsch. Aber man weiß heute, dass vielfach, und zwar nicht nur bei älteren Semestern, die Vitamin- Mineral- und oft auch die Spurenelemente- und Enzymversorgung ganz lückenhaft ist. Kaum jemand weiß, dass wir durch den hohen Verzehr an denaturierten Kohlehydraten unsere Vitamin-B-Reserven ausplündern. Wer raucht, aber auch wer generell hohen Stress hat, verbraucht ein Vielfaches an Vitamin C oder anderen Antioxidantien. Wer füllt sie im richtigen Umfang nach? Die meisten Menschen nehmen hin und wieder mal Vitamin C, vor allem wenn eine Erkältung droht, meist aber in viel zu kleinen Dosen. Dann wird es wieder vergessen, und der Körper schaut gestresst in die Röhre, wenn er sich gegen freie Radikale verteidigen muss – auf einmal kommt da nichts mehr.

Was sinnvoll sein kann ist – in besonderen Fällen oder bei auftretenden Krankheiten – ein spezielles Vitamin oder Mineral für eine Zeitlang mit höheren

Dosen einzusetzen, bis Besserung und Normalisierung eingetreten sind. Wir müssen zwar keine Angst mehr haben, den Skorbut zu bekommen, aber viele von uns sind nahe an diesem Zustand und wissen es gar nicht. Zahnfleischbluten, dauernde kleine Infektionen, blaue Male schon bei kleinsten Stößen, die nicht vergehen wollen, all das sind Zeichen einer Unterversorgung.

Außerdem ist Vitamin C das Stresshormon Numero eins. Und Stress haben wir alle wahrlich genug – auch schon unsere Kinder. Das Gros der Wissenschaftler, die auf diesem Gebiet forschen, vertreten diese Auffassung und sind deshalb für eine immerwährende, gut zusammengesetzte Zusatzversorgung. Wirklich wirksam ist nur die natürliche Form, die es heute schon da und dort neben den synthetischen Produkten aus der Retorte gibt. Nur diese naturbelassenen Vitalstoffe plus organischer Minerale bringen uns die ganze "Mannschaft", so wie sie uns von der Natur angeboten wird.

Phyto-Nutrients (Pflanzenbegleitstoffe)

Wissenschaftler haben inzwischen eindeutig festgestellt, dass eine Reihe biochemischer Stoffe, die erst in der *ausgereiften* Frucht produziert werden, hochwichtige Mitstreiter für die Gesundheit sind. Sie haben ihnen den Namen "Phyto-Nutrients" (Pflanzenbegleitstoffe) gegeben. Sie können nicht synthetisch hergestellt werden.
Bei der neuen Kostform, die auch die natürlich belassenen Kohlehydrate am Anfang zurückschneidet, *müssen* Vitalstoffe vor allem Minerale, zugesetzt werden. Selbst in Phase III empfehle ich es Ihnen, wenn Sie wieder normal essen. Wenn hier in Phase I und II Defizite entstehen, kann es das Abnehmen boykottieren.

Vitamin C

Leider ist in Deutschland kaum ein Vitamin C in seiner naturbelassenen Gesamtform im Angebot.
Gängig ist hier vor allem die Ascorbinsäure. Die ist aber nur ein kleiner Anteil des Vitamin Cs, wie es die Natur uns liefert, wenn auch ein wichtiger. Es ist die Abwehrtruppe – ein starkes Antioxidant – das die gesamte Mannschaft schützt, zu der vor allem auch die Flavone und der Faktor P gehören.

Ich wäre gerne ganz massiv mit meiner Empfehlung, davon jeden Tag wenigstens 1000 mg in zwei Raten à 500 mg einzuwerfen. In zwei Raten deshalb, weil es ein Vitamin ist, das im Körper nur wenig gespeichert wird. Überfluss geht sozusagen in den "Abfluss", wobei es diesen Abfluss (Dünndarm, Dickdarm und Blase) als Antioxidant schützt und sehr hilfreich beeinflusst. Man muss dazu wissen, dass in einem sauren Milieu im Allgemeinen keine schädlichen Bakterien existieren können. Eine Ausnahme macht der Helicobacter pylori, der sich sogar in der Salzsäure des Magens behauptet, und der den Wissenschaftlern heute viele Sorgen bereitet. Man nimmt an, dass er Krebs stimuliert, wenn er dort lange Zeit unerkannt sein Unwesen treibt. Leider ist er nur mit einer Gastroskopie (Magenspiegelung) sicher zu identifizieren, denn bis heute sind auch die viel angenehmeren Atemtests noch nicht hundertprozentig sicher. Sollten Sie jemals aus anderen Gründen eine Gastroskopie nötig haben, bitten Sie den Arzt, das dabei auch gleich festzustellen.

Vitamin C ist nicht nur das Stresshormon erster Güte, es blockiert auch Viren und leitet Bakterien sowie Schadstoffe und Schwermetalle aus. Hier ist vor allem die Ascorbinsäure im Einsatz. Aber das Vitamin C wird – und das ist ganz wichtig – auch maßgeblich bei der Kollagenbildung gebraucht, die mit ihrem Stellenwert den gesamten Körper betrifft.

Kalium

Für das SLM-Programm in den ersten beiden Phasen ist *ein* Mineralsalz besonders wichtig: das Kaliumsalz.
Da diese Essensweise, vor allem am Anfang, immer auch einen diuretischen (wasserausscheidenden) Effekt hat, beeinflusst das die Nieren, die vermehrt Sodium (Salz) und Wasser ausscheiden. Das ist zwar ein erwünschter Effekt dieses Programms; das Sodium hat aber am andern Ende der Wippe das Kalium sitzen, und das wird manchmal von diesem Sog erwischt und geht ebenfalls baden.
Das Kalium spielt eine sehr wichtige Rolle im Körper. Es ist an vielen Funktionen mit beteiligt: beim Wasseraustausch in und aus der Zelle, was den Blutdruck beeinflusst. Beim Weiterleiten von Nervenimpulsen wird es neben Kalzium und Magnesium bei allen Muskelkontraktionen gebraucht. Wenn kurz nach einer Operation das Wasserlassen nicht funktioniert, weil die Muskeln der Blase – noch lahmgelegt von der Narkose – streiken, wäre Kalium ein guter Helfer, bevor man den Patienten mit unangenehmen Kathetern quält.
Wenn Sie, wie das in den ersten vierzehn Tagen des Programms der Fall ist, mit dem Aussparen von Kohlehydraten sehr strikt sind, mögen Sie einen solchen Kaliumverlust zu spüren bekommen. Müdigkeit, schmerzende, ja sogar verkrampfte Muskeln, Schwindel oder allgemeine Mattigkeit können manchmal auftreten und Sie erschrecken. Wenn das der Fall sein sollte, verstärken sie sofort Ihre Aufnahme von grünem Gemüse und Salaten. Das ist besser als Kaliumtabletten zu nehmen.

Wenn Sie einen hohen Blutdruck haben und Ihr Arzt Sie auf wasserausführende Medikamente (Diuretika) gesetzt hat, müssen Sie ihm über die neue Essensweise Bescheid sagen, denn der Blutdruck wird durch diese Kost ebenfalls gesenkt. Dann sind diese Medikamente nicht mehr sinnvoll, und wenn nicht einreguliert wird, ist es sogar eher schädlich. Sie sehen: Wer nicht ganz gesund ist und einwandfreie Blutwerte hat, braucht seinen Onkel Doktor zur Überwachung und Hilfestellung bei einer eventuell nötigen Medikamentenänderung. Diese neue Essensweise, die fast nur noch mit naturbelassenen Kohlehydraten auskommt, bringt für den Stoffwechsel große Vorteile. Ihr Arzt sollte dafür sorgen, dass Sie diese auch wahrnehmen können.

Einzelpräparate

Ich halte nur dann etwas von Einzelpräparaten, wenn sie zusätzlich und gezielt bei Krankheiten oder besonderen Umständen eingesetzt werden. Wir brauchen immer die **gesamte** Mannschaft, verlässlich, in kleinen Dosen jeden Tag. Darauf muss sich Ihr Körper sicher verlassen können, wie soll er sonst ohne diese Helfer für den Stoffwechsel eine zufriedenstellende Leistung zustandebringen? Wenn Sie das nicht sicherstellen können oder wollen, nehmen Sie lieber gar nichts. Dann weiß ihr Körper, dass er wohl oder übel selbst zurechtkommen muss. Wenn Sie aber anfangen, ihm endlich Waffen und Hilfstruppen zu einer erstklassigen Abwehr und Arbeitsleistung zur Verfügung zu stellen, dann muss er sich auch darauf verlassen könne, dass nicht nach ein paar Wochen die Munition verschossen ist oder sogar die gesamten Hilfstruppen ausbleiben. Das ist schlechter, als gar nichts zu nehmen. Und das gilt auch mit einem kleinen gut ausgewogenen Rundumprogramm für Ihre Kinder. Schließlich sollen die sich ja erstklassig entwickeln können, und da vor allem ihr Gehirn wachsen muss, sind auch die wichtigen Öle ein Punkt, dem Sie Beachtung schenken müssen.

Welt am Sonntag Nr. 11, 18. März 2001
Obst und Gemüse verlieren an Qualität. Ursache ist die moderne Landwirtschaft, sagen englische Forscher.

London cc - Die moderne Landwirtschaft macht es möglich: Das Obst und Gemüse bietet auch einen optischen Anreiz zum Kaufen. Äpfel sind wie genormt, Kartoffeln und Orangen nach Größe verpackt, der frische Spinat leuchtet in appetitlichem Grün. Ein Fortschritt, wenn man das heutige Angebot mit dem vor zwei Generationen vergleicht. Doch dieser Fortschritt hat auch ganz wesentliche Nachteile. Die Qualität von Obst und Gemüse hat seit rund 100 Jahren erheblich abgenommen, wie englische Ernährungswissenschaftler festgestellt haben. Der Wunsch des Kunden, nur das zu kaufen, was seinem Auge gefällt, hat zu einem dramatischen Rückgang an Mineralien und Spurenelementen in den Früchten geführt.

Der Wissenschaftler David Thomas aus Sussex untersuchte verschiedene Obst- und Gemüsesorten auf diese Stoffe und verglich die Ergebnisse mit Daten aus den frühen 40er Jahren. Das Ergebnis: Die Anteile lebenswichtiger Mineralien gingen in diesem Zeitraum bei einigen Sorten um weit mehr als 50 Prozent zurück.

Ernährungswissenschaftler David Thomas sieht die Ursachen für den Qualitätsverlust bei Obst und Gemüse bei der modernen Landwirtschaft. So würde immer mehr Kunstdünger auf die Felder gebracht, der das Wachstum der Nutzpflanzen fördert. Doch Mineralien würden mit dem Dünger nicht mitgeliefert. Der Boden sei in dieser Hinsicht längst ausgelaugt. Die Untersuchung von Thomas untermauert eine Studie, die das British Food Journal 1997 veröffentlicht hatte. Der Ernährungsexperte Professor Tim Lang von der Thames Valley University kommentierte die Studie von Thomas mit der Warnung: "Wir sterben hauptsächlich an Herzkrankheiten und Krebs. Der Rat der Ärzte lautet, dass wir weniger Fett, dafür aber mehr Obst und Gemüse essen sollen. Doch was hilft uns das, wenn wir die Pflanzen verändern, die ursprünglich eine vernünftige Prophylaxe waren? Die Züchter haben Produkte entwickelt, die hübsch aussehen, gegen Krankheiten resistent und erstaunlich lange lagerungsfähig sind. Doch das Wertvollste haben sie vernachlässigt – die Mineralien und Spurenelemente." (Diesen Artikel und andere, die mit dem Thema Gesundheit umgehen, finden Sie auch im Internet-Archiv der Welt am Sonntag, unter http://www.wams.de/Archiv)

Es nützt nichts die Augen vor der heutigen Wirklichkeit zu verschließen. Nur wer seinem Kraftstoff das wieder zusetzt, was ihm heute fehlt wird degenerative und chronische Krankheiten im Alter vermeiden können. Die Krux ist: Wo finde ich ehrliche naturbelassene Produkte.

KAPITEL 10

Exercise

Ja, Bewegung ist wichtig. Das ist weiterhin unbestritten. Was in Frage gestellt wird ist eine Art von Bewegung oder ein Sport, der dem Körper eine Situation vorspielt, die ihn – in Erinnerung an seine Entwicklung Millionen Jahre zurück – zu der Überzeugung kommen lässt, dass das, was da abläuft, kein Spiel mehr ist, sondern blutiger Ernst. Und glauben Sie mir, er erinnert sich an seine ersten Anfänge, als ob es gestern gewesen wäre. Nur Sie wissen nicht, warum Sie auf einmal Herzklopfen bekommen bei einer Situation, die keinerlei Bedrohung darstellt, die aber Erinnerungen in Ihnen wachruft, die damals höchst bedrohlich waren.

In der Zeit der Höhlenmenschen gab es keinen Hochleistungssport und den Nervenkitzel, den wir heute bei den wirklich verrückten Erfindungen wie Bungee-jumping oder Wildwasserrafting suchen. Diesen Nervenschock bekamen sie im Überfluss durch all die Gefahren, denen sie pausenlos durch große Tiere oder schlimme Naturereignisse ausgesetzt waren.
Damals gab es genügend tägliche Anstrengungen, beim Füllen des Futtersackes, sodass man sich um Muskelbildung und Taillenweite keine Sorgen machen musste. Wenn man aber auf einmal Anstrengungen unternahm und anfing, wie ein Verrückter loszurennen oder versuchte, in Windeseile einen Baum zu erklimmen, bevor der Löwe noch eine Ferse erwischte, um danach für das gesendete Mahl dem großen Manitou zu danken, wusste der Körper, dass es jetzt um die Wurst ging. Nur für solche Fälle wurden ad hoc all die Stresshormone aktiviert, die einen dann vielleicht retten konnten. War das der Fall, und man war noch einmal davon gekommen, sackte man total erschöpft und zitternd im hohen Gras zusammen. Es müsste Ihnen eigentlich einleuchten, dass es nicht besonders sinnvoll sein kann, Ihrem Gehirn eine solche Situation vorzuspielen.

Totale Erschöpfung und Muskelzittern sind nicht das, was wir brauchen

Wenn eine betriebene Sportart Sie hochgradig erschöpft, tun Sie sich damit keinen wirklichen Gefallen, auch wenn der Bizeps oder andere Muskeln davon schwellen mögen und es von manchen Trainern immer noch empfohlen wird. So sollte normaler Sport in keinem Fall verstanden werden, auch nicht für junge Leute. Es ist gleichfalls ein Irrtum, dass man damit sein Gewichtsproblem unter Kontrolle bekommen kann. Diese Wissenschaftler denken sowieso, dass das Gewichtsproblem ganz woanders zu suchen ist.

Wir brauchen Sport, um mehr Sauerstoff zu bekommen und damit überflüssiges Fett besser verbrennen zu können. Und wir brauchen ihn, weil das "Muskelfleisch" eine so wichtige Rolle für unseren Stoffwechsel spielt. Würden wir uns noch bewegen wie unsere Vorvorderen, könnten wir Sport alleine als vergnügliches Hobby betreiben.

Und noch etwas: Das euphorische Hoch, das Joggen bis nahe vor dem Umfallen bringt, oder der Angstkick, der beim Bungeejumping gesucht und ausgelöst wird, und den diese Verrückten so toll finden, hat einen ganz anderen Hintergrund und ist in keinem Fall ein Pluspunkt für Ihr Wohlbefinden. Es ist eine sehr tröstliche und liebevolle Hilfestellung unseres Körpers aus den Anfängen der Evolution, um uns – wenn es denn schon sein muss – das Weglegen des Löffels zu erleichtern. Sie wissen doch: In dem Moment, wo Sie der Hammer trifft, spüren Sie keinen Schmerz. Der kommt, zusammen mit der Angst, erst später, wenn Sie einen Crash überlebt haben. Und zwar dann, wenn die Stress-Situation abklingt und der Body zitternd und total daneben versucht, wieder zu sich selbst zurückzufinden.

Nein, meine Damen und Herren, Homos – egal, ob aus der frühen oder späten Eis- und Steinzeit – sind niemals aus Daffke bis zur völligen Erschöpfung gerannt oder haben schwerste Gewichte gestemmt, bis ihnen beinahe die Adern am Hals platzten. Solche Anstrengungen haben sie nur unternommen, wenn höchste Gefahr im Anzug war und ihnen die Angst im Nacken saß. Und solche Situationen gab es in Hülle und Fülle. Das Gehirn hat, wenn es akute Gefahr registriert, nicht eine Sekunde Zeit, um rationelle Überlegungen anzustellen, sonst ist sein Dienstherr, der Body, vom Gegner verzehrt, bevor er auch nur Piep gedacht hat. Und was in einem solchen Fall abläuft, ist ein Riesen-Stress. Cortisol und Adrenalin werden in Sekundenbruchteilen vom Headquarter mobilisiert, das Herz pumpt wie rasend, um genügend Blut und Sauerstoff in die Muskeln zu schaffen, und all diese Maßnahmen befähigen einen Menschen in Gefahr zu ganz außerordentlichen Höchstleistungen. Aber das fordert einen hohen Zoll vom gesamten System. Sicher ist das ab und zu verkraftbar, und dann vielleicht sogar eine gute Übung, aber doch nicht in der Regelmäßigkeit, wie es heute viele harte Sportler wegen falscher Empfehlungen und ein paar Muskeln mehr, drei- oder viermal in der Woche praktizieren. Sie überbeanspruchen damit ihre Cortisol-Rezeptoren, die man sehr wohl ausbrennen kann – und verringern Ihre Vitalitätsreserven, die wir sowieso schon in höchstem Maße überbeanspruchen. Denn wenn unser Stress auch heute viel subtiler abläuft – zum Beispiel mit Mobbing, einem zynischen Chef oder einem brutalen Ehemann/-frau – alles bedeutet Cortisolausschüttungen und irgendwann ist man ein nervöses Wrack. Mir hat das ganz ungeheuer eingeleuchtet – wobei ich schon vorher niemals geglaubt habe, dass Sport bis zur totalen Erschöpfung für uns zuträglich sein könnte. Und damit ist auch der Preis für solch immer nur kurzfristiges Abnehmen mit dem falschen Sport viel zu hoch. Die Erfolge bei den Millionen von Übergewichtigen kommen von einer erhöhten Sauerstoffaufnahme und einem Ausdauertraining.

Moderat und vergnüglich ist die Empfehlung

Ich rate Ihnen also in jedem Fall eine Bewegungsart zu wählen, die Ihr Gehirn immer noch als Spaß und Spiel erkennt. Es ist zwar richtig, je härter ein Muskel trainiert wird, desto weniger Fettzellen enthält und desto mehr Muskelzellen bildet er. Und je weniger Fett er enthält, desto mehr entwickelt er sich zu einer Fettverbrennungsmaschine.

Aber hier liegt der Fehlschluss: Er holt sich bei extremen Anstrengungen den Treibstoff aus den Zuckerdepots in Leber und Muskeln, weil die sofort verfügbar sind, und Ihre Hoffnung, dass die Fettrollen schwinden, werden nicht erfüllt.

Sie schaffen das Abnehmen, und vor allem das Gewichthalten, viel besser, mit einer moderaten, aber ausdauernden Bewegungsart, denn hier wird durch den Sauerstoff der Treibstoff aus den Fettdepots entnommen. Das hat den großen Vorteil, dass Sie nicht, wird Ihnen das harte Training eines Tages zu viel, Ihre Kalorienzufuhr rigoros verkleinern müssten, wenn Sie nicht in Windeseile zehn und mehr Pfund wieder zulegen wollen.

Für den Hausgebrauch

Auch wenn Sie jung sind und Sport heute einen hohen Stellenwert hat, denken Sie daran, dass es niemals für Ihr Gehirn gefährlich aussehen darf, was Sie da betreiben. Denn Sie haben immer noch ein Steinzeitgehirn, das zwar größer geworden ist und sich mehr Windungen zugelegt hat, aber ansonsten noch genauso reagiert wie in diesen alten, wilden Zeiten.

Sehr empfehlenswert für die Females ist spielerisches Bewegen, zum Beispiel zu einer mitreißenden Musik. Das hat mich schon früher begeistert – aber mein Traum, als ich jung war, ist es ja auch gewesen, eine Prima Ballerina zu werden.

Eigentlich ist alles o.k, was für Ihren Body keine Angst und keine zu große Erschöpfung bedeutet, denn so wird "Ertüchtigung" nicht verstanden. Tanzen und schnelles Walking erscheinen mir nach wie vor hervorragende Möglichkeiten, Sauerstoff zu tanken und den Pulsschlag fühlbar zu erhöhen. Alles was Sie viel Luft holen lässt, bringt ein gutes Ausmaß an Sauerstoff in Ihre Lunge, und bei solchen Betätigungen entfällt eine Adrenalin- und Cortisolausschüttung, weil Ihr Körper nicht geängstigt ist. Ausdauer- und vernünftiges Krafttraining ist kein Stress, und darunter verstehe ich nicht nur zehn Minuten dreimal in der Woche ein solches Training oder Walking zu betreiben, sondern es wenn möglich jeden einzelnen Tag in der Woche wenigstens eine halbe Stunde lang einzuplanen.

Es ist sinnvoll, sich einen Pulsmesser (Chronometer) anzuschaffen, um zu überwachen, dass man die richtige Pulserhöhung auch zustande bringt. Denn sonst ist alles für die Katz.

Heute haben – dank der allgemeinen Bewegungslosigkeit, aber auch durch Übergewicht – viele Menschen schon dann einen zu hohen Pulsschlag, wenn sie nur auf dem Bürostuhl sitzen oder im Bett liegen. Bei einem trainierten Herzen liegt der Pulsschlag zwischen 55 und 70 Schlägen in der Minute. Wenn man hier aber bereits bei 80 bis 90 Schlägen angesiedelt ist und ein Training im Fitness-Studio wirklich etwas für die Gesundheit bringen soll, muss dieser Pulsschlag wenigstens auf 110 bis 120 Schläge pro Minute erhöht werden. Denn eine überwachte Anstrengung ist für Ertüchtigung und Muskelzuwachs unerlässlich. Aber eine sinnvolle Empfehlung muss immer auf den Zustand, das Alter und den Grad der Fitness Rücksicht nehmen, die der Anwärter mitbringt.

Der Mercedes unter den Möglichkeiten für eine schnelle Ertüchtigung und gezielten Muskelaufbau ist der eigene Trainer (personal Trainer), der Ihnen im Studio für eine vereinbarte Zeit (normalerweise ein- bis dreimal pro Woche für ca. 60 bis 90 Minuten) zur Verfügung steht. Ein so überwachtes Training bringt in Kürze abgeschlaffte Rücken- oder Bauchmuskeln gezielt wieder auf Vordermann, ohne dass Sie sich dabei mit Übertreibungen schaden werden. Und das kommt durchaus vor, wenn Unerfahrene hier alleine herumfuhrwerken. Es stimmt, es kostet ein paar Euro mehr und die muss man dranrücken wollen. Aber darf ich Sie daran erinnern: Ohne Gesundheit ist alles nichts. Auch kein dickes Bankkonto, das Sie irgendwann für Arztrechnungen entleeren. Und sehen Sie, deshalb wird in manchen Fitness-Studios von einem dafür ausgebildeten Arzt vor Beginn des Trainings zuerst einmal ein Checkup gemacht. Er stellt den Ist-Zustand des Neueinsteigers fest, und danach kann eine sehr gezielte Empfehlung für den Einzelnen gegeben werden, die ihm wirklich nützen wird.

Eine Faustregel sagt: Je nach Alter und Kondition muss der Ruhepulsschlag zwischen 15 % und 25 % erhöht werden, wenn dabei eine Verbesserung der allgemeinen Kondition und des Muskeltonus herauskommen soll. Gültig ist und bleibt, dass alles, was Sie in Richtung Körperertüchtigung unternehmen, immer spielerisch und vergnüglich sein sollte, vor allem, wenn Sie bereits die Mitte des Lebens anpeilen oder schon hinter sich haben.

Gehen Sie dafür einfach mal von 90 möglichen Jahren aus. Das ist eine erreichbare Marschzahl, denn zwischen 40 und 50 Jahren liegt heute die Lebensmitte. Ein Fitness-Studio, das nach neuesten Erkenntnissen arbeitet, sagt seinen Kunden, dass Erschöpfung bis zum Umfallen, wo der (Angst-) Schweiß in Strömen fließt, nicht das ist, was uns weiterhilft und gut tut. Vor allem auch dann, wenn nicht dafür gesorgt wird, diesen Mineralverlust nach Beendigung der Anstrengungen mit organischen (nicht metallischen) Mineralen wieder auszugleichen. Wer das nicht tut, landet in kurzer Zeit bei einem Mineraldefizit und dann wird die Sache kontraproduktiv.

Gewaltanstrengungen nützen auch nicht, um Pfunde dauerhaft zu eliminieren, denn auch das ist eine Irreführung, die von der Sportwissenschaft inzwischen anders und richtiger gesehen wird. Ein Fitness-Studio, das sich um all diese neuen Erkenntnisse bemüht, weiß auch, dass, wer abends trainiert, mehr von seinem Training hat, wenn er nicht zu dieser Zeit in gleißendem Licht und lautestem Gedudel gebadet wird, denn das ist keine gute Vorbereitung für die Nachtruhe.

Solche fortschrittlichen Studios gibt es nicht wie Sand am Meer. Viele hängen immer noch an alten Zöpfen. Wenn Sie im Raume Stuttgart und Umgebung zu Hause sind und meine Empfehlung für ein vorbildliches Studio haben wollen, schicken Sie mir eine e-mail (slmhealth@z.zgs.de).

Zusammenfassung

Ich denke, man kann es folgendermaßen zusammenfassen: Für den Normalverbraucher, der abnehmen oder sich einfach fit halten möchte, sind vor allem die sauerstoffintensiven Sportarten wichtig und richtig. Und wer nicht auf dem Weg zum Super-Olympia-Athleten ist, sollte sie an die erste Stelle setzen. Wer Sport treibt, um vor allem abzunehmen oder sein Gewicht zu halten, *muss* sie vorne anstellen, denn nur bei diesen Sportarten wird vor allem Fett verbrannt. Bei allen Gewaltanstrengungen wird dazu Glukose verwendet, die für das Gehirn sofort gebrauchsfertig aus Leber- oder Muskelzellen abzurufen ist. Und bei Angstsituationen ist das Gehirn immer dicke mit dabei, denn ohne seine Entscheidung wüssten Sie nicht, sollen Sie rennen oder zurückschlagen.

Solche Anstrengungen lösen gezwungenermaßen die Gier nach Süßem aus, um die Zucker-Speicher schnellstens wieder aufzufüllen. Damit werden in vielen Fällen Gewinne, das heißt Gewichtsverluste, wieder verspielt. Bitte tun Sie also beides in vernünftigen Maßen, denn, wann immer ein Muskelbilder-Spielchen grob übertrieben wird, stimulieren Sie dazuhin eine Flut freie Radikale, was ebenfalls ganz kontraproduktiv ist und, statt Ihnen zu nützen, eher eine Menge kaputt macht.

Auch wenn Ihnen das nur die wirklich fortschrittlichen Trainer eines Body-Building-Studios sagen – wo nicht nur der dazugewonnene Muskelumfang zählt und bezahlt wird – jeder Sport, der Sie völlig kaputt und schweißgebadet auf der Matte zurücklässt, wenn sie aufhören, ist für die Gesundheit wenig sinnvoll. Schauen Sie sich an, was aus Leistungssportlern nach Jahren der Überanstrengung im Allgemeinen geworden ist. Sie haben die jeweils vor allem benützten Einzelteile zerschlissen und oft sind es Wracks, die dauerhafte Schäden davongetragen haben. Dann mögen die abgestaubten Millionen tröstlich sein, aber wer gehört schon zu den wenigen, die hier das große Los ziehen konnten? Denn das ist es doch, wo es dabei heute um Tausendstel von Sekunden geht.

Das wichtigste Wort in unserem ganzen Körpergeschehen ist "Balance".
Beim Sport ist es Ausgewogenheit. Yoga zum Beispiel ist eine wunderbare Art, Geist und Körper zu trainieren und gleichzeitig zu entspannen.

Weltweit werden hierzu die Kurse der "Kunst des Lebens" angeboten. Dort kann man in wenigen Tagen das zeitlose Wissen des Yoga über die heilende Kraft des Atmens erlernen.

Vorsichtsmaßnahme

Wer wirklich superhart trainieren will, weil er mir nicht glaubt, dem empfehle ich, vor der Schinderei immer 500 oder 1000 mg Vitamin C einzuwerfen, um den Schädigungen durch freie Radikale vorzubeugen. Ein gut ausgewogenes organisches (nicht anorganisches) Mineralpräparat nach jedem Training zu nehmen ist wegen des Schwitzens, wo viele Minerale verloren gehen, ein Muss.
Heute gibt es für gesunden Muskelaufbau (ohne Anabolika) etwas viel Besseres. Aber das lesen sie im letzten neuen Kapitel über die Aminosäuren.

Was Sie auch berücksichtigen müssen ist, dass egal in welches Training Sie einsteigen, immer mit einer langsamen Aufwärmphase begonnen werden sollte, um die Muskeln vorzubereiten. Am Schluss ist es richtig, die Sache mit einer Auslaufphase, Lockerungsübungen und ruhigem Atmen zu beenden. Auch Sport richtig zu betreiben muss man lernen, soll er nicht das Gegenteil bewirken. Das sagen Ihnen gute Trainer.

Richtiges Atmen

Jeder Mensch müsste das richtige Atmen lernen. Damit könnten 80 % der täglich aufgeschnappten Giftstoffe ausgeschieden werden. Deshalb müssen wir uns um richtiges Atmen bemühen, denn wir nützen im Allgemeinen nur 20 bis 30 % unseres Lungenvolumens. Bei Stress oder Angst atmen wir flach und schnell, denn jedes Gefühl hat einen ihm angepassten Atemrythmus. Der Atem ist das Verbindungsglied zwischen Körper und Geist, und richtiges Atmen bringt die Harmonie zwischen Körper und Geist.
Sehr, sehr viele Zeitgenossen halten oft lange den Atem an und bemerken es gar nicht. Es passiert, wenn man angestrengt nachdenkt, es passiert, wenn man am Computer sitzt, konzentriert verhandelt oder telefoniert; und dieses Atemanhalten unterbindet den gleichmäßigen Sauerstoffzufluss, der so wichtig ist.

Eine Atemtherapie ist deshalb eine ausgezeichnete Sache, die ich jedem empfehle, der lernen möchte, wie man in allen Lebenslagen richtig atmet. Leider tun das nur die Wenigsten. Ich behaupte, dass richtiges Atmen durch sinnvolle Bewegung und genug Schlaf für das Aufladen der Körperbatterie den allergrößten Einfluss auf die Gesundheit haben – und darauf, sein Leben zu verlängern. Richtig essen heißt, mit dem richtigen Treibstoff zu fahren, und wenn Sie dem noch die kleinen uns heute fehlenden Edelbausteine hinzufügen, dann haben Sie alles getan, was in unserer Macht steht. Für den Rest ist die Oberste Heeresleitung über den Wolken zuständig.

KAPITEL 11

Grammliste für Kohlehydrate

MILCHPRODUKTE   KHS

Vollmilch, eine Tasse	12,0	Gramm
leichte Sahne, ca. 28 Gramm	1,3	Gramm
vollfette Sahne, ca. 28 Gramm	1,0	Gramm
saure Sahne, ca. 28 Gramm	1,0	Gramm
Schlagsahne (vollfett), ca. 28 Gramm	1,0	Gramm
Sojamilch, ungesüßt, eine Tasse	5,0	Gramm
Joghurt ohne Zusätze, 1 kleiner Becher	12,0	Gramm

KÄSE

Schweizer, vollfett, ca. 28 Gramm	1,0	Gramm
Cheddar, ca. 28 Gramm	0,6	Gramm
Quark, vollfett, 1 Tasse	7,0	Gramm
Magerquark, 1 Tasse	5,0	Gramm
Philadelphia, fett, ca. 28 Gramm	0,5	Gramm
Camembert, fett ca. 28 Gramm	0,5	Gramm
Feta, ca. 28 Gramm	1,0	Gramm
Münster, fett, ca. 28 Gramm	0,3	Gramm

NÜSSE UND SAMEN

Mandeln, 28 Gramm	5,0	Gramm
Haselnüsse, 28 Gramm	5,0	Gramm
Kokosnuss, 28 Gramm	12,0	Gramm
Cashews, 28 Gramm	8,0	Gramm
Erdnüsse (nicht empfehlenswert)	5,0	Gramm
Pecannüsse, 10 Hälften	4,0	Gramm
Pistazien, 28 Gramm	5,0	Gramm
Kürbiskerne, 28 Gramm	4,0	Gramm
Sesamsamen, 28 Gramm	6,0	Gramm
Sonnenblumenkerne, 28 Gramm	6,0	Gramm
Walnüsse, 28 Gramm	4,0	Gramm

BROT

Vollkornbrot, 1 Scheibe, ca. 14 Gramm	13,0	Gramm
Bauernbrot, 1 Scheibe, ca. 14 Gramm	14,0	Gramm
Brezel, ca. 20 Gramm	30,0	Gramm
Waffel, ca. 20 Gramm	28,0	Gramm

KÖRNER

Reis, gekocht, 1 Tasse	50,0	Gramm
Puffreis, 1 Tasse	13,0	Gramm
Nudeln, gekocht, 1 Tasse	37,0	Gramm
Haferflocken, gekocht, 1 Tasse	23,0	Gramm
Mehl, in Soßen, 1 Tasse	22,0	Gramm
Popcorn, 1 Tasse	5,0	Gramm

SUPPEN

Hühnerbrühe, 1 Tasse	2,0	Gramm
Hühnercremesuppe, 1 Tasse	8,0	Gramm
Champignon Cremesuppe, 1 Tasse	10,0	Gramm
Reissuppe, 1 Tasse	10,0	Gramm

KRÄUTER UND WÜRZMITTEL

Kräuter, 1 Teelöffel	1,0	Gramm
Basilikum, 1 Teelöffel	1,0	Gramm
Dill, 1 Teelöffel	0,5	Gramm
Thymian, 1 Teelöffel	1,0	Gramm
Tarragon, 1 Teelöffel	1,0	Gramm
Vanillepuder, 1 Teelöffel	3,0	Gramm
Safran, 1 Teelöffel	1,0	Gramm
Petersilie, 1 Teelöffel	1,0	Gramm
Knoblauch, 1 Knolle	1,0	Gramm
Ingwer, gemahlen, ca. 28 Gramm	3,0	Gramm

GEMÜSE

Spargel, 6 Stück	3,0	Gramm
grüne Bohnen, gekocht, ½ Tasse	3,3	Gramm
Wachsbohnen, gelb, gek., ½ Tasse	3,7	Gramm
Broccoli, gekocht, 1 Tasse	8,0	Gramm
Rosenkohl, 4 Stück oder ½ Tasse	6,0	Gramm
Kohl, ½ Tasse	6,0	Gramm

Karotte, mittlere Größe	6,0	Gramm
Blumenkohl, 1 Tasse	5,0	Gramm
Endivie, ½ Tasse	2,0	Gramm
Kohlrabi, 2/3 Tasse	7,0	Gramm
Eisbergsalat, 1 Tasse	2,0	Gramm
Romanosalat, 2 Blätter	2,0	Gramm
Pilze, 10 kleine, 4 große	4,0	Gramm
Zwiebel, mittelgroß	10,0	Gramm
grüne Erbsen, gek., 1 Tasse	19,0	Gramm
Paprika, grün, 2 Ringe	1,0	Gramm
Paprika, rot, getrocknet, ca. 28 Gramm	5,0	Gramm
Baked Potato, mittelgroß	21,0	Gramm
Kartoffelsalat, ½ Tasse	16,0	Gramm
Kürbis, ca. 80 Gramm	7,0	Gramm
4 mittlere Rettiche	1,0	Gramm
Rhabarber, 1 Tasse	5,0	Gramm
Spinat, ½ Tasse	4,0	Gramm
Tomate, roh, mittlere Größe	9,0	Gramm
Tomaten, gekocht, ½ Tasse	5,0	Gramm
Tomatensaft, ½ Tasse	5,0	Gramm

EIWEIß

Fleisch, Fisch, Wild (egal, ob fett oder mager, aber immer unpaniert), Eier	0,0	Gramm

FETT

Butter, Öl, Butterschmalz, Schmalz	0,0	Gramm

HÜLSENFRÜCHTE

Navy Beans, 1 Tasse	40,0	Gramm
Black eyed, 1 Tasse	34,0	Gramm
Split peas, 1 Tasse	52,0	Gramm
Lima, ½ Tasse	25,0	Gramm
rote Kidney, ½ Tasse	21,0	Gramm
Sojabohnen, gekocht, ½ Tasse	11,0	Gramm
Tofu, ca. 100 Gramm	3,0	Gramm

FRÜCHTE

Apfel, mittlere Größe	18,0	Gramm
Apfelmus, ungesüßt, ½ Tasse	13,0	Gramm

Grammliste für Kohlehydrate

Aprikosen, frisch, 3 Stück	14,0	Gramm
Avocado aus Kalifornien, mittlere Gr.	9,0	Gramm
Avocado aus Florida (ist fetter)	16,0	Gramm
Banane, mittlere Größe	26,0	Gramm
Brombeeren, 1 Tasse	12,0	Gramm
Heidelbeeren, 1 Tasse	17,0	Gramm
Himbeeren, 1 Tasse	9,0	Gramm
Erdbeeren, 1 Tasse	7,0	Gramm
Cantaloupe, ½ Melone, ca. 15 cm	14,0	Gramm
Kirschen, 1 Tasse	13,0	Gramm
½ Grapefruit, pink,	13,0	Gramm
Trauben, 1 Tasse	22,0	Gramm
Zitronensaft, 1 Tasse	19,5	Gramm
Oliven, grün, 10 Stück	1,0	Gramm
Pfirsich, mittelgroß	10,0	Gramm
Birne, mittelgroß	25,0	Gramm
Ananas, 1 Tasse	19,0	Gramm
Pflaume, mittelgroß	9,0	Gramm
Zwetschgen, gekocht, ½ Tasse	39,0	Gramm
Honigmelone, ½ Melone, ca. 15 cm	16,0	Gramm
Kiwi, mittlere Größe	11,0	Gramm
Papaya, 1/3 einer mittleren Frucht	10,0	Gramm
Mango, halbe Frucht, mittlere Größe	17,0	Gramm
Orange, mittlere Größe	18,0	Gramm

Das ist natürlich keine vollständige Liste, aber sie gibt zumindest einen Anhaltspunkt. Die angegebenen Gewichte sind aus den amerikanischen Unzen umgerechnet. Eine Unze hat 28 Gramm. Eine Tasse bedeutet immer eine mittelgroße Kaffeetasse. Sie können mit allem, was naturbelassen ist, also nicht irgendeinen Veränderungsprozess durchgemacht hat, locker und großzügig umgehen. Neue Studien haben eindeutig gezeigt, dass alles was naturbelassen ist an Gemüsen und Obst, einen sehr viel geringeren Insulin-Ausstoß hat, als man es lange geglaubt hatte.

Kleben Sie sich das Ding an Ihre Kühlschranktür!

KAPITEL 12

Wenn es Probleme gibt

Für kein Problem gibt es die "todsichere Lösung".
Wenn jemand auf langjährige Erfahrungen mit Übergewichtigen zurückblicken kann, dann sind es Dr. Atkins und die Doktores Eades, die in eigenen Kliniken seit Jahren mit diesem Problem sehr erfolgreich umgehen. Sie sagen übereinstimmend, dass der Erfolg nur in seltenen Fällen ausbleibt, *wenn* jemand sich wirklich strikt an die Regeln und die erlaubten Mengen der Kohlehydrate hält. Die Erfahrung zeigt: Solange man mit den schmalen Mengen an KHs wirtschaftet und sich mit genügend Eiweiß satt isst, sind Hunger und Gelüste kein Problem mehr. Beide kommen zurück, wenn man denkt: "Das bisschen mehr an dem einen oder anderen Kohlehydrätchen wird doch nichts ausmachen." Sie glauben gar nicht, wie schnell man handfest abgerutscht ist.

Wie viel die einzelnen Probanden abnehmen, das ist allerdings individuell verschieden. Ich glaube, ich habe es schon einmal irgendwo gesagt: Aus einer stattlichen Größe 44 kann man nicht auf Dauer eine schmale, grazile 36 zaubern. Da erheben einfach die Gene Einspruch.
Befreunden Sie sich also bitte mit dem mitbekommenen Habitus und melden Sie dementsprechende Wünsche für ihr nächstes Leben an. Solange Sie aber noch hier herummarschieren, lohnt es sich immer, Verstand, Charme und Hilfsbereitschaft zu kultivieren, wenn man nicht die absolute Traumfigur erwischt hat, was sowieso wie ein Sechser im Lotto ist. Diese Eigenschaften schlagen à la longue gesehen die Schönheit um Pferdelängen, und sie sind im Gegensatz zu einer Wespentaille ein Leben lang haltbar.

Es ist fast üblich, dass es immer wieder Zeiten gibt, wo das Abnehmen stockt oder schleppend geht. Das sollte Sie nicht in Aufregung versetzen, denn die Umwelt, auf die wir pausenlos reagieren müssen, ist auch nicht gleichmäßig freundlich und einfach. Jeder Mensch kommt mit so vielen Unterschiedlichkeiten auf diese Welt, vor allem in seinem Genepaket, dass es Patentlösungen für jedermann nicht geben kann. Außerdem passiert es, dass man Versuchungen anheimfällt, Medikamente (z.B. Hormone oder Appetitzügler) nimmt oder genommen hat, die man gar nicht mehr verdächtigt. Man kann eine Schilddrüsenunterfunktion haben, von der man nichts weiß, oder man hat noch nicht gelernt, die Hinweise auf Packungen, Gläsern oder Tuben richtig zu lesen und vor allem richtig zu interpretieren. Es ist immer möglich, dass man irgendwo versteckten Zucker erwischt, der das Programm sabotiert. Es gibt viele Kohlehydratfallen, in die man tappen kann, ohne sie gleich zu erkennen. Aber man lernt.

Es gibt ausgesprochene Schnellabnehmer und solche, bei denen es von Anfang an zähflüssig zugeht. Es gibt auch Abnehmer, die irgendwann lange hängen bleiben, und der Zeiger der Waage will und will sich nicht mehr nach links bewegen. Es gibt Übergewichtige, die alles buchstabengetreu ausführen und trotzdem kommt das Schwinden der Pfunde nicht so richtig in Gang.

Das sind meist Menschen, über die in diesem Kapitel vor allem geredet werden soll, und sie haben fast immer eine lange Diäten-Vergangenheit.

Nach den langjährigen Erfahrungen in beiden Kliniken tritt bei einem von zehn Patienten eine solche oder andere Schwierigkeit auf. Hier helfen nur eiserne Standhaftigkeit und Geduld. Wer dabei bleibt, seinem Body nicht mehr als die vorgeschriebenen Mengen KHs aus Phase II zu geben – egal wie lange – ihn aber aus-reichend mit Eiweiß, Fett, genügend Flüssigkeit, einem guten Vitalstoff-Programm und Bewegung versorgt, wird eines Tages mit Vergnügen den beginnenden Schwund und vor allem eine bessere Befindlichkeit feststellen können.

Der Knackpunkt, von dem alles abhängt, ist, sich an eine wirklich kohlehydrat-ärmere Ernährung so zu gewöhnen, dass sie kein schwerer Verzicht mehr ist und damit keinen Stress bedeutet. Am schnellsten ist das zu erreichen, wenn man die "intelligente Disziplin" voll einsetzt. Glauben Sie mir, irgendwann sieht man andere müde lächelnd in KHs schwelgen, ja es kommt so weit, dass man Mitleid mit diesen Falschessern hat und sie bedauert, noch so unwissend zu sein. Aber ich gebe zu: Ein gewisser Prozentsatz strandet vorher, weil die Versuchungen ihn überlistet haben. Es wäre deshalb gelogen zu sagen, dass die Erfolgsquote gleich hundert ist. Sie ist es nicht, aber es sind auch nicht nur ein paar Erfolgreiche wie bei den herkömmlichen Diäten, wo es eigentlich gar keine Langzeiterfolge gibt. Letztlich muss jeder für sich selbst entscheiden, was ihm im Leben am wichtigsten ist. Gesundheit ohne Übergewicht oder die kurze Freude an den nicht "abgeschmetterten" Versuchungen, die zweifellos überall, einladend winkend, herumstehen.

Denken Sie nicht in alten Diäten,

wo Hungern immer der Preis für Abnehmen war. Denken Sie in neuen Dimensionen, denn hier ist alles anders. Hier müssen Sie nicht in irgendeiner kurzen Zeit eine möglichst hohe Zahl an Pfunden drangeben, die sie – alle und mehr – bei herkömmlichen Diäten nach einer immer kürzer werdenden Zeit wieder drauf haben. Dieses Programm ist keine Episode, es ist eine Endlösung (im guten Sinne.) Vergessen Sie die Zeit, wo Eier und Fleisch das Kainszeichen trugen, sie gehören in vernünftigen Mengen in eine Ernährung, an die wir einmal vor Millionen von Jahren angepasst wurden.

Dr. Atkins ist tot. Aber nach seinem tödlichen Unfall werden jetzt in Amerika Stimmen laut, die darauf hinweisen, dass ein Zuviel an Fleisch, Fett, Eiern, Butter und Käse auch seine Schattenseiten hat. Die Übersäuerung. Er hat in seinen Essensvorschriften nicht einmal auf die richtigen Fette hingewiesen, selbst Margarine war erlaubt. Es bleibt nur das Grundprinzip von seiner These: Mehr Eiweiß und keinerlei industriell veränderten Kohlehydrate. Aber ohne die uferlosen Erlaubnisse, die bei dieser Essensform so lange empfohlen waren. Sie müssen lernen Maß zu halten und früher aufzuhören, denn wir brauchen immer nur die unserer Größe entsprechenden Mengen. Die Empfehlung heißt also in keinem Fall, zu einem Essen ein halbes Schwein und ein Brötchen zu verzehren. Es gibt dazu ja auch einen alten Spruch, der nichts an seiner Weisheit verloren hat: "Hör' auf, wenn es am besten schmeckt."

Wenn Müdigkeit auftritt, die vorher nicht da war

Manchmal kommt es vor, dass Abnehmer sich gleich bei Beginn (also in der ersten Woche) schlapp und müde fühlen, während genau das Gegenteil die Regel ist. Meist ist das der Fall, wenn jemand sehr leicht Gewicht verliert und damit zu schnell zu viele Pfunde abmontiert. Dabei verliert er – wenn er nicht sorgfältig supplementiert und genügend Bewegung hat – zu viel Wasser, und damit auch die wichtigen Elektrolyte wie Natrium und Kalium. Außerdem kann es sein, dass er, wenn es so fix geht, Muskelmasse abgibt, die sich leichter abbaut als Fett. Da muss **sofort** ein Stoppzeichen gesetzt werden! Stellen Sie etwas mehr Kohlehydrate in Form von Salat und Gemüse Ihren Eiweißmahlzeiten zur Seite. Überprüfen Sie mit dem Ketostix, ob die Müdigkeit wirklich von einem sehr schnellen Fettverlust herrührt. Wer rapide Fett abbaut, kann das an der dunkellila Färbung des Ketostix am besten ablesen.
Es gibt Menschen, die extrem schnell abnehmen, obwohl sie weit seltener sind als die Zähflüssigen. Wer dazu gehört, sollte auch die vierzehntägige Einführungsphase mit mehr KHs garnieren, denn mehr als ein bis zwei Pfund Fett in der Woche sollten Sie nicht verlieren.

Wadenkrämpfe

Manchmal treten bei "Schnellschießern" Wadenkrämpfe auf. Das können Sie mit einer Supplementierung von Magnesium korrigieren. Außerdem sind Vitamin E und Vitamin C wichtig. Eine Versorgung mit den gesamten Vitalstoffen hat Bedeutung. Wenn sie fehlen, kann es das Programm sabotieren. Denken Sie aber bitte daran, dass diese Helfer keine Einzelkämpfer sind. Eine gute Zusammenstellung der gesamten Mannschaft ist es, was Sie haben müssen.

Medikamente und Hormone

Die Erfahrung zeigt, dass gewisse Medikamente das Abnehmen sabotieren können, und deshalb sollte man zuerst einmal eine Liste der zurzeit eingenommenen Medikamente aufstellen. Aber nicht nur, was man gerade einwirft, auch

Pillen, die man schon vor Wochen genommen und inzwischen abgesetzt hat, können einen Erfolg lange blockieren. Dazu gehören vor allem die Appetitzügler. Amphetamine erhöhen die Insulinmengen, die ins Blut abgegeben werden, ständig. Da Insulin nicht nur die Fetthalden anzettelt, sondern auch noch den Abbau dieses Fetts verhindert, kann das mit ein Grund sein, warum das Abnehmen nicht in Gang kommt – selbst wenn Sie schon vor Wochen diese Medikamente abgesetzt haben. Hier hilft nur Geduld und bei der Stange bleiben.

Diuretika – wasserausleitende Medikamente – können den gleichen Effekt haben. Sie können in Kombination mit dieser Essensweise gefährlich sein, da durch die Veränderung der Kost beim SLM-Programm ebenfalls Wasser ausgeleitet wird. Die Wirkungen könnten sich potenzieren. Wenn Sie Kalium supplementieren, was man tun kann, aber Medikamente einnehmen, die den Abbau von Kalium verhindern, dann ist das nicht mehr sinnvoll. In so einem Fall brauchen Sie den begleitenden Arzt, der das überwacht. Reden Sie mit ihm über Ihre neue Essensweise, und bitten Sie ihn um aktive Hilfestellung. Einen Arzt und Berater zu haben, der keine Scheuklappen trägt, wenn etwas neu erscheint und gegen die Standardmeinung der Schule über das Abnehmen verstößt, ist eine wunderbare Hilfestellung. Aber maßgeblich sind vor allem Ihre Blutwerte und ob Sie sich wohlfühlen.
Wenn sich Ihr Befinden zum Besseren hin verändert, wird das auch Ihren Arzt überzeugen. Denn starkes Übergewicht ist ebenso eine Krankheit, die Beachtung verlangt, wie Gallen- oder Nierensteine. Sie muss in Ordnung gebracht werden. Da bei dieser Ernährung sehr schnell eine Entlastung der Bauchspeicheldrüse erreicht wird, weil sich die Insulinmengen verringern, ist sie in sich schon eine gesundheitsfördernde Maßnahme. Auch gesunde Leute sollten, in leicht abgewandelter Form, so essen, dann würden sie auch gesund *bleiben.*

Schlafmittel, Psychopharmaka

Überlegen Sie selbst, was für Sie wichtiger ist: Abzunehmen, um gesünder zu werden oder zum Beispiel Schlafmittel, Psychopharmaka oder Beruhigungsmittel einzuwerfen. Glykämiker, die richtiggehende Nervenbündel sein können, verbessern oft ihren nervlichen Zustand ganz erstaunlich, wenn sich bei dieser Kost die Blutzuckerwerte stabilisieren.

Bei Kortisonen und anderen Steroiden mag es anders aussehen, denn es gibt Krankheitsbilder, bei denen sie eine Zeitlang notwendig sind. Sie können das Abnehmen ebenfalls verzögern. Aber schon Diuretika und Bluthochdruckmittel, deren Nebenwirkungen erheblich sein können, verdienen das Aussetzen auf Zeit, um zu sehen, ob nicht eine andere Ernährung und bessere Vitalstoffe die gewünschte Besserung bringt. Führen Sie mit Ihrem Arzt eine ernsthafte Unterredung; ohne ihn sollten Sie aber in keinem Fall verschriebene Medikamente absetzen.

Starke Tranquilizer (Beruhigungsmittel) und auch Sexualhormone nehmen Einfluss auf die Insulin- und Glukagonausschüttung und verlangsamen – zum Teil deutlich – den Erfolg der neuen Essensweise. Östrogene, aber auch die Pille, stimulieren die Insulinproduktion. Testosteron, das männliche Sexualhormon, hat denselben Effekt. Wenn Sie aus einem dieser Gründe ein langsamer Abnehmer sind, werden Sie, gemeinsam mit Ihrem Arzt, abwägen müssen, was für Ihre Gesundheit wichtiger ist. Wobei man nie vergessen sollte, dass Abnehmen bei stark Übergewichtigen ebenfalls der Gesundheit dient. Ich wünsche Ihnen einen Arzt mit viel Fingerspitzengefühl für die richtigen Hilfestellungen und vor allem einen, der Übergewicht als Gesundheitsgefahr ernst nimmt und bereit ist, neue Vorschläge für den Abbau von Fetthalden zu prüfen. Die alten Empfehlungen haben ja nun über viele Jahre gezeigt, dass sie nicht funktionieren.

Die Schilddrüse

Eine Unterfunktion der Schilddrüse kann das Abnehmen, selbst bei dieser Essensform, fast unmöglich machen. Kein Wunder: Der gesamte Stoffwechsel läuft nur noch in Zeitlupe ab – wie soll da eine solche Abbrucharbeit von alten Fettlagern zustande kommen? Man weiß heute, dass Menschen mit einer Unterfunktion der Schilddrüse oft auch aus diesem Grund übergewichtig sind. Wenn Sie also mit dem neuen Programm alles richtig machen, aber nicht zufrieden sind mit den Erfolgen, dann sollten Sie eine Schildrüsen-Funktionsprüfung bei Ihrem Arzt beantragen. Wenn hier etwas nicht stimmt, muss es – um Erfolg zu haben – zuerst in Ordnung gebracht werden.

Gallenleiden

Diese Essensweise sollte auch für Leute, die mit der Galle zu tun haben, besonders konzipiert werden. Solche Menschen müssen mit Fett vorsichtiger umgehen, weil ihre Fettverdauung nicht richtig funktioniert. Sie können nicht abrupt viel großzügiger mit Butter, fettem Käse oder fetter Wurst herumhantieren. Die tierischen Fette müssen so weit wie möglich durch unprozessierte, ungesättigte Pflanzenöle ersetzt werden. Eiweiß ist vor allem in Quarkspeisen, nicht zu fettem Käse, magerem weißem Fleisch und Fisch zu suchen. Trotzdem ist es auch bei dieser Krankheit hilfreich, der Bauchspeicheldrüse eine Entlastung zu geben und mit weniger Kohlehydraten die Insulinwerte niedrig zu halten. Aber die Abwechslung und die Mengen sind in diesem Falle ein bisschen eingeschränkt. Mancher Gallengeschädigte verträgt Nüsse sehr gut, ein anderer muss es bei kleinen Mengen belassen. Hier hilft nur auszuprobieren, was für *Sie* das Richtige ist.

Blutuntersuchung

Lassen Sie, bevor Sie starten, eine umfassende Blutuntersuchung machen.

Denn nur wenn Sie die Daten haben, *bevor* Sie anders essen, können Sie Verbesserungen, die eintreten werden, richtig würdigen. Wenn Sie gar nicht wissen, wie Ihre Cholesterinwerte, Ihr Blutzuckerspiegel, Ihre Nierenfunktion oder der Blutdruck ausgesehen haben – wie sollen Sie schätzen, was diese neue Essensweise Ihnen, neben einem schmaleren Taillenumfang, noch gebracht hat. Die Verbesserung der Gesundheit ist der wichtigste Teil der ganzen Unternehmung.

Leider zeigt uns unser Körper nur selten rechtzeitig an, wenn wir gesundheitlich ins Abseits geraten. Wobei das auch daran liegt, dass wir ihm viel zu wenig zuhören, wenn er anfängt, mit leiser Stimme irgendetwas zu reklamieren, was er zu wenig oder zu viel bekommt. Das wird meist mit noch einer Tasse Kaffee oder noch einer Zigarette mehr überdeckt, und in der ewigen Hetze geht es sowieso unter. Auf einmal ist eine Krankheit da. Man ist verstimmt und begreift es nicht – man war doch immer gesund und hatte keine Probleme!

Aber Sie glauben doch nicht im Ernst, dass eine Krankheit von einer Minute zur anderen entsteht – Virus- oder bakterielle Infektionen einmal ausgenommen. Jede Krankheit hat eine Vorgeschichte, meist eine lange. Auch Gesunde sollten Blutuntersuchungen einmal im Jahr machen lassen. Sie sind ein Blick durchs Schlüsselloch. Sie zeigen an, wo wunde Punkte sind die Beachtung verlangen und zu diesem Zeitpunkt vielleicht noch entschärft werden können. Ich habe den HbA-1c-Bluttest schon mehrmals erwähnt. Er erlaubt rückwirkend festzustellen, ob man bereits seit Monaten ein "verzuckertes" Hämoglobin hat. Ist das der Fall, dann ist sofortige "action" nötig. Übergewichtler sind mehr gefährdet. Ein zu hoher Blutdruck ist oft ständiger Begleiter dieses Zustands. Zusammen mit zu hohen Blutfettwerten sind das die ersten beiden Werte, die sich in schöner Regelmäßigkeit bei der neuen Essensweise verbessern.

Candida albicans

Viele Menschen haben heute einen Befall von mehr oder weniger außer Rand und Band geratenen Hefepilzen, die uns große Schwierigkeiten machen können. Sie können das Programm gröblich stören, wenn nicht gar zunichte machen. Wissenschaftler haben inzwischen herausgefunden, warum diese an sich nützlichen und harmlosen Organismen heute bei vielen Menschen zu einem solch gravierenden Problem geworden sind. Es ist der Zucker, der ihnen das liebste Nahrungsmittel ist. (Hefekulturen werden auf einer Glukoselösung angesetzt, um zu wachsen.)

Wenn bei Ihnen Candida albicans nachgewiesen wurde, brauchen Sie einen Arzt, der mit dieser Pest umzugehen weiß. Leider ist das gar nicht so einfach. Eine Hilfestellung, die Sie selbst unternehmen können, sind die unterschiedlichen Acido-philuskulturen, wie sie im Joghurt stecken. Versuchen Sie *die* Kapseln zu bekommen, die man im Kühlschrank aufbewahren muss, falls sie in Deutschland zu haben sein sollten, und fahren Sie Ihre Kohlehydrat- und Zuckeraufnahme ganz rigoros zurück. Nehmen Sie diese grandiosen Helfer in wirklich großen Mengen. Sie sind als tägliche Hilfestellung auch jedem putzmunteren Gesunden zu empfehlen (ich nehme sie seit Jahren), es sind unsere wichtigsten Heinzelmänner im unteren Stockwerk, die arbeiten, wenn wir schlafen.

Wenn die Hefepilzvermehrung schon weit fortgeschritten ist, wird Ihr Arzt mit stärkeren Waffen drangehen müssen, die leider immer auch Nebenwirkungen haben. Es lohnt sich also in jedem Fall, zuerst den Versuch mit den Heinzelmännern und einem rigorosen Zuckerentzug zu machen. Denn ausgerottet müssen sie werden, sonst sabotieren sie nicht nur Ihr Abnehmeprogramm.

Die Ernährungsumstellung nach dem Zucker Krimi wird Sie selbsttätig von den Anfängen einer solchen Hefepilzüberwucherung befreien, denn genau *die* Nahrungsmittel, die davon bevorzugt werden, entfallen beim SLM-Programm völlig. Auch wenn Sie gar nicht abnehmen müssen, ist das Programm in Phase III die richtige Essensform um mitzuhelfen, Candida albicans den Garaus zu machen. Besser ist es, ihm gar nicht erst in die Hände zu fallen.

Wer diesen Hefepilz als einen ungebetenen Gast beherbergt, braucht sich über Zuckerbegierden nicht zu wundern. Zucker ist seine bevorzugte Nahrung, und in der herkömmlich empfohlenen Essensweise gibt es Zucker in Hülle und Fülle für den Pilz.

Amalgamfüllungen in den Zähnen

Ein ebenso wichtiger Hinweis muss hier dem Amalgam gelten. Es wird zwar unverständlicherweise immer noch kontrovers diskutiert, obwohl die Schäden, die es verursacht, gravierend sind.

Es war über viele Jahrzehnte das Füllmaterial der Wahl für Löcher in den schwer zuckergeschädigten Zähnen von Kindern und Erwachsenen. Man hat die Behauptung krampfhaft aufrecht erhalten, dass Quecksilber, das im Amalgam enthalten ist, nicht ausgasen würde, obwohl das nicht stimmt und das Gegenteil längst nachgewiesen wurde. Ein deutliches Zeichen für eine Störung durch diese Fremdmetalle kann eine immerwährend brennende Zunge sein. Ist die Belastung entfernt, brennt die Zunge nicht mehr.

Antibiotika

Als nächstes ist das so lange betriebene sinnlose Verschreiben von Antibiotika zu nennen. Wir haben es so weit gebracht, dass viele Bakterienstämme inzwischen resistent geworden sind und der Arzt häufig hilflos dasteht, wenn früher eher harmlose Bakterien sich zu gefährlichen Gegnern auswachsen. Antibiotika erschlagen bei dem schon so lange angewendeten Gießkannenprinzip nicht nur, was sie zerstören sollen, sondern auch gleich die Feinde der Hefepilze mit. Das ist wie bei der Chemotherapie. Wer lange solche Hämmer eingenommen hat, sollte überprüfen, ob ihm das vielleicht diesen Befall eingetragen hat. Er muss dann vor allem – und zwar schnellstens – seine Darmflora wieder aufbauen. Denn wir unterschätzen immer noch gröblichst, was für eine ungeheuer wichtige Truppe da in unseren Eingeweiden für uns arbeitet. Ohne dieses Innenleben im Magen- und Darmtrakt – das der wichtigste Helfer des Immunsystems ist – wären wir überhaupt nicht lebensfähig. Sie waren die ersten auf diesem Planeten, ihnen gehörte der Laden – lange bevor wir hier auftauchten.

Glukose-Toleranz-Test GTT

Zu den wichtigen Tests bei Übergewicht gehört ein Glukose-Toleranz-Test um festzustellen, ob Sie vielleicht schon Zucker haben oder zu den Glykämikern gehören, deren Blutzuckerwerte nicht nur niedrig sind, sondern auch noch wie ein Lämmerschwanz hin und her zappeln. Die Symptome habe ich in Kapitel 4 genau beschrieben. Zu diesem Test können Sie sich nicht erst entschließen, wenn Sie schon eine Woche lang im Programm stecken. Dann bekommen Sie keine echten Ausgangswerte mehr. Wenn Sie keinerlei Beschwerden und vor allem kein Übergewicht haben, reicht es aus, vorbeugend einmal im Jahr den H-b-A 1c-Test bei Ihrem normalen Checkup mitmachen zu lassen. Just to be on the safe side.

Wenn man im Restaurant isst

Sie sitzen im Restaurant und denken: "Dieses Sößchen vom Geschnetzelten ist aber ganz fein." Und Sie sind stolz darauf, dass Sie weder Nudeln, Kartoffeln noch den Knödeln eine Chance gegeben haben, Ihren Charakter ins Wanken zu bringen. Wenn Sie zu den hochempfindlichen Kohlehydrat-Geschädigten gehören, kann Ihnen schon das verwendete Weißmehl im Sahnesößchen einen Stopp in der Fettverbrennung eintragen und Sie wieder süchtig nach KHs machen. Lassen Sie den Koch ruhig vom Ober befragen, ob er Mehl in seinen Soßen oder anderswo verwendet. Geben Sie genaue Anweisungen, was Sie *nicht* wollen. Zum Beispiel keine Croutons im Caesar's Salad. Nachspeisen sind leider in Restaurants eine traurige Geschichte. Ich kenne keines, wo Sie eine feine, mit ganz wenig Honig oder Zucker gesüßte Sahnecreme-Nachspeise bekommen könnten. Sie wäre Ihnen mit Maßen und als Ausnahme nicht verboten. Aber noch gilt es, dass Süßspeisen auch wirklich zuckersüß sein müssen, um unsere verdorbenen Gaumen wirklich vom Sessel zu reißen.
Lassen Sie über den Ober den Chef mit der weißen Mütze befragen, ob es möglich ist, Ihnen einen solchen nur ganz sparsam gesüßten Nachtisch zu fabrizieren. Glauben Sie mir, das kann man heute alles machen (zumindest in guten Lokalen), denn die wollen mit *Ihnen* Geld verdienen und nicht umgekehrt. Im Allgemeinen werden in guten Restaurants keine Fertiggerichte aufgewärmt, obwohl es Gerüchte gibt, dass man sich auch darauf nicht mehr verlassen kann. Sagen Sie, dass Sie eine Kohlehydrat-Allergie haben und

deshalb darauf achten müssen, so wenig wie möglich Zucker zu bekommen. Der Koch hat gelernt, was Kohlehydrate sind; und die Warnung wird Ihnen den nötigen Respekt in der Küche verschaffen. Wenn es nicht funktioniert, dann müssen Sie eben mit ein bisschen Käse den Schlusspunkt setzen.
Generell ist das Essen im Restaurant oder im Urlaubshotel kein Problem. Auf dem Frühstücksbuffet gibt es immer Omelette, Rühreier oder Spiegeleier. Es gibt Käse und Wurst und meistens auch Quark. Man muss nur die Brötchen oder das Brot weglassen und eine Tomate oder Gurkenscheiben an die Stelle setzen, dann ist man in der strikten Phase schon auf der richtigen Schiene.

Abnehmen auf Zeit kann jeder – abgebautes Fett für immer fernzuhalten, das ist die Herausforderung

Wenn Sie in einem halben Jahr oder auch in einem Jahr Ihr Übergewicht weggeputzt haben, die Eleganz im Auftreten restauriert ist, Sie sich wohl fühlen und inzwischen keinen Mut mehr brauchen, sondern eher etwas Eitelkeit mit im Spiele ist, wenn Sie morgens in den Spiegel schauen – dann geht es jetzt darum, nicht wieder zuzulegen. Das ist zugegebenermaßen nicht für alle gleich einfach oder schwierig. Aber wenn der Zeiger der Waage nach rechts wandert und Fehltritte bekannt gibt, müssen Sie die Ohren aufstellen und wachsam werden. Dann ist eine sofortige, straffe Zügelführung das Allerwichtigste. Je länger Sie damit warten, desto schwieriger wird es, und es dauert selten lange, bis Röcke und Hosen anfangen, sich erneut über einer wachsenden Halbkugel zu spannen.
In einer Woche sind zwei, drei Pfund mit einer erneuten strikten Einhaltung der Anfangsregeln (eventuell unter Zuhilfenahme des Ketostix) leicht wieder abzubauen. Wenn Sie warten, bis es zehn oder mehr Pfunde sind, ehe Sie sich zu Gegenmaßnahmen entschließen, wird es viel schwerer für Sie sein. Denken Sie daran, wie wohl Sie sich gefühlt haben, weitgehend ohne Hunger und Gelüste zu sein; denken Sie an die Komplimente von nahen Freunden, die das Resultat Ihrer weggeworfenen Pfunde anerkennend zur Kenntnis genommen haben. Vor allem aber denken Sie an das neue Outfit, das Sie vorhaben beim nächsten Rendezvous auszuführen. Ich meine es ganz wörtlich: Denken Sie an all das – denn es hilft. Mit der Zeit werden Sie lernen, wie man kleine Sündenfälle so begehen kann, dass sie sich auf der Waage oder am Gürtel fast nicht bemerkbar machen.

Rückfälle

Wie gesagt: Sie passieren (fast) jedem. Frust, Feste oder nicht abzusagende Einladungen sind unvermeidlich. Dann verunfallt man mit Kuchen und Plätzchen oder mit Spaghetti und Pizza, vielleicht auch, weil man nicht unhöflich sein wollte oder einfach keine Lust hatte, bei einer Einladung lange Erklärungen für den neuen Essensstil abzugeben. Verfluchen Sie sich nicht, wenn ein Absturz Sie erwischt und die Waage den Rechtsdrall kriegt. Die

Parole heißt dann eben: "Zurück marsch, marsch zur Anfangsphase!" Sie können auch einen oder zwei Quarktage einschieben. Mal mit einem halben Apfel, mal mit Schnittlauch und Petersilie. Der Löffel Flachsöl wird dann besonders wichtig, um nicht ungebührlich hungrig zu werden.

Sie werden das nicht nur einmal praktizieren müssen. Die Welt ist voller Kohlehydrate. Sie liegen wie Tellerminen überall herum, und – man muss es beklagen – der Geist ist willig - das Fleisch ist schwach. Aber, meine Damen und Herren, Hinfallen ist keine Schande, nur lang liegen bleiben.

Reden ist Silber, Schweigen ist Gold

Ich würde Ihnen gerne noch einen Rat geben. Reden Sie erst über das Programm, wenn Sie einen vorzeigbaren Erfolg erreicht haben und richtig gut mit der neuen Essensweise zurechtkommen. Die Leute sind alle seit nunmehr vielen Jahrzehnten auf die fettarme KH reiche Schiene geschoben worden und sie schreien je nach Temperamentslage empört oder gequält auf, wenn Sie Mais, Karotten, Teigwaren oder ein Kartoffelgratin verweigern. Entnerven Sie Ihre Gastgeberin nicht allzusehr mit Insulinstößen und Blutzuckerschwankungen. Sie kriegt sonst ein Herzkrisperl (das ist in Österreich ein milder Herzanfall) und fürchtet, dass sie Sie als Freund und Hausgast abschreiben muss. Schenken oder empfehlen Sie ihr das Buch – vor allem, wenn sie in dieser Richtung selbst ein kleines Problem hat. Dann kann sie sich ein Bild machen, was Sache ist. Wenn Sie Glück haben, wird es bei der nächsten Einladung keine Probleme mehr mit zu vielen Kohlehydraten geben.

Bemühen Sie sich nicht zu sehr, bei all ihren Freunden Licht in die Sache zu bringen, wenn Sie mit der Chemie, die da drinsteckt, noch nicht ganz sattelfest sind. Wenn Sie einem orthodoxen Mediziner in die Hände fallen, kann es leicht passieren, dass er mit Fremdwörtern und nie gehörten medizinischen Begriffen über Sie herfallen und Sie niedermähen wird. Als geistige Halbleiche wird er Sie liegen lassen, übergossen mit dem ganzen Hohn und Standesdünkel, den viele Mitglieder aus dem Elfenbeinturm einfach nicht ablegen können.

Wenn Sie, bevor Sie am liebsten sterben möchten, noch ein Wort herausbringen können, fragen Sie ihn doch, warum dann die Dicken auf der ganzen Welt immer mehr werden und kaum eine empfohlene Diät jemals einen praktikablen Langzeiterfolg gebracht hat. Sie können ihn auch fragen, warum die Höhlenmenschen dann mit ihrer Essensweise so gut überlebt haben, obwohl die restlichen Bedingungen zu dieser Zeit mehr als menschenfeindlich gewesen sein müssen. Aber das wird ein solcher Halbgott in Weiß elegant abwiegeln und Übergewicht auf den schwachen Charakter der Dicken schieben, den er verachtenswert findet. Am besten ist es, dann nicht weiter zu diskutieren. Es hat keinen Zweck – gegen solche Mediziner ist ein Laie ohne das nötige Gewicht eines Doktorhuts oder Professorentitels ein schlecht ausgerüsteter Gegner. Sie sollten in einem solchen Fall dran denken, dass alles, was in diesem Buch steht, nicht von *mir* erfunden, sondern von Wissenschaftlern mit eben solchen Doktorhüten und sogar gekrönt mit Nobelpreisen einmal erforscht und belegt worden ist. Ich bin nur der Bote. Es ist schade, dass man diese Experten, die endlich neu und besser nachgedacht haben, in einem solchen Fall nicht schnell zur Hand hat; dann wäre das Argumentieren im Gleichgewicht und der Ausgang der Kontroverse mit Sicherheit ein anderer. Es ist ganz normal, dass es immer unterschiedliche Ansichten über eine Sache gibt und es ist auch normal, dass sich eine neue und scheinbar revolutionäre Ansicht nur langsam durchsetzt. Im Grunde genommen ist sie weder neu noch revolutionär, sondern in Millionen von Jahren mit Erfolg erprobt worden.

Hier sind wir noch ein Entwicklungsland

Diese wissenschaftlichen Erkenntnisse über unsere Essgewohnheiten, im Zusammenhang mit den tiefgreifenden Veränderungen in unserer Nahrung, aber auch unserer Schlaf- und Lebensgewohnheiten, sind hier noch kaum publiziert. Aber diese Erkenntnisse müssen sich durchsetzen – auch wenn Food-Industrie und Pharmakonzerne das nicht gerne sehen werden.

Sie werden sich durchsetzen, zumindest bei denen, die genügend graue Zellen haben und auch willens sind, sie einzusetzen. Was Unterschiede aufweisen wird, je nach Veranlagung, sind die Mengen an prozessierten Kohlenhydraten (Zucker), die dem Einzelnen zuträglich sind. Aber lassen Sie mich eines hier ganz klar sagen: Die Mengen, an die wir – mit grober Nachhilfe der herstellenden Industrie – gewöhnt worden sind, tun niemandem gut – auch nicht den Dünnen. Denn dünn sein heißt noch lange nicht gesund sein.

Was den reinen Zucker anbelangt, egal in welcher Form er in Ihre Nähe kommt, den sollten Sie als eine Form von Gift betrachten und ihm nur einen winzigen Ausnahmestatus zubilligen. Er war niemals in dieser Form und in diesen Mengen von der Natur für uns vorgesehen. Es gab Kohlehydrate nur rund drei vier Monate im Jahr und danach war wieder weitgehend Sense. Das was man in dieser Zeit finden und futtern konnte, diente vor allem der Fettspeicherung, um in der kommenden kalten und trostlos hungrigen Zeit von den Reserven leben zu können. Die Entdeckung unserer heutigen Zuckerformen und ihrer Ausbreitung kann ebenso wie die vielen süßen Limonaden (Sie kennen die Namen selbst, die hier stehen müssten) als gravierendster Unfall – mit drastischen Folgen – in unserer Geschichte bezeichnet werden. Wissenschaftler sagen, dass diese Erfindungen mit dazu beitragen werden, die Menschheit zuerst krank zu machen und sie dann zu dezimieren.

Vielleicht kann man all das aber auch als einen ganz cleveren Trick der Natur betrachten, die sich immer zu helfen wusste, wenn eine Spezies überhand nahm und damit nicht mehr genügend Nahrung vorhanden war. Entweder sie vermehrte die Feinde, oder sie setzte einfach die Reproduktionsfreudigkeit herunter. Erst wenn der Mensch in die Regulatorien dieser Erde eingreift und gegen die Natur und die gegebenen Abläufe lebt, geht alles aus dem Leim und gerät außer Rand und Band.

Der große Unterschied

Der Unterschied zu all den herkömmlichen Diäten ist riesengroß. Mit ihnen quält man sich für Wochen, um ein paar lumpige Pfunde abzuhängen. Man hungert zornig vor sich hin, hat Alpträume von Schokolade oder knusprigem Weißbrot, und wenn man nicht total heroisch veranlagt ist, bekommt man irgendwann den Koller, haut Hungerdiäten voller Verzweiflung über seinen schmerzlich schwachen Charakter in den Sack, und alles ist im Eimer.

Nicht so bei dieser Art des "Iss-dich-schlank", die hier wirklich stimmt. Auch wenn es manchen Leuten schwerer fällt als anderen, diese neuen Gewohnheiten fest zu installieren, ist diese Art zu essen wunderbar. Sie macht einen satt und damit glücklich – Kohlehydrate im Übermaß machen nur scheinbar satt – statt dessen machen sie uns süchtig wie die Zigarette und der Alkohol. Denn das Schlimmste für Kohlehydrat-Empfindliche ist, dass mit den KHs immer der nächste Hunger versteckt im Schilde geführt wird. Das ist der Grund warum man fast nicht gewinnen kann. Viele Übergewichtige werden Ihnen gestehen, dass sie eigentlich immer hungrig sind und pausenlos ans Essen denken. So wie Alkoholiker immerzu an das nächste Glas, und Drogensüchtige an den nächsten Schuss denken. Das wird sich für Sie ändern.

Es wird sicherlich immer noch unbeantwortete Fragen geben, aber da ich inzwischen auch im Internet zu finden bin (www.zuckerkrimi.de) und als ordentlicher Schwabe auf Fragen antworte – schicken Sie mir eine Mail (slmhealth@z.zgs.de) mit Ihren Sorgen. Für vieles gibt es eine Lösung und auch hier gilt oft: "Gewusst wie – fünf Euro."

KAPITEL 13

Der Fragenkatalog

Es ist klar, wenn man mit einer solch neuen Ernährungsform beginnt und sich so langsam, vielleicht sogar widerstrebend, von den lange postulierten Kohlehydratempfehlungen abnabeln soll, dann treten Fragen auf, die behandelt werden müssen. Das werde ich jetzt tun und ich hoffe, dass danach nicht mehr allzu viele offen bleiben.

Werden nicht all das Fleisch, Fett, die Eier und der Käse der Gesundheit schaden?

Die Frage wird im Buch nicht nur einmal ausführlich beantwortet. Das ganze Buch ist eine einzige Erklärung dafür, warum das nicht der Fall ist. Und ich habe auch nirgends empfohlen, zu einer Mahlzeit Unmengen von Fleisch, Fisch, Eiern oder Käse zu essen. Das braucht kein Mensch, um satt zu werden.
Fast keiner der Wissenschaftler und Ärzte, die Übergewicht mit einem scharfen Zurückschneiden von den falschen Kohlehydraten korrigieren, empfiehlt, mit Eiweiß und Fett total über Bord zu gehen. Das war in der Tat der Fehler, den ich immer bei der Atkins Diät beanstandet habe, die nur im Grundprinzip richtig war.
Man sollte ganz generell mit nichts, was man tut, über Bord gehen. Aber man kann wirklich bei diesem Programm seinen Eiweiß- und Fettbedarf so ansetzen, dass er den jeweiligen Ansprüchen zum Sattwerden, nach Lebensweise, Größe und Gewicht, gerecht wird. Vor allem, um beim Abnehmen nicht Muskelmasse zu verlieren und zweitens, um Hunger und Begierden weit herunterzufahren. Aber ein Yorky braucht selbstverständlich andere Mengen in seinem Fressnapf als ein Riesentier von Neufundländer. Ist doch klar. Sie können, wenn Sie immer noch Angst vor Fett haben, das Hauptgewicht der Fettaufnahme auf die ungesättigten und nicht auf die tierischen Fette legen, denn ich möchte nicht, dass Sie mich nachher zitieren und sagen: "Die Lange-Mechlen hat gesagt, ich könne so viel Butter und Speck essen wie ich wolle." Da hätten Sie einige wichtige Ausführungen von mir einfach unter den Tisch fallen lassen. Denn genau das ist es, was ich mit dem "Über Bord gehen" meine. Denken Sie also an die *drei* Drittel für Fett: 2 Drittel sind unprozessierte, einfach und mehrfach ungesättigte Pflanzenöle plus Fischöl, 1 Drittel ist tierisches Fett. (Butter)

Was sagen die Nieren zu all dem Eiweiß?

Gesunde Nieren sind begeistert von dieser Essensform.
Die Nieren liegen eingebettet in ein loses Fettgewebe und in der Medizin weiß

man, wie nötig sie ihre "Ölkanne" brauchen. Und das sind die ungesättigten Fettsäuren, die Ihnen so warm empfohlen sind. Kein Kranker sollte auf irgendeine Essensumstellung, auch nicht auf dieses Programm, umsteigen, ohne sich zuerst mit seinem Arzt zu beraten. Ein guter Arzt hat das allergrößte Interesse daran, dass Sie Ihr ungesundes Übergewicht verlieren, weil er weiß, dass es eine Gefährdung der Gesundheit mit sich bringt. Allein die Umstellung auf lebendiges Fett und keine denaturierten Kohlehydrate (Gemüse, Salat und Obst fallen nicht unter die Kategorie "denaturiert") müssten ihn begeistern. Leider haben wir nicht genug Ärzte, die sich mit Ernährung und den Auswirkungen auf den Stoffwechsel wirklich auskennen. Einen solchen Arzt brauchen Sie. Wenn Sie ihn bis heute nicht haben: Suchen Sie ihn, denn es gibt ihn.

Empfindliche Nieren gehören eigentlich nicht in dieses Buch. Trotzdem – wissenschaftliche Studien haben ergeben, dass eine solche Ernährung auch für sie gut ist. Sie ist ja nicht eine "exzessive" Eiweißernährung, sondern sie empfiehlt nur, den jeweiligen persönlichen Körperbedarf großzügig zu decken und mit den prozessierten KHs zurückzufahren. Sie bekommt also auch Menschen mit labilen Nieren gut. Die Erfahrungen bei Nierensteinen haben nicht ergeben, dass diese Essensform Nachteile bringt. Genügend Flüssigkeit, das heißt wenigstens zwei Liter am Tag, ist eine Voraussetzung zur Vermeidung von Steinbildung. Oft ist dafür auch ein Kalziummangel verantwortlich, der auch dann nicht verschwindet, wenn die herkömmlichen Kalziumtabletten genommen werden. Nur organische Minerale können von unserem Körper voll absorbiert werden, aber das sagt uns niemand. Stattdessen werden tagaus tagein Präparate verkauft, die ihr Geld nicht wert sind.
Bei chronischer Niereninsuffizienz, wo im Allgemeinen nur eine geringe tägliche Eiweißmenge erlaubt ist, können Sie sowieso nicht einen Schritt ohne Ihren Arzt tun. Hier ist das Wort "Diät" am Platz. Eine wunderbare Lösung für diese armen Menschen finden Sie im neuen Kapitel 15 "Die Entdeckung", das im alten Zucker Krimi noch nicht enthalten war.

Was ist mit einer angeschlagenen Galle?

Auch da heißt es als Erstes: Vorsichtig mit Fett umzugehen – wobei hier das tierische Fett wie Butter, Speck oder Schmalz gemeint ist. Besser wäre es, mit dem Finger ganz eindringlich auf die *prozessierten* Fette zu zeigen, die immer noch – unerkannt – den Hauptschaden in unserem Körper anrichten.

Essentielle und ungesättigte Fettsäuren wie ein kaltgeschlagenes Lein- oder Olivenöl wird Ihre Galle – in kleinen Mengen – lieben und glänzend vertragen. Stattdessen können zu viel Fleisch und Eier für Gallenleidende ein Problem sein. Oft bestehen "gesunde" Abneigungen, denen man immer folgen sollte. Ihr Körper ist viel schlauer als Sie denken, und wenn Sie auf ihn hören, machen Sie es im Allgemeinen richtig, es sei denn, Süchte und Begierden haben Sie bereits am Wickel. Setzen Sie an die Stelle von Fleisch mehr Quark. Wählen

Sie kleinere Fleischportionen von Kalb, Lamm, Wild, Huhn oder Fisch, denen Sie immer Gemüse oder Salat dazustellen sollten. Wählen sie keinen sehr fetten Käse und keine fette Wurst, die fast immer auch mit viel Chemie belastet ist. Eine solche Ernährung wird Ihnen erstklassig bekommen, und abnehmen werden Sie ebenfalls, wenn sie die denaturierten Kohlehydrate wie Süßigkeiten, weiße Nudeln, Pizzen, weißen Reis, Brot, Kornflakes, oder andere Frühstücksbrösel weitgehend eliminieren. Vielleicht wird es ein bisschen langsamer gehen. Bitte informieren Sie Ihren Arzt, wenn Sie diese Diät beginnen wollen.

Was ist, wenn jemand Gicht hat oder auch nur die Veranlagung dazu?

Dann sollte er diese Essensweise zuerst mit seinem Arzt besprechen, der eventuelle Veränderungen begleiten sollte. Zu viel Fleisch und Eigelb sind für solche Menschen nicht zuträglich. Gerade hier wird es besonders wichtig, Leinöl und Fischöl jeden Tag zu bekommen, um die Säure im Milch- und Fleischeiweiß zu neutralisieren. Nehmen Sie im Quark, den Sie immer wieder anstatt Fleisch einsetzen können, und im Salat besser eine Mischung von Lein- und Olivenöl, weil Sie vor allem die Omega-3- Fettsäuren brauchen. Supplementieren Sie außerdem mit Fischölkapseln (EPA, DHA oder dem guten alten Lebertran in Kapseln). Auch hier ist die Balance zwischen Omega-3 (langkettig und kurzkettig) und Omega-6- Fettsäuren ausschlaggebend wichtig. Bei Übersäuerung ist "Rebasit" oder ein anderes Basenmittel (aus der Apotheke) eine gute Hilfe.

Die Zuckerkrankheit hat zwei ganz unterschiedliche Formen

Diabetes mellitus I

Nicht jeder weiß, dass die Zuckerkrankheit zwei völlig unterschiedliche Krankheitsbilder hat.
ist ein ganz anderes Krankheitsbild. Hier ist nicht eine zu hohe Insulinproduktion und eine generell strapazierte Bauchspeicheldrüse der Auslöser. Hier sind die Zellen in den Langerhansschen Inseln – dem Teil der Bauchspeicheldrüse, in der das Insulin produziert wird – geschädigt. Sie können nicht genug oder gar kein Insulin mehr produzieren. Bei dieser Form der Zuckerkrankheit bleibt keine Wahl für den Kranken: Hier muss Insulin ersetzt werden. Mit einer Ernährungsumstellung, weg von zu vielen Kohlenhydraten, kann diese Form des Diabetes nicht geheilt werden, obwohl sie ihr auch gut tut.

Bei Diabetes I kann es zu einer Keto-Acidose kommen, die mit einer Ketose, wie sie durch die Ernährung in der Anfangsphase des SLM-Programms erzielt wird, nichts zu tun hat. Eine Keto-Acidose ist gefährlich. Es fehlt das Insulin, und damit bekommt der Gegenspieler, das Glukagon, das Übergewicht. Das

Insulin hält das Fett nicht mehr in den Depots fest, es wird stattdessen in Massen ins Blut geworfen. Eine Übersäuerung (Keto-Acidosis), die nicht alsbald gestoppt werden kann, bringt unweigerlich den Exitus. Oft zeigt sich diese Krankheit durch einen rapiden Gewichtsverlust, Müdigkeit, großen Durst und oft auch exzessiven Hunger an. Bei Diabetes I geht ohne Arzt gar nichts. Sie brauchen Insulin und er stellt fest, wie viel.

Diabetes mellitus II

Zuckerkranke mit Diabetes II sind alle Kohlehydrat- oder deutlicher, Zucker-Geschädigte.
Wer, wie heute üblich, seine Bauchspeicheldrüse mit zu vielen falschen KHs zu pausenlosen Insulinabgaben zwingt, ermüdet die Rezeptoren auf den Zellen mit der Zeit so sehr, dass sie irgendwann einen ordentlichen Service verweigern – der Zucker wächst ihnen über den Kopf. Es beginnt mit einer Glykämie. Ein Zustand, wo der Blutzuckerspiegel sich wie die heutigen Aktienkurse verhält – es ist ein ständiges Auf und Ab. Der nächste Schritt ist der Hyperinsulinismus mit anhaltend zu viel Zucker im Blut. Die Zellen haben die Nase voll von all der Glukose, und darauf folgt die Insulinresistenz. Damit ist die Krankheit voll ausgebrochen. Sie wird durch jahrelange falsche Essgewohnheiten ausgelöst, vor allem ist es ein zu hoher Verzehr von falschen Kohlehydraten, der dafür verantwortlich zeichnet. Wenn dazu noch eine genetische Prädisposition kommt – die heute leider immer mehr Menschen mitbringen – wirft die Bauchspeicheldrüse meist um die Lebensmitte herum das Handtuch. Setzt die Krankheit erst später ein, wird sie als Alterszucker bezeichnet. Auch das ist ein Krankheitsbild, das immer mehr in Erscheinung tritt und das sehr ernst zu nehmen ist. Eine der schlimmsten Folgen sind Erblindung, aber auch das sogenannte Raucherbein ist nicht besser, es bedeutet im Endstadium Amputation eines oder beider Gehwerkzeuge. Das SLM-Programm ist dafür die ideale Ernährungsform. Sie entlastet die Bauchspeicheldrüse und kann damit das Entstehen einer Insulinresistenz verhindern. Wenn das Programm strikt und frühzeitig genug angewendet wird, ist es fast immer möglich, auf Injektionen, oft sogar auf eine Medikation (ganz) zu verzichten. Ich denke ein hier versierter Arzt weiß, dass Chrom als Spurenelement dabei eine große Rolle spielt.

Wenn der Hunger in der Nacht kommt

Viele Jahre habe ich das an mir selbst erlebt – Nachthunger. Man wacht auf und kann nicht zum Schlaf zurückfinden. Man braucht irgendeine Kleinigkeit zu essen, erst dann geht's wieder. Oft liegt es an den falschen Essgewohnheiten mit zu vielen Kohlehydraten. Und wenn Sie gar ein Glykämiker sind, dann ist eben der Blutzucker mal wieder in den Keller gerutscht und Ihr Gehirn hat Angst, dass ihm der Treibstoff abgedreht wird. Es weckt Sie auf, und das ist *eine* Erklärung für Nachthunger.

Nachthunger kann aber auch eine andere Erklärung haben. Ich habe mich jahrelang, als ich noch jedes Jahr hunderttausend Kilometer geschäftlich mit dem Auto unterwegs war, mit Magengeschwüren oder wenigstens einer chronischen Gastritis herumgeschlagen. Das war eine Zeit, in der Nachthunger immer mit mir war.

Mein Arzt hat es mir damals so erklärt: Die Magensäfte, die auch in der Nacht vom Magen produziert werden, tun einer gastritisgeschwächten Magenschleimhaut weh. Sie fühlt sich unwohl, weckt einen auf, und um diesem Schmerz zu entgehen, verlangt sie nach irgendetwas Essbarem. Sie weiß aus Erfahrung, dass essen diese nagenden Schmerzen vertreibt. Das ist zwar kein Heilmittel, sondern nur Kosmetik, aber das interessiert die Magenschleimhaut im Moment weniger. Vielleicht denken Sie mal darüber nach, ob nicht auch so etwas hinter Ihrem Nachthunger stecken könnte.

Da ich viele Jahre lang ein "Sehr-spät-zu-Bett-Geher" war (was ich inzwischen mit gewissen Schwierigkeiten geändert habe), brauchte ich eigentlich immer so gegen elf Uhr noch einmal irgendetwas Essbares, um weitermachen zu können. Meist waren es ein bisschen Schokolade oder ein paar Kekse, die dann anmarschiert kamen. Dass es gescheiter gewesen wäre, ein bisschen was "Eiweißiges" zu nehmen, auf die Idee kam ich damals leider nicht. Inzwischen bin ich natürlich schlauer. Heute achte ich auf meine notwendigen Schlafstunden. Wenn ich heute nachts aufwache, hat das einen anderen Grund: Ich muss mal nach den Pferden sehen.

Wenn Sie auf das SLM-Programm umsteigen, wird sich auch bei Ihnen der Nachthunger verlieren. Falls das nicht so sein sollte – auch kein Problem! Nehmen Sie ein kleines Stückchen Käse und drei, vier Nüsse gleich mit ans Bett und essen beides, wenn Sie aufwachen ohne jedes schlechte Gewissen. Im Gegensatz zu Kohlehydraten wird Sie das voll zufrieden stellen und im Gewicht wird es nicht zu Buche schlagen. Das einzige Problem, das jetzt auftritt, ist – gehe ich nochmals Zähne putzen oder nicht?

Warum Sahne und keine Milch?

Milch enthält mehr Kohlehydrate in Form von Lactose (Milchzucker) als Sahne. Sahne ist reines Milchfett, sie enthält keine Kohlehydrate. Der Käse, aus Milch gemacht, verliert im Herstellungsprozess viel von diesem Milchzucker und das ist der Grund, warum es heißt: Milch nein; Sahne, Quark und Käse ja.

Was ist mit der Verdauung?

Schwierigkeiten mit der Verdauung haben Millionen. Man hat sie unter Umständen schon, wenn man weiter weg in Urlaub fährt und gar nicht begreift, warum man auf einmal nicht mehr zügig auf den Topf gehen kann. Also, das kann schon sein, dass Sie bei dieser Umstellung, die ja einschneidend ist, hier ein wenig Zeit und Unterstützung brauchen, bis es wieder richtig "flutscht".

Zuerst einmal: Sie können, wenn es wirklich lange nicht funktionieren will, Abführmittel benützen. Es gibt sie heute von einigen wenigen Firmen auf ganz natürlicher Basis. Reine Quell- und Faserstoffe sind am besten. Sie bewirken so etwas wie eine natürliche Darmreinigung und vor allem eine bessere Konsistenz der "schiebbaren Masse". Eine gute Mischung von Faserstoffen verhält sich ein bisschen wie ein Kehrbesen, der die Ablagerungen in den Darmzotten wieder sauberfegt, die sich bei manchen Menschen mit falschen Essgewohnheiten über die Jahre völlig zugesetzt haben und Nahrungsstoffe und Fette gar nicht mehr durchlassen. Es gibt heute die Möglichkeit mit Pflanzen zu entgiften, und zwar täglich und nicht nur ein- oder zweimal im Jahr. Das ist die absolut beste Lösung, da keiner mehr den hunderten von Schadstoffen und Giften, die wir von allen Seiten verpasst bekommen, entgehen können.

Ich mache Ihnen einen Vorschlag: Nehmen Sie gleich am Morgen im Badezimmer solche natürlichen Pflanzenstoffe und werfen Sie dabei gleich die erste 500 mg Kapsel Vitamin C ein. Tun Sie das mit einem wirklich sehr großen Glas zimmerwarmem Wasser (wenigstens ein Viertel Liter), weil Sie dann gleich schon einen kleinen Anteil der über den Tag benötigten Wassermenge bekommen. Diese speziellen Pflanzenstoffe wirken sich nicht wie KHs aus, sie werden deshalb Ihr Programm nicht sabotieren. Wenn Sie nicht selbst das Richtige dafür wissen, schicken Sie mir eine e-mail, dann gibt es dafür speziell etwas zu lesen.
Nehmen Sie zu den beiden Hauptmahlzeiten jeweils weitere 500 mg Vitamin C, bis die Sache anläuft und auch die gewünschte Konsistenz erreicht ist. Hartes Pressen ist unerwünscht und schädlich für den Darm. Er kann sich dadurch zu Taschen ausweiten, die mehr als unangenehme Auswirkungen (Diverticulitis) haben können. Beginnen Sie mit 3 mal 500 mg Vitamin C, über den Tag verteilt.
Die Dosis können Sie ohne jeden Vorbehalt erhöhen – so lange bis das Endprodukt anfängt zu dünn zu werden. Haben Sie ein bisschen Geduld – so wird es klappen.
Vitamin C ist eines unserer wichtigsten Vitamine. Wenn Sie auf diese Weise mehr davon bekommen, umso besser. Ich nehme seit Jahrzehnten – über den Tag verteilt – zwischen 2.000 und 4.000 mg. Wenn eine Erkältung um die Ecke kommt, sind für mich Vitamin C und bestimmte Antioxidantien die Waffen der Wahl. Kann ich mir die nötige Ruhe gönnen, damit mein Abwehrsystem die Kanonen auch ausrichten und abfeuern kann, haben Erkältungen bei mir schon lange keine Chance mehr. Wenige Menschen wissen, dass viele freiverkäufliche Medikamente gegen Schnupfen und Erkältungen zum einen nur Symptomkämpfer sind und zum anderen sehr wohl auch Nebenwirkungen haben.

Geht auch ein bisschen schwanger?

Die Frage, ob man mit dieser Essensform auch abnehmen kann, wenn man sie sozusagen entschärft und einfach weniger Teigwaren, weniger Brot, weniger sehr süßes Obst und nur ab und zu was Süßes isst, kann man für gesunde Menschen, die nicht Kohlehydrat-geschädigt sind, mit ja beantworten. Es ist genau das, was jeder gesunde Mensch tun sollte. Für den Übergewichtigen, der hier einen Schwachpunkt hat, wird es aber kaum viel bringen. Er bekommt immer noch eine Nahrung, die zu viel Insulin produziert, und das ist sein eigentliches Problem. Diese Kranken müssen es schaffen, in Ketose (Fetterbrennung) zu kommen, erst dann entfallen Hunger und Begierden, und das Abnehmen geht damit besser als bei den kalorienarmen Hungerdiäten.

Wie lange kann man in der Einführungsphase bleiben, um schneller Gewicht zu verlieren?

Wenn man eine erstklassige Vitamin- und Mineralstoffversorgung mit natürlichen Produkten sicherstellt, kann man das schon eine ganze Weile tun. Zumindest so lange, bis wirklich substantielle Mengen an Fett ins Aus katapultiert sind. Sie sollten allerdings darauf achten nicht zu wenig vor allem grünes Gemüse (auch roh wegen der Enzyme) und Obst mit einem niedrigen glykämischen Index zu essen. Denn Sie werden auch mit mehr Salat, Gemüse und Quark wie in der Phase II weiterhin abnehmen. Aber eines ist sicher: Je weniger *falsche* Kohlehydrate Sie essen, desto mehr schwinden die Pfunde, und zwar auch dann, wenn Sie mit Fett (unprozessiert) nicht besonders zimperlich umgehen. Das haben Versuche, die von Ärzten und Wissenschaftlern schon in den Sechzigern gemacht wurden, ganz eindeutig und immer wieder bewiesen. Niemand wird davon krank, falls Sie das gerne besorgt fragen wollen. Schon deshalb, weil ich nirgends gesagt habe, dass sie eine Tasse Leinöl und ein halbes Pfund Butter am Tag zu sich nehmen sollen.

Bitte vergessen Sie bei Ihren Überlegungen nicht, diese Essensweise ist keine Episode, sondern eine Sanierung Ihres gesamten Stoffwechsels. Sie geben ihm das zurück, womit er Millionen Jahre gut zurechtgekommen ist. Machen Sie eine Dauereinrichtung daraus, nicht nur bis Sie auf dem gewünschten Gewicht gelandet sind. Wenn das einmal so weit ist, sind kleine Sünden kein Problem mehr, denn Ausnahmen haben noch niemandem dauerhaft geschadet. So zu essen muss erfreulich sein und Ihnen das Gefühl geben, gesund und vor allem gut zu essen. Praktizieren Sie die ganz strikte Phase nicht viel länger als maximal ein paar Wochen und lernen Sie dabei, wie einfach und angenehm es ist, so zu essen und zu kochen. Diese Zeit ist dazu gedacht, Ihnen zu zeigen, dass man abnehmen kann ohne zu hungern. In Phase II, mit schon sehr freundlichen Mengen an Gemüse, Salat und Obst, können Sie so lange bleiben, bis Sie alles weggeworfen haben, was Sie geärgert hat, denn das ist eine für Ihren Körper altbekannte, unbelastende Kostform. Ich lebe, ohne dass mir irgendetwas fehlt, seit langem ohne Nudeln, Kartoffeln oder Reisgerichte. Sie laufen bei mir unter hübschen Ausnahmen. Auch Brot hat bei mir nicht mehr den alten, großen Stellenwert.

Wenn Sie auf Ihrem Idealgewicht angekommen sind – und dazu sollten Sie sich wirklich genügend Zeit lassen – müssen neue Überlegungen angestellt werden. Dann geht es darum, Ihre höchstpersönlichen Mengen an denaturierten Kohlehydraten auszuloten, mit denen Sie dieses Gewicht vergnüglich halten können. Dabei ist für Viele ein ganz hübscher Spielraum möglich, wieder etwas mehr von den besonders vermissten Speisen dazuzustellen. Aber jetzt werden Sie auch so weit sein, dass Ihnen Berge an Nudeln, Kartoffeln, Brot oder Süßigkeiten kein Herzensbedürfnis mehr sind. Und wer wollte schon gesundes Wohlbefinden, eine neu errungene Figur – ohne Hungern und pausenlos an Süßes denken zu müssen – gegen zwickende Röcke und Hosen, Müdigkeit und schwindende Energie eintauschen? Wenn Sie zur alten Essensweise zurückkehren, ist all das in Kürze wieder mit Ihnen, und die Pfunde werden in Windeseile erneut über Sie herfallen.

Wenn man den Zustand der Fettverbrennung nicht erreichen kann

Das gibt es nur, wenn Ihr Stoffwechsel gravierend in Unordnung ist oder sich einen Sonderstatus hat einfallen lassen, was höchst selten ist. Wenn Sie das Programm richtig fahren und wirklich keine Seitensprünge in falsche KHs machen, muss Ihr Stoffwechsel irgendwann auf Fettverbrennung umstellen. Er hat gar keine andere Wahl. Wenn Sie aus alter Gewohnheit total knauserig mit dem richtigen Fett umgehen, dann kann auch das ein Grund sein, warum keine Fettverbrennung beginnen will. Die Ketose kommt mit etwas größeren Fettmengen schneller in Gang, und ohne falsche KHs werden Sie sie auf der Waage nicht wiederfinden.
Was immer wieder passiert, wenn diese Schwierigkeit auftritt, ist, dass Sie irgendwo ungewollt und unbewusst falsche Kohlehydrate erwischen. Das "Wie und Wo" können Sie nur selbst herausfinden. Am besten kommt man der Sache auf die Spur, wenn man für eine längere Zeit jeden Bissen mit Gewicht, Zeit und Ort aufschreibt. Irgendwo ist die Stolperstelle. Und Sie müssen wirklich lernen, die Inhaltsverzeichnisse auf den Produkten zu lesen und sie auf KHs abzuklopfen. Achtung: alle "ose" Endungen sind Zuckerformen.

Die letzten Pfunde gehen schwerer als die ersten

Das sagen viele SLM Programm-Abnehmer. Ich denke, es kommt einfach daher, dass man gelernt hat, KHs unterzuschmuggeln, ohne dass die Waage einem die rote Karte zeigt. Aber das heißt natürlich auch, dass man zwar nicht zunimmt, aber auch weniger Fett abgibt. Gehen Sie für ein paar Tage zur Phase I zurück, zwar mit ausreichend Gemüse, aber ohne alle menschgemachten Kohlehydrate, um die Fettverbrennung wieder mehr zu aktivieren (Sie können das mit dem Ketostix kontrollieren), und die Sache wird wieder in Gang kommen. Oder Sie lassen sich einfach die nötige Zeit, um den Rest vom Eingemachten auch noch zu eliminieren.

Was ist mit Salz?

Mit Salz ist es ein bisschen wie mit dem Cholesterin und den Eiern. Dass es ein wichtiges Mineral ist, können Sie schon daran ersehen, dass Tiere weite Strecken zu den Salzlecken laufen, um ihren Bedarf zu decken.
Sicher gibt es Nierenkrankheiten, wo es richtig ist, neben anderen Maßnahmen auch den Kochsalzverbrauch zurückzufahren. Aber bei dieser Essensweise ist nur empfohlen, mit dem Salzfass vernünftig umzugehen. Da dieses Programm sowieso wasserausleitend wirkt, brauchen Sie Sodium (Salz) und Kalium, um den Wasseraustausch in der Zelle nicht zu behindern. Wenn lang anhaltende Ödeme auftreten, müssen Sie mit Ihrem Arzt reden. Dafür sind meist andere Gründe verantwortlich.

Alte Leute, die fast immer zu wenig trinken, sollten in jedem Fall genug Salz in ihrer Ernährung bekommen, selbst wenn es nur dazu nützt, den Durst anzuregen. Wer zu wenig Salz und Kalium bekommt, ist müde und lustlos. Also streuen Sie ruhig **ein bisschen** Salz auf Ihr Frühstücksei und die Tomatenscheiben. Denn sie bekommen ja all die Fertigprodukte, die mit Zucker und Salz überladen sind, nicht mehr. Dann bleibt hier schon ein bisschen Spielraum. Aber eines müssen Sie schon bedenken, Salz bindet das extrazelluläre Wasser im Körper, und das ist bei wirklich Übergewichtigen ein Teil des Ballastes, der abgebaut werden muss.
Das beste Salz, und nur mit dem können Sie etwas großzügiger umgehen, ist das Himalaja Salz. Es hat noch alle einmal darin enthaltenen Mineralstoffe, wenn es aus der richtigen Quelle kommt.

Begierden und Süchte

Lange habe ich geglaubt, dass Begierden und Süchte vor allem aus Mangel an „seelischen" Vitaminen geboren werden. Ich glaube das heute nur noch bedingt. Ich glaube eher, dass seelische Beschwerden und diese spontanen, seltsamen Gefühlsveränderungen sehr oft mit unserem Blutzuckerspiegel zusammenhängen. Wenn er in den Keller fährt, treibt er den einen, obwohl er gerade erst gegessen hat, zum Kühlschrank, dem anderen verpasst er einen Wutanfall oder den Weltschmerz en gros. Und keiner von beiden hat dafür einen wirklich stichhaltigen Anlass. Das ist auch der Grund, warum so viele Menschen, die endlich ihren Insulinstand und damit ihre Bauchspeicheldrüse saniert haben, in eine neue Gefühlswelt eintreten, die ihnen – und der Umgebung – sehr gut gefällt. Dass dieses pausenlose Vor-sich-hin-essen, das manche Menschen nicht unterdrücken können, durch das "Hungerhormon" Insulin ausgelöst wird, ist in der Zwischenzeit sicher in Ihren grauen Zellen gespeichert worden.

Preisfrage

Ist diese Essensweise nicht viel teurer als die heute normale Ernährungsform? Nun, soweit ich das selbst beurteilen kann, sind Gemüse und Obst schon lange

keine billigen Lebensmittel mehr. Billig sind vielleicht Nudeln und Kartoffeln, aber wenn Sie die verfeinerten Fertiggerichte anschauen oder was Sie für teure Süßigkeiten, Chips, Kräcker oder Kekse, Eiskrem und Kuchen ausgeben, dann ist das alles auch nicht billig.
Sicher, gutes Fleisch und guter Fisch sind teuer und besonders wichtig ist, dass man sich heute seine Fisch- und Fleischlieferanten sehr wachsam aussucht, aber da müssen Sie jetzt eben gewichten. Was ist Ihnen mehr wert: Ihre Gesundheit und eine gute Figur oder ein paar Mark an Lebensmitteln einzusparen? Ich weiß, dass mein Haushalt nicht mehr kostet als früher.

Zu Buch schlagen Fleisch, Fisch und Obst, aber das wird dadurch aufgewogen, dass ich im Ganzen weniger esse als vorher. Außerdem sind weitgehend all die Schöllers, Frigors und Dr. Oetkers sowie Kuchen oder Schokis entfallen, denen ich als süßer Zahn immer wieder erlegen bin. Wenn ich es recht überlege, brauche ich heute im Ganzen gesehen weniger als vor der Umstellung auf das Programm. Ich esse an einem zweipfündigen Braten drei, vier Tage in den unterschiedlichsten Versionen, und von der Brühe gibt es eine leckere Einlaufsuppe, die manche Mahlzeit abrundet.

Ich habe nicht abgenommen, ich bin aber dünner geworden

Das hört sich ein bisschen verrückt an, ist aber häufig der Fall und leicht zu erklären.
Der Wasserstand im Körper – vor allem bei den Females – ist nicht konstant. Sie kennen das selbst, wenn Sie, bevor die Periode eintritt, zwei Kilo mehr wiegen – obwohl Sie nicht einen Bissen mehr gegessen haben.
Wenn die Waage nicht antwortet, aber der Gürtel um ein Loch zu weit geworden ist, dann wird meist Wasser im Körper zurückgehalten, das sich vom Volumen her anders verhält als Fett. Auch wenn die Fettdepots abnehmen und der Gürtel enger geschnallt werden kann. Bevor das Wasser nicht aus dem Körper verschwunden ist, wiegt es den Fettverlust im Gewicht auf. Irgendwann, und dafür gibt es keine Regel, wird die Waage wieder Laut geben, wenn Sie weiter konsequent bleiben. Bei diesem Programm *muss* Ihr Stoffwechsel irgendwann an die Fettdepots gehen. Er hat keine andere Wahl, wenn Sie ihm keine falschen KHs mehr zur Verfügung stellen. Denn er muss seine Kunden, all die Billionen Zellen, bedienen, sonst steht er irgendwann ohne Kunden da. Das tut kein Kaufmann, und der Stoffwechsel tut es auch nicht.
Aber was Sie machen, ist kein Crashprogramm. Erpressen Sie ihn deshalb nicht; mit den falschen Diäten haben Sie das schon oft genug getan, und das vergisst er sowieso nicht so schnell. Bleiben Sie höflich, lassen Sie ihm Zeit – er wird Ihrer Zahlungsaufforderung irgendwann nachkommen. Dreißig oder mehr Pfund Ballast sind kein Pappenstiel. Sie sind nicht in ein paar Wochen dran gewachsen, also können sie auch nicht in ein paar Wochen abgebaut sein. Und – ich muss wieder daran erinnern – Sie müssen bei der ganzen

Angelegenheit nicht eine Sekunde lang hungern. Sie können immer etwas essen – es muss nur das Richtige sein.

Haltestellen

Auch das passiert vielen Programmteilnehmern: Man hat eine Zeitlang mehr oder weniger gut abgenommen, und dann kommt auf einmal eine "Haltestelle". Nichts geht mehr, obwohl man nicht geschummelt oder über die Stränge geschlagen hat. Das kann Abnehmern auch gleich am Anfang passieren. Meist sind das Zeit-genossen, die immer wieder versucht haben, ihrem Körper mit kalorienarmen (aber meist KH-reichen) Diäten Pfunde abzutrotzen; mit dem einzigen Erfolg, dass der, schlau geworden und verängstigt, nach einiger Zeit gelernt hat, dann sofort auf Sparflamme umzustellen. Machen Sie weiter, hungern Sie auf keinen Fall, denn das würde Ihren Körper nur in dem Glauben bestärken, dass ihm wieder eine Hungersnot bevorsteht. Wenn er merkt, dass er stetig und auch noch exzellent versorgt wird, kommt er irgendwann aus seinem Loch und wird Ihnen geben, was Sie haben wollen. Was nicht läuft, ist aus einer 44 eine 36 zu zaubern. Sorry.

Wenn Pfunde zurückkommen

Wenn sie fehlerlos mit dem Programm umgehen und nicht krank sind, werden Pfunde nicht zurückkommen. Ich meine viele Pfunde. Es ist völlig normal, dass man zwischendurch mal ein oder zwei Pfund zulegt. Das kann Stress sein, ein Ausrutscher oder wenn bei den Females die rote Welle im Anzug ist und Wasser zurückhält. Selten sind Menschen völlig konstant in ihrem Gewicht. Auch die Schlanken sind es nicht. Die schauen nur nicht jeden Tag auf der Waage nach, weil sie keine Probleme mit der Linie haben. Der Winter ist zum Beispiel die Jahreszeit, wo viele Menschen ein paar Pfund zulegen, die sie aber problemlos im Frühling wieder verlieren, weil sie dann wieder mehr Bewegung haben. In der dunklen Zeit, wo uns das Licht fehlt und wir oft trüben Stimmungen nachhängen, kitzeln wir die Serotoninausschüttung, die uns seelisch aufhellt, mit Schokolade und Süßem. Wenn die Sonne wieder hoch steht, brauchen wir das nicht mehr, und die Pfunde machen sich davon. Viele kennen das und wundern sich, weshalb sie um diese Jahreszeit so schokoladensüchtig sind. Das ist die Erklärung.

Es gibt viele Gründe, warum man auf einmal ein paar Pfund zulegt. Ich habe sie bereits ausführlich besprochen. Wenn Sie mit gutem Gewissen sagen können, dass Sie das Programm nicht mit Eskapaden unterlaufen und trotzdem stetig zunehmen, dann sind Sie bereits stark Kohlehydrat-geschädigt. Dann sabotieren schon kleinste Mengen an KHs das Programm, und es ist ziemlich sicher, dass Sie irgendwo falsche Kohlehydrate erwischen, von denen Sie womöglich gar nichts wissen.

Und da gibt es viele Möglichkeiten: Sie essen Mayonnaise, Senf oder Ketchup, benützen Fleischbrühwürfel, die alle, ohne dass Sie es beachtet haben, irgendwelche Zuckerformen enthalten. Deshalb sollten Sie auch lernen, Ihre Mayonnaise oder die Sauce Bernaise selbst zu machen; dann entfallen billige Öle und der versteckte Zucker. Ganz empfindliche Kohlehydrat-Geschädigte können auch auf Mono Sodium Glutamat (MSG), das immer noch als Geschmacksverstärker verwendet wird, mit einer "Haltestelle" reagieren. Schon die Croutons im Caesar's Salad streuen bei solch empfindlichen Menschen Sand ins Getriebe des Abnehmeprozesses. Kleine Unebenheiten dieser Art, wenn sie nicht zu den täglichen Routine-Essgewohnheiten gehören, sind für den normalen Abnehmer aber kein Problem und schlagen selten groß zu Buch. Was Sie bedenken müssen, bevor Sie mit dieser Essensweise beginnen, ist Folgendes: Wenn Sie Ihre Bauchspeicheldrüse auf einmal menschlich behandeln, so dass Sie wieder Luft zum Durchatmen bekommt, und Sie tun das über eine längere Zeit, ohne sie zwischendurch zu strapazieren, dann nimmt sie einen wirklichen Rückfall (nicht einen Ausrutscher) in alte, schlechte Gewohnheiten sehr übel. Sie rächt sich mit schnellstens zurückkehrenden Pfunden und all den anderen "Traurigkeiten", die Sie gut genug aus früheren Zeiten kennen. Nicht Diäten, sondern diese neue Essensform (mit Abwandlungen je nach Gesundheitszustand und Veranlagung) ist das Richtige für uns alle. Die alte hat uns genug Übergewichtige und Kranke beschert. Je früher Sie das begreifen und beherzigen, desto besser.

Mundgeruch

Ketone, die nicht ganz ausgenützten Kohlenstoffpartikel aus der Fettverbrennung, werden durch den Urin, den Stuhl, aber auch durch den Atem hinausbefördert. Leider duften sie nicht nach Veilchen, sondern riechen unangenehm. Sie können einen Belag auf der Zunge hinterlassen, den man als fremd und störend empfindet. Auch das freut niemanden. Odol ist *eine* Möglichkeit, die hier nützlich ist. Es verhindert auch recht gut kleine Infektionen im Mund, wie Aften oder andere Entzündungen. (Leider ist Colloidales Silber, was hier sehr gut hilft, in Deutschland fast unbekannt.)
Wenn Sie mit Kaugummi gegenhalten wollen, müssen Sie aufpassen: Fast alle enthalten Zucker.
Was vor allem nützt und Ihnen auch aus anderen Gründen dringend empfohlen ist: Trinken Sie wirklich ausreichend, denn das löst einen großen Teil dieses etwas lästigen Problems, mit dem übrigens nicht alle Menschen zu tun haben. Bitte trinken Sie nicht vor allem *zu* den Mahlzeiten, sondern zwischendurch. Ich habe die Erfahrung gemacht, dass manche Menschen, die nicht mehr genug Enzyme bereitstellen können, die Milchprodukte leicht und vollständig verdauen, ebenfalls manchmal einen Belag auf der Zunge beanstanden. Hier ist es am wirksamsten, diesen Belag kräftig mit einer Zahnbürste abzubürsten oder auch ein Laktase-Enzym-Präparat zu nehmen.

Wenn sie einmal in Phase III gelandet sind, werden solche Unannehmlichkeiten sowieso verschwinden, weil Sie sehr viel mehr Obst, Salat und Gemüse bekommen und die Ketose dadurch nur noch weit schwächer ausgeprägt ist. In der Endphase entfällt sie ohnehin, wenn Sie nicht weiter abnehmen, sondern nur noch Ihr Gewicht halten wollen.

Was ist mit Süßstoff?

Die beste Lösung ist es, sich seinen süßen Zahn zu ziehen. Aber das ist bei manchen Menschen eine ganz schwierige Angelegenheit. Ich habe lange, lange dazu gehört, obwohl man mir einen überdimensionierten Willen (Dickkopf) nachsagt. Jahrelang habe ich versucht, Tee und Kaffee ungesüßt zu lieben – es hat nicht funktioniert. Ich habe mein bisschen Süßstoff verteidigt wie eine letzte Bastion.
Es hat lange gedauert, bis das Gesundheitsministerium sich zur Erlaubnis für synthetische Süße durchgerungen hat. Die Versuche waren hart für die armen Tiere, die immer für uns Menschen herhalten müssen. Da sind Riesenmengen von Zyclamat, Aspartam und ähnlichen Stoffen an krebsempfindliche Rattenstämme verfüttert worden, die weit über die Mengen hinausgingen, die ein Mensch jemals davon in Speisen und Getränken zu sich nehmen könnte. (Aber Tiere haben eben keine Lobby und die Grünen sind auch hier erfolglos). Wenn Sie dagegenstellen, was Kohlehydrate – und vor allem Haushaltszucker – den Übergewichtlern antun, dann habe ich lange gesagt: Nehmen Sie diese Hilfestellung an, wenn Sie sich partout nicht von der Süße abnabeln können und gehen Sie vernünftig mit ihr um. Heute sage ich das nicht mehr. Man hat inzwischen festgestellt, dass auch Süßstoff einen Insulinstoß auslöst und damit entfällt der einzige Grund, warum es hätte sinnvoll sein können, ihn zu benützen. Denn Süßstoff hat ganz gravierende Nachteile, aber die werden, wie alles, was der Industrie Geld bringt, geflissentlich unter der Decke gehalten.
Man kann sich mit ein bisschen gutem Willen in jedem Fall von "zuckersüß" zu "leicht süß" umpolen, denn es ist eben leider richtig: Die Langzeitfolgen von Süßstoff sind kaum jemandem bekannt. Wenn Sie dabei bleiben wollen, müssen Sie das in Kauf nehmen. Mir ist das zu gefährlich. Deshalb habe ich in der Zwischenzeit auch den Süßstoff an den Nagel gehängt – einfach um mal zu sehen, ob das nicht doch möglich sein sollte. Also das ist nicht ganz ehrlich berichtet: Ein guter Freund hat mich herausgefordert mit dem Satz: "Wenn du mir vorwirfst, dass ich das Rauchen nicht aufgeben kann und ein charakterloser Schwächling bin (was ich nie zu ihm gesagt habe), warum gibst du dann nicht zuerst mal deinen lumpigen Süßstoff auf?" Das konnte ich dann doch nicht auf mir sitzen lassen.

Dabei sind eindeutig zwei Dinge geschehen: Die Lust auf Süßes ist weiter zurück-gegangen, und so langsam schmeckt mir mein Kaffee oder Tee ungesüßt besser als gesüßt. Es ist eben alles nur eine Frage, eine Gewohnheit in eine andere Gewohnheit umzupolen.

Das Schöne am SLM-Progamm ist ein wirklich sehr verminderter Drang, an die Zuckerdose zu gehen, und ich kenne inzwischen viele, die mir sagen: "Ich brauche nichts Süßes mehr, ein bisschen Käse ist mir heute lieber."

Was ist mit Alkohol und Kaffee?

Wenn Sie es die ersten 14 Tage fertig bringen den Kaffee (und auch starken schwarzen Tee) wegzulassen, scheiden Sie zwei Genussmittel aus, die bei manchen Menschen dieses Programm sabotieren. Vor allem, wenn sie gewohnt waren, den ganzen Tag an der Kaffeetasse zu hängen und das auch weiterhin so betreiben wollen. Coffein *kann* einen Insulinstoß zur Folge haben, *muss* aber nicht. Probieren Sie es aus. Was glauben Sie, warum eine Flasche Cola immer schon die nächste nach sich zieht? Das ist nicht nur der viele darin enthaltene Zucker, es ist auch das Coffein, das hier mitspielt. Kaffeesüchtige sollten ihren Insulinspiegel prüfen lassen. Viele von ihnen sind Hypoglykämiker und wissen es gar nicht. Ich habe damit aber nicht gesagt, dass eine Tasse Kaffee am Tag nicht auch ihre guten Seiten hat. Kaffee bringt Ihnen eine Menge Antioxidantien, und wer davon nicht "jibberig" wird, dem sind ein oder zwei Tassen am Tag schon zugestanden. Gewöhnen Sie sich an, wie im feinen Wiener Café, immer hinterher ein großes Glas stilles Wasser zu trinken.

Ein Spitzenreiter für die Gesundheit ist der Rotwein

Mit Wein sieht es heute wirklich erfreulich aus. Wir haben erst in den letzten Jahren herausgefunden, dass vor allem in den Schalen und Kernen der roten und weißen Weintrauben Substanzen stecken (Phytonutrients), die uns gut tun. Man hat festgestellt, dass der Alkohol im Weiß-, mehr noch im Rotwein, das Herz-Kreislauf-Risiko vermindert und einen günstigen Einfluss auf den Fettstoffwechsel hat. Blutplättchen klumpen weniger zusammen und das hält die Adern frei von Ablagerungen; sie bleiben länger elastisch.
Rotwein enthält Flavone, Pflanzenfarbstoffe, die entzündungshemmend wirken und die feinsten kleinen Adern, die Kapillaren, offen halten. Wissenschaftler haben außerdem entzündungshemmende Pflanzenöstrogene in Trauben gefunden, die den freien Radikalen Widerstand entgegensetzen können. Das heißt, im weitesten Sinne, dass wir auch einen Schutz gegen unseren schlimmsten Killer, den Krebs, mit kleinen Mengen Rotwein einkaufen können. Mit am wichtigsten sind die OPC'S (Oligomere Procyanidine), die in ihrer ganzen Spannbreite an Wirkungen in meinem neuen Buch über OPC und freie Radikale abgehandelt werden.

Sie sehen also, man kann nicht generell sagen: Trinkt Wein – das tut euch gut. Man muss wissen, welche Rotweine vor allem diesen Bonus bringen, und mehr noch sollten Sie bedenken, dass diese Vorteile nur mit *kleinen* Mengen dieses lieblichen Verführers eingekauft werden können. Denn Wein im Übermaß hat keinen seiner Schrecken verloren. Es ist längst in der Wissenschaft ausgemacht, dass zu viel Alkohol ein Krebsrisiko darstellt, und Pfunde bringen seine nicht zu unterschätzenden Zuckerkalorien ebenfalls. Denken Sie daran, wenn Sie meine Empfehlung lesen: Zum Essen ein, maximal zwei kleine Gläschen trockenen Rotwein zu trinken, ist ein Gesundheitselixier. Mehr kehrt den Spieß um. Mit den Franzosen, aber auch den Italienern und Spaniern haben wir einen Hinweis darauf, dass ihnen ihr relativ hoher Weinkonsum und das reichliche Obst und Gemüse, plus Olivenöl, recht gut zu bekommen scheint. Wenn man die Gesundheitsstatistiken vergleicht, dann liegen sie – trotz dieser vielen Gläschen und einem nicht zu knappen Fleisch- und Fettkonsum – mit Herzkrankheiten hinter anderen Wohlstandsländern zurück. Und dick sind die Franzosen und Südländer im Allgemeinen auch nicht.

Vielleicht hängt diese Erstaunlichkeit damit zusammen, dass man heute weiß: Maßvoller Weinkonsum erhöht die Empfindlichkeit der Insulinrezeptoren auf den Zellen, was indirekt den Insulinstand im Blut verringert. Sie können also mit gutem Gewissen dem SLM-Programm ein bisschen vom edlen Rebensaft dazustellen.

Dieser erfreulichen neuen Erkenntnis möchte ich aber trotzdem noch Folgendes hinzufügen: Man nimmt heute in der Wissenschaft an, dass Alkoholismus auch Folge einer chronischen Hypoglykämie (Zuckerempfindlichkeit) sein kann. Wenn zu schnell zu viel Zucker aus dem Blut genommen wird, entsteht der gleiche Effekt wie beim Zuckersüchtigen: Der Mensch wird nervös, hungrig, gelüstig – das Hirn reklamiert dringend Nachschub an Treibstoff (Glukose). Nur greift er hier, statt zum Schokoriegel, zum Wein-, Schnaps- oder Bierglas. Wer so weit ist braucht den Arzt für einen rigorosen Entzug, und dann ist noch nicht mal ein kleines Gläschen am Tag mehr möglich.

Wie viel Fett am Tag ist erlaubt?

Bei unprozessierten Fetten sind im SLM-Programm keine harten Vorschriften zu beachten. Der Knackpunkt ist immer die Kombination von Fett *und* denaturierten KHs, die in die Depots geht. Das sind Chips, Kräcker, Kuchen, Plätzchen, Eiscreme, Pommes, Schokolade, Berge von weißen Nudeln, geschältem Reis oder Kartoffeln mit sahnigen Soßen und mehr dieser immer "eingefetteten" Kohlehydratbomben. Hier sind sie wirklich auf ein Minimum zurückgeführt. Wenn Sie konsequent bleiben, dann bleibt da doch ein hübscher Spielraum, bevor Sie diese Berge an beigepacktem falschem Fett wieder erreichen würden.

Jetzt bekommen Sie nur noch die naturbelassenen Fette in Butter, ausgelassener Butter zum Kochen und ansonsten die ungesättigten kaltgeschlagenen Pflanzenöle. All das ist ohne große Mengenvorschriften empfohlen. Mit einem vernünftigen Anteil an guten Fetten kommt die Fettverbrennung schneller in Gang und die Sättigung ist besser.

Was macht ein Vegetarier?

Ja, das war, als der Zucker Krimi geschrieben wurde, noch ein Problem. Heute gibt es dafür eine perfekte Lösung, die Sie im letzten Kapitel (Die Entdeckung) lesen werden.
Aber es stimmt, dass man für Abwechslung bei der neuen Essensweise sowieso ein bisschen Fantasie braucht, weil die eingefahrenen Geleise "Brot, Nudeln, Reis, Kartoffeln und Konsorten" zuerst mal durch andere Gewohnheiten ersetzt werden müssen. Das ist ein Umgewöhnungsprozess, den man willens sein muss hinter sich zu bringen.
Eigentlich bleibt den ganz strengen Vegetariern (Veganern), die auch Eier, Milch und Käse von ihren Fahnen genommen haben, nur die Monotonie – ergänzt durch Quark, Tofu oder ähnliche Sojaprodukte, die das Milch- und Fleischeiweiß zweifellos zum Teil ersetzen können.

Da strikte Vegetarier eigentlich immer mehr oder weniger Trennkost machen, weil tierisches Eiweiß entfällt, sagen die meisten, dass sie sich sehr gesund fühlen. Ich bin da etwas skeptisch, denn sie haben eben leider nicht so viele Mägen wie die Kuh; und die Zeit zum Wiederkäuen ist auch eher beschränkt. All das Grün- und Körnerfutter verdaut sich mit unserem Magensystem deshalb nicht ganz so leicht. Wenn ich neueste Forschungen berücksichtige, sind sie vernünftig "Andersessenden" gegenüber gesundheitlich nicht groß im Vorteil. Es fehlen Ihnen außerdem einige Stoffe, die nur aus tierischen Produkten zu haben sind, und ohne die der Körper es schwerer hat, gut zu funktionieren. Da aber das Gefühl, sehr gesund zu essen – und darauf sind eigentlich alle Vegetarier stolz – schon wie ein Placebo wirkt, sollte man gar nicht erst versuchen Ihnen, diese von mir empfohlene, schon in der Evolution bewährte, Essensweise einzureden.

Fleisch ist vielen einfach ein Ärgernis, und nicht nur aus gesundheitlichen Gründen. Wenn ich an Bilder von qualvollen Tiertransporten oder Hühnerfolterkammern denke, bin ich nicht nur einmal nahe dran gewesen, aus Protest selbst Vegetarier zu werden. Was man ihnen sagen muss ist etwas ganz anderes: Sie müssen sich – vor allem wenn Nachwuchs geplant wird – ganz ernsthaft um ein ausgezeichnetes und vollständiges Mineral- und Vitaminprogramm kümmern, das nicht aus der Retorte kommen sollte. Denn vor allem Vitamin A, B12, Eisen und auch Zink bekommt man eben als reiner Vegetarier kaum. Vor allem müssen "Grünzeug-Mütter" zur Kenntnis nehmen, dass sie, rüsten sie sich zum neun-monatlichen Gepäckmarsch, mit einer ganz strengen vegetarischen Kost, dem neuen Erdenbürger schlechtere Startchancen mitgeben als Mütter, die eine vernünftige Mischkost essen, die auch Fleisch, (oder) Fisch, Eier und Käse in kleinen Mengen enthält. Und diese Defizite müssen sorgfältig mit den richtigen Nahrungsergänzungsmitteln ausgeglichen werden. Darum müssen sich solche Mütter wirklich kümmern. Und hier werden auch die langkettigen Omega-3-Fettsäuren aus den Fischölen ein Muss, um die Gehirnbildung des Neuankömmlings nicht zu kurz kommen zu lassen. Man hat außerdem in wissenschaftlichen Erhebungen festgestellt, dass – vor allem bei Veganern – die Gerinnungsneigung des Blutes deutlich erhöht ist und das führt man ebenfalls auf den Mangel an tierischen Fetten zurück.

Aber ansonsten – warum sollte man ihnen etwas ausreden, womit sie gut zurecht kommen und was sie glücklich macht? Man muss doch nicht unbedingt christlich oder moslemisch getauft sein, um in einen für uns vorgesehenen Himmel zu kommen. Ich denke wirklich, dass dort oben wegen des Mannas "Essens-Konfessionen" keine Rolle spielen. Mit der in dem neuen Kapitel vorgestellten Alternative entfällt dieses Problem für diese Menschen sowieso ganz und gar. Es wird hier geradezu glänzend gelöst.

Besteht die Chance, jemals wieder "normal" zu essen?

Bitte begreifen Sie, dass diese Essensweise das ist, was wir alle als normal praktizieren sollten. Zwar mit kleinen Mengenunterschieden bei den KHs, aber in jedem Fall mit sehr viel weniger denaturierten Kohlehydraten oder reinen Zuckerprodukten, wie wir sie heute im Unverstand vertilgen. Stattdessen müssen Eiweiß und naturbelassenes Fett endlich wieder ihren angemessenen Stellenwert zurückbekommen. Das ist die Steinzeitkost, die wir alle essen sollten, denn in den knapp zweihundert Jährchen, in denen wir uns essensmäßig so verrannt haben, sind Mutationen schlechthin nicht zu erwarten gewesen. Wir haben immer noch denselben Steinzeitmetabolismus wie diese, unsere ältesten Vorfahren.

Damit lautet die Antwort: Fahren Sie den Anteil an diesen toten Nahrungsmitteln, für die unser System nicht ausgerüstet wurde, ganz erheblich zurück. Selbst dann, wenn Sie noch nicht fühlbar Kohlehydrat- oder Gewichtgeschädigt sind. Ich nehme an, dass Sie das auch in Zukunft nicht werden wollen. Wenn Sie bereits übergewichtig oder zuckerkrank sind, lautet die Antwort: Eliminieren Sie den Anteil an menschgemachten Kohlehydraten in Ihrer Ernährung weitgehendst, damit Ihre Bauchspeicheldrüse sich erholen kann, weil damit eine übermäßige Insulin-Produktion entfällt. Ein ständig zu hoher Insulin- und Blutzuckerstand bringt Sie, neben dem hässlichen Übergewicht und der Gefahr, einen Diabetes zu entwickeln, auch in die Gefahrenzone des Herzinfarkts oder eines Krebses und verhindert, dass Sie in der Zeit davor eine Top-Lebensleistung anzubieten haben.

KAPITEL 14

Eine neue Maxime für den noch gesunden Menschen

Es sind ca. 80 Millionen Homo sapiensikusse, die hier in Deutschland herumrennen, und nach den neuesten Erhebungen, haben wir 49 % Übergewichtige, mit einem hohen Anteil an bereits **stark** Übergewichtigen.
Diese armen Opfer unserer Industriekost sollten sich zuerst einmal diese neuen (alten) wissenschaftlichen Erhebungen reinziehen. Sie sollten endlich aktiv werden und die Luft, beziehungsweise das Fett, aus den Rettungsringen lassen.

Sie sollten nach der Lektüre des neuen etwas veränderten ZUCKER KRIMIS, den Sie gerade lesen vor allem begriffen haben, dass sie gar nicht willensschwache Vielfresser, sondern durch die falsche Kost Kohlehydratintolerant geworden sind. Sie sollten nun auch nachvollziehen können, dass nur eine scharfe Zurückführung der heute so kopflastigen "Zucker-Fütterung" – in einen, unserem Stoffwechsel besser angepassten Treibstoff – Hoffnung gibt, gestresste Bauchspeicheldrüsen zu sanieren und damit einen zu hohen Insulinstand und spätere Insulinresistenz zu vermeiden.
Und das nicht nur für vier Wochen wie bei Diäten, sondern als grundlegende Essensumstellung, die endgültig sein muss. Sie werden nach all den Seiten begriffen haben, dass Insulin – unser Retter in Urzeiten – heute unsere Krux geworden ist. Aber das ist nicht seine, sondern unsere Schuld.

Wenn von den herkömmlichen Diäten mit Recht gesagt wird, dass Hungern auf die Dauer kein Schicksal sein kann, weil uns der Heroismus dazu nur selten in die Wiege gelegt wird, ist beim SLM-Programm alleine Umgewöhnung und das Installieren neuer Gewohnheiten verlangt. Hungern kommt bei dieser Essensweise nicht vor, und damit wird es sehr viel leichter, Gelüsten zu widerstehen und die "intelligente Disziplin" auch anzuwenden. Trotzdem ist das für manche Menschen nicht leicht. Und es ist wahr: Durchstehvermögen ist gefragt, bis auch diese Art, wie in der Steinzeit zu essen, eine Gewohnheit geworden ist. Aber eines Tages ist sie das.

Die restlichen 64 Millionen

Dieses in der vorigen Ausgabe letzte Kapitel habe ich ganz speziell für die übrig gebliebenen 64 Millionen geschrieben, von denen eine riesige Zahl nur mit fünf bis zehn, der Mode abträglichen, Pfunden hadert. Ich würde sie alle, auch die problemlos Schlanken, gerne vor mir aufstellen und einzeln ein bisschen freundlich antippen – um ihre ganze Aufmerksamkeit zu kriegen – und ihnen sagen: "Mann Gottes", und zu den Females "Mädchen, sperr' die

Augen und Ohren auf, hier kommt eine superwichtige Botschaft. Vielleicht eine der wichtigsten, die du je gehört hast."

Es sind nur lächerliche 90 – vielleicht sogar ein paar mehr Jahre, die uns für dieses Hindernisrennen, das Leben heißt, zur Verfügung stehen. Die gehen dahin wie das Gras, auch wenn man das in der Jugend noch für ein Gerücht hält.

Sie können irre gut sein, diese Jahre; erfolgreich, ausgefüllt mit den tollsten Unternehmungen, mit gut durchgestandenen Engpässen oder einfach zufrieden, gemächlich dahinplätschernd. Die vorgegebenen Lebensumstände und Hinneigungen sind da ganz unterschiedlich. Aber egal wie Ihr Horoskop aussieht: All das ist nur glücklich zu erleben oder gekonnt zu meistern, wenn das "tragende Element", der Body, in einer einwandfreien Verfassung und damit ausreichend belastbar ist. Noch so viel Geist, Herz und Seele sind ziemlich hilflos, wenn dieses Instrument, auf dem wir unser Leben spielen müssen, seinen Dienst versagt oder nur noch Misstöne zustande bringt. Vielleicht sind Sie gerade krank, wenn Sie dieses Buch lesen, dann wissen Sie – ungeduldig und leidend im Bett liegend – genau, was ich meine.

Wir leben in einem Zeitalter, wo wir der Raffgier von vielen Seiten ausgeliefert sind. Industrieunternehmung heißt Gewinnmaximierung ohne Rücksicht auf Verluste. Hier zählt einzig und alleine der Erfolg, der immer nur dem Gewinn in der Kasse gleichgesetzt werden kann; egal, ob es dem Verbraucher nützt oder schadet. Allerdings – man muss es fairerweise einräumen: Wer keinen Gewinn macht, geht unter. Und mit ihm vielleicht Arbeitsplätze, die wir so nötig brauchen. Wir werden deshalb diese Attitüde nicht verändern können, wir können sie nur individuell für uns persönlich entschärfen.

Dazu braucht man Information und muss seine grauen Zellen einschalten, und eben auch die so oft im Buch bemühte "intelligente Disziplin". Wir haben Luft- und Bodenverschmutzung, Wasserbelastung, Stress und vieles mehr nicht in der Hand. Aber was wir in den Mund schieben können wir immer noch, wenn wir es wollen, zu einem guten Teil selbst bestimmen. Täten wir das gesundheitsgerecht, könnten wir selbst die größten Industrieunternehmungen zwingen, uns *das* anzubieten, was *wir* haben wollen. Denn allein der Verbraucher bestimmt, was produziert wird. Solange zu viele von uns braune Limonaden und Berge von Süßigkeiten und denaturierten Fertiggerichten kaufen, wird sich nichts ändern.

Meine Damen und Herren,

leider muss hier aber auch gesagt werden, dass viele Verbraucher bei der Ernährung nur an einem interessiert sind: Gaumenkitzel, keine Küchenarbeit und niedrige Preise. Das ist nicht gut genug, um diese paar Jährchen optimal leben zu können, denn auch Gesundheit hat ihren Preis, und neunzig Jahre sehen nur in der Jugend lange aus. Selbst wenn Sie es wie Churchill auf diese neunzig bringen sollten, obwohl Sie Ihren Body wie einen armseligen Sklaven schinden, ist das eine Milchmädchenrechnung. Wären Sie sorgsam mit ihm umgegangen, hätte er es als Ihr Diener in gutem Zustand viele Jahre länger zu Ihrem Vergnügen machen können. Ich kenne nicht nur **einen** Hundertjährigen, der noch glänzend drauf ist.

Wie gut das Genepaket ist, das wir mitbekommen, können wir nicht bestimmen. Das ist immer noch ein Lotteriespiel. Aber auch wenn wir es beeinflussen könnten, was eines Tages vielleicht möglich sein mag, bleibt bestehen, was ich versuche, Ihnen auf all den vielen Seiten vor Augen zu halten: Nur was pfleglich behandelt wird, lebt lange. Wie pfleglich geht, steht in diesem Buch.

Bleiben Sie auf dem Teppich mit Ihren Wünschen

Wenn Sie also beginnen, dann verlangen Sie bitte nicht gleich fünf Pfund Weggeworfenes in einer Woche! So läuft dieses Programm nicht. Wenn Sie viel abzuspecken haben, sind es maximal ein Prozent Ihres "Lebendgewichts," die Sie in der Woche drangeben sollten, bis Sie am Ziel sind. Und das sollte in keinem Fall Muskelmasse, sondern einzig und allein Fett und Wasser sein. Dazu nehmen Sie sich bitte die nötige Zeit. Denn diese Zeit brauchen Sie, um aus der neuen Essensweise eine "alte" zu machen. Erst wenn das reibungslos funktioniert und Sie damit gut zurechtkommen, sind Sie wirklich ein Programmexperte und werden auf Dauer Erfolg haben. Es lernt sich dabei spielend, wie man hie und da ein bisschen sündigen kann, ohne dafür zur Kasse gebeten zu werden. Oder, wie man heimtückisch angeschlichene Pfunde in null Komma nichts erneut beseitigt. Das ganze Geheimnis besteht darin, Gewohnheiten umzumünzen. Und bevor man das kann, muss man es **wollen**.

An die vom Himmel Privilegierten

Wenn Sie zu den wenigen gehören, die sich hinter einem Besenstiel umkleiden können, niemals ein Pfund zu viel haben, obwohl Sie essen wie ein Scheunendrescher, und auch noch egal was, dann werde ich Ihnen trotzdem ein bisschen Wasser in Ihren Wein schütten.
Schlank zu sein ist noch lange keine Garantie dafür, auch gesund zu sein. Sicher, viele Belastungen entfallen, aber auch Sie haben mit diesem genetischen Vorteil – er ist ja kein Verdienst – keinen Freibrief dafür, "junk food" zu essen – wenn Sie schlank und gesund **bleiben** wollen. "Tschank-fuud" nennen die Amerikaner ihre übliche Essensweise mit Pommes, Hamburgern, Eiscreme, TV-Dinnern und Mengen an Coca Cola. Sie hat die Amis – obwohl reich und mächtig – zur fettesten, kränksten Nation dieser Erde gemacht. Für die dünnen Privilegierten gilt, ebenso wie für die Dicken und Halbdicken: Zu viele denaturierte Kohlenhydrate gefallen keiner Bauchspeicheldrüse und keinem Taillenumfang. Da Sie es nicht schriftlich haben, wie lange selbst die besten Gene es bei einer neunzigjährigen und längeren Laufzeit mit all diesem

Raubbau machen können, empfehle ich Ihnen, dieses Buch trotzdem aufmerksam zu lesen und den für Sie passenden Honig daraus zu saugen. Sie haben es dabei leichter als die armen, vorbelasteten Bauchspeicheldrüsen-Geschädigten, die gar keine große Wahl mehr haben.

Ich gehöre auch zu den Glücklichen, deren Sorgen nicht auf diesem Gebiet liegen, aber ich habe mir längst den Hochmut, dafür persönlich gewürdigt zu werden, abgewöhnt. Ich blicke oft mal nach oben, wo es ganz sicher irgend so eine "Oberste Heeresleitung" gibt, der wir unterstehen, winke ein bisschen hinauf und sage: "Vielen Dank auch für diese bevorzugte Behandlung, die ich mit nichts verdient habe, und die mir wie ein Sechser im Lotto in den Schoß gefallen ist. Ich werde sie garantiert nicht mit einer Nahrung zur Minna machen, die für uns **so** einfach nicht gut ist, und meine Schlafgewohnheiten habe ich auch schon so weit wie möglich angepasst."

Es würde mich riesig freuen, könnte ich einer stattlichen Anzahl meiner Mitmenschen mit diesem Buch einen richtig großen Stein in den Garten werfen, denn Gesundheit ist vielleicht nicht alles – aber ohne sie ist alles nichts.

Wenn Sie mitspielen, könnten wir gemeinsam den Dominoeffekt anstoßen und mal statt irgendwelchem Schwachsinn, wie Bungee-Springen oder Wild Water Rafting was richtig Sinnvolles in die "In-Schlagzeilen" und damit zur weltweiten Nachahmung bringen. Wär' wirklich toll, wenn Sie mit dabei wären.

Bis hierher war es mehr oder weniger der alte Zucker Krimi aus der zweiten Auflage. Die Änderungen, die ich wegen neuer Erkenntnisse gemacht habe, sind marginal, was minimal oder ziemlich geringfügig bedeutet.

Aber ich konnte ihn hier nicht beenden, weil ich vor kurzem einer Neuentdeckung begegnet bin, die ich Ihnen unter allen Umständen zur Kenntnis bringen muss. Denn hier gibt es einen neuen Ansatz zum Abnehmen, der, was die Gesundheit anbetrifft, den **einen** wunden Punkt, der durch sehr viel mehr Eiweiß entsteht, ausschaltet: Die Übersäuerung.

Und die ist ohne Zweifel eine Gefahr, weil es ziemlich schwer ist, den Abnehmern beizubringen, dass sie jetzt mit mehr Eiweiß in jedem Fall eine hervorragende Mineralstoffversorgung sicherstellen müssen. Und zwar nicht aus anorganischen Mineralen, sondern aus den viel schwerer zu bekommenden organischen Mineralstoffen und Spurenelementen, am besten in der colloidalen Form. Das ist es, was die Zellen problemlos absorbieren und damit voll für ihre Aufgaben verwenden können.

Wer das bei einer eiweißreichen Ernährung nicht tut, wird unweigerlich seine eigenen Mineralstoffdepots ausplündern, und dabei ist der, vor allem bei den Männern, viel zu früh eintretende Haarschwund noch der geringste körperliche Schaden. Wenn in der Nahrung die Minerale fehlen, weil kein täglicher Vorrat geliefert wird, entnimmt der Körper was fehlt zuerst aus dem Haarboden. Ist der leergeräumt, kommen die Zähne, die Nägel, die Haut und am Schluss auch die Knochen dran. Und dann fängt es an, gefährlich zu werden. Das Resultat ist die heute so grassierende Osteoporose oder auch, angehäuft durch Stickstoffrückstände aus dem Eiweiß, die Gicht. Sie ist die Folge von nicht entschärften Säureschlacken, die der Körper nicht mehr entsorgen kann.

Diese für uns in Deutschland ziemlich neue Entdeckung ist für die vielen Halbvegetarier, sowie für die Strikten und ganz Fanatischen, die Veganer, eine tolle Bereicherung. Sie gleicht alle hier möglichen Defizite aus und bringt einen ganz neuen Ansatz für das Schlagwort, das heute in aller Munde ist: "Anti-Aging."

Ich habe darüber ein separates Buch ("Die Entdeckung") geschrieben, und dem entnehme ich jetzt die wichtigsten Teile, damit Sie Überlegungen anstellen können, ob Sie nicht vielleicht lieber diese neue Möglichkeit in Ihr Leben einbauen wollen. Beide Wege führen zum Ziel. Aber die jetzt noch aufgezeigte Neuerung wird Ihnen neben den Pfundsverlusten, die hier ebenso optimal erreicht werden können, noch ein ganzes Paket an mehr Gesundheit mitliefern. Sie haben wie immer die Wahl.

KAPITEL 15

Die Entdeckung

Wissen Sie den Unterschied zwischen einer Entdeckung und einer Erfindung? Ich sag's Ihnen: Eine Erfindung ist etwas, was es vorher noch nicht gegeben hat. Das war, um nur zwei Beispiele zu nennen, in unseren ersten Anfängen das Rad und ziemlich viel später der Reißnagel. Vielleicht sollte ich, der Wirkung wegen, besser das Internet anführen. Das war ein echter Quantensprung.

Nicht so mit einer Entdeckung: Hier stolpert jemand über etwas, was schon immer da war, was aber vielleicht vergessen, übersehen oder noch gar nicht herausgefunden wurde. Er gräbt es aus – das kann manchmal sehr mühsam und kostspielig sein – und sehen Sie, das ist dann eine Entdeckung.

Genau das ist es, was wir hier haben, und zwar gefunden und weiterentwickelt von Professor Maurizio Lúca-Moretti. Er lehrt an der St.Thomas Universität in Miami, Florida und ist leitendes Mitglied an der World Academy of Medicine. Gleichzeitig ist er wissenschaftlicher Leiter des Nutrition Research Center in Miami/ Florida, das zu den weltweit führenden Forschungsstätten über Aminosäuren gehört. Dort wurde nach vielen Jahren des Suchens ein geradezu genialer Fund in der Natur gemacht. Kurz zusammengefasst ist das:

Die ideale Amino-Säuren-Formula für den Menschen

Es sind die 8 essentiellen Aminosäuren, in einer ganz speziellen Gewichtung. Daraus <u>entsteht</u> und <u>besteht</u> der Mensch zu maßgeblichen Teilen.
Jedes Lebewesen und jede Pflanze hat ihre eigene unverwechselbare Aminosäuren-Formula.

Weil Ihnen mit dieser Aussage allein noch nicht klar geworden sein kann, was da gefunden wurde, möchte ich Ihnen das in einer Kurzfassung für den Zucker Krimi auf den nächsten Seiten erklären. Denn damit ist eine weitreichende Verbesserung – manchmal sogar eine Lösung – für viele unserer heutigen gesundheitlichen Probleme entdeckt worden. Zum Beispiel für Übergewicht, Unterernährung oder unterschiedlichste gesundheitliche Störungen wie Diabetes, Herz- und Nierenprobleme, Verdauungsstörungen und, und, und.

Was braucht unsere menschliche Maschine?

Die Wissenschaft hat längst herausgefunden, dass ein Körper Aminosäuren, gewisse Fettsäuren und Minerale braucht, um Zellen herstellen zu können. Im Grunde genommen würde es ohne diese Substanzen den Entstehungsvorgang des menschlichen und tierischen Lebens gar nicht geben.

Diese Zellerneuerung läuft, sind wir einmal geboren, 24 Stunden lang in unserem Körper ab. Jede Sekunde sterben Millionen Zellen, und ebenso viele müssen neu gebildet werden, um die gestorbenen zu ersetzen. Eine Anforderung, die mit den Jahren immer weniger erfüllt wird. Aber nur Zell-*neu*bildung erhält uns – neben dem Sauerstoff – am Leben. Dabei setzt der Sauerstoff die Oxidationsvorgänge in Gang, die erst die Verwertung von Eiweiß und anderen Nahrungsmolekülen möglich machen.

Wie wird Nahrungsprotein bewertet?

Nahrungsproteine bestehen aus zwei Teilen: Der eine Teil kann verdaut, also als Nahrung für die Zellen aufgenommen werden. Der zweite Teil ist unverdaulich und wird mit dem Stuhl ausgeschieden. Das heißt nicht, dass er überflüssig ist – denn erst Faser- und Pflanzenbegleitstoffe, die zu diesem Teil gehören, geben im Darm die Signale für die Umwandlung der Abfallstoffe in eine leicht schiebbare Konsistenz. Sie sorgen dafür, dass die Müllabfuhr reibungslos funktionieren kann.

Der im Dünndarm aufgenommene Teil der verwertbaren Eiweißanteile wird an das Blut abgegeben. Von dort aus wird er auf den Weg zu all den Billionen Zellen gebracht, die versorgt werden müssen, um ihre Arbeit leisten zu können. Das ist die heute so oft zitierte "Bioverfügbarkeit".

War die Mahlzeit unvollständig, weil auch nur *eine* essentielle Aminosäure gefehlt hat, sieht die Verstoffwechselung völlig anders aus: Dann können keine neuen Zellen gebildet werden, stattdessen entsteht Energie durch Kalorien, die auf diesem Weg anfallen. Was aber viel gravierender ist: Es entsteht jetzt ein hoher Anteil an Stickstoffabfällen, die von Leber und Nieren entsorgt werden müssen.

Der NNU-Wert (Netto-Stickstoff-Verwertung)

Diese ideale Formula der 8 essentiellen Aminosäuren für den Zellneubau bringt einen NNU-Wert, sprich Bioverfügbarkeit, von sage und schreibe 99 %. Das bedeutet für den Laien übersetzt folgendes: 99 % dieser Aminosäuren sind in der Lage, neue Zellen zu bilden. Man nennt das in der medizinischen Sprache die Protein-Synthese. Gleichzeitig gibt es aber auch die Bioverfügbarkeit dieser Vorläufer vom Eiweiß in Prozenten an. Um Ihnen ein Bild zu malen – damit es ganz einfach zu verstehen ist – nenne ich diese Aminosäuren, aus denen das menschliche, tierische und pflanzliche Eiweiß gebildet wird, die "Bausteine" für unser Körperhaus. Sie sind genau wie für den Hausbau das Grundmaterial für Wände und Fußböden oder für die Ziegel, die wir fürs Dach brauchen, damit wir warm und trocken drunter sitzen können.

Der NNU-Wert ist der aktuelle Parameter für die Bewertung eines Nahrungsproteins, für das der Stickstoff das Grundmaterial ist. Diese "Netto-

Stickstoff-Verwertung" steht für den Nährwert – also die Verdaubarkeit und die Umsetzung in neues Zellwachstum. Hier gibt es bei der Verwertbarkeit zwei Wege, die das Eiweiß nehmen kann, und das ist eine grundlegend wichtige Erkenntnis. Sie sollten sie sich einprägen.

Der "anabole" Weg

Wenn *alle* 8 essentiellen Aminosäuren – in dieser speziellen menschlichen Gewichtung – in einer Mahlzeit vorhanden sind, dann gehen sie den "anabolen" Weg. Das heißt, dass sie in dieser Vollständigkeit Zellen aufbauen. Und dabei werden alle Arten von Zellen hergestellt: Knochen- Haut- oder Muskelzellen, aber auch Zellen für Hormone, Enzyme oder Antikörper, die wir in unserer Abwehr – dem Immunsystem – so dringend brauchen.
Das ist der kürzeste Weg zur Gesundheit, weil nur Zellerneuerung körperliche Gesundheit erhält oder zurückbringt. Es ist ein Irrglaube, dass Zellen repariert werden können – sie können nur erneuert werden. Hier könnten Sie sogar mit Recht das Schlagwort "Anti-Aging" einsetzen, weil die Abfallprodukte und Schlacken, die das Altwerden auslösen, sehr viel geringer ausfallen.
Bei diesem "guten" Weg entsteht keine Energie – weil keine Kalorien anfallen – was aber am wichtigsten ist – es wird auch praktisch kein Abfall erzeugt, der später mühsam entsorgt werden muss. Hier wird Energie *ver*braucht, weil der Zellaufbau eine Anstrengung ist, die Energie benötigt. Wenn wir – für welche Tätigkeit auch immer – Energie brauchen, bekommen wir sie am schnellsten aus Kohlehydraten, den naturbelassenen Fetten und Pflanzenölen, denn für Energie ist nicht das Eiweiß zuständig, das hat andere Aufgaben zu erfüllen.

Der "katabole" Weg

Um diese Entdeckung wirklich voll und ganz würdigen zu können, muss man folgendes begreifen: Zellaufbau geschieht nur, wenn diese Gesamtkombination der 8 essentiellen Aminosäuren vorhanden ist. Fehlt bei einer Mahlzeit auch nur eine, ist Zellaufbau Fehlanzeige.
Dann nehmen die Aminosäuren die falsche Route, und die nennt man – im Gegensatz zum erstrebenswerten "anabolen" – den "katabolen" Weg.
Es muss hier auch die nicht mehr gültige Aussage berichtigt werden, dass ein Protein immer 4,1 Kalorien (Energie) pro Gramm abgibt. Das ist nur der Fall, wenn das Protein diesem katabolen Stoffwechselweg folgt. Beim anabolen Weg wird keine Energie (Kalorien) und kaum Stickstoff-Abfall erzeugt. Alle Kraft des Gesamtpakets geht in den Zellaufbau. Das heißt, je höher der NNU-Wert ist, desto besser und umgekehrt.

Der negative Punkt

Wir müssen begreifen, dass wir genug Eiweiß und *gute* (unbehandelte) Fette brauchen, um Zellneubildung zu gewährleisten. Wer seine Essensweise darauf umstellt, kauft allerdings mit mehr tierischem Eiweiß – auch einen höheren Anteil an Stickstoffabfällen ein. Für viele Übergewichtige ist diese Umstellung aber die einzige Hilfe, dauerhaft Gewicht verlieren zu können. Denn Kohlehydrat-Empfindliche – und davon gibt es heute Millionen – können das Abnehmen nur mit genug Eiweiß und weniger denaturierten KHs schaffen. Mit der Formula fallen die Probleme mit dem "Gelüstigsein" weg, weil der Körper besser nicht versorgt sein könnte. Deshalb ist dies der gesündeste Weg, um Pfunde zu eliminieren, weil beim Älterwerden leider die Leistungen aller unserer Organe abnehmen.

Die Verdauungszeit für Eiweiß

Sie liegt normalerweise zwischen 3 und 6 Stunden, das kann aber – je nachdem, was Sie alles durcheinander gegessen haben – auch die doppelte und dreifache Zeit in Anspruch nehmen. Gewiefte Esser wissen, dass es ihr Magen leichter hat, wenn sie ihm jeweils nur *eine* Eiweißsorte vorwerfen, also nicht Fisch und Fleisch oder Käse und Eier in einer Mahlzeit – was heute bei uns gang und gäbe geworden ist.

Kohlehydrate alleine haben dagegen eine sehr viel kürzere Verwertungsdauer und eine sehr viel schnellere Verfügbarkeit des Zuckers, aus dem alle KHs ohne Ausnahme bestehen. Mit diesem Zucker arbeiten unsere Hirn- und Muskelzellen ausschließlich. Sie hinterlassen zwar weniger Rückstände, aber dieser Zucker wird in der Leber in Fett umgewandelt, wenn die Energie, die er bringt, nicht abgerufen wird. Und dann geht dieser Zucker als Fett (auch wenn er null Fett beinhaltet hat) in die leider so sichtbaren Depots für Hungersnöte, die heute niemals mehr kommen. Damals, in unseren Anfängen, war das verdammt wichtig, denn da war Hungern an der Tagesordnung. Heute ist unsere Bewegungslosigkeit ein weiterer Grund für unser aller Übergewicht und viele unserer Krankheiten.

Nur ein einziges Prozent an Stickstoffrückständen

Die Formula hinterlässt die geringsten Stoffwechselabfälle, die wir jemals bei tierischem und pflanzlichem Eiweiß gesehen haben. Es ist eine schier unglaubliche Geringfügigkeit. Von der 99prozentigen Verfügbarkeit an Eiweißbausteinen ist es nur ein einziges Prozent an Abfall, das der Körper zu verkraften hat.

- ❖ Tierisches Eiweiß hat einen NNU-Wert (Netto-Stickstoff-Verwertbarkeit) zwischen 32 und 48 %. Davon weist das Hühnerei mit 48 % den höchsten NNU-Wert aus, den wir bis heute gekannt haben. Es hinterlässt aber – was Sie leicht selbst ausrechnen können – immer noch Stickstoffrückstände von 52 %, mit denen der Körper fertig werden muss. (Was ein gesunder, junger Körper natürlich leicht verkraften kann.)

❖ Wenn Sie Eiweiß wie Kasein, Molke aber auch Soja betrachten, die sehr viel in der Nahrungsmittelindustrie benützt werden – dann haben *diese* Grundstoffe leider einen noch viel geringeren NNU-Wert. Er liegt gerade mal bei 16 % bis 18 %. Sie können selbst ausrechnen, wie hoch da die Säure- und Stickstoff-Rückstände liegen, die vom Körper entsorgt werden müssen. Die oft angekündigte Bioverfügbarkeit von Eiweißshakes stimmt daher gar nicht.

Amphoterisch

Dieses Kraftpaket mit seinen 8 kristallinen, essentiellen Aminosäuren – in dieser speziellen Gewichtung – verhält sich im Körper "amphoterisch". Das heißt in verständlichem Deutsch, dass diese Aminos sowohl sauer als auch basisch verdaut werden können – je nach der momentanen Stoffwechsellage. Sie können daher die fast immer verlorengegangene Balance zwischen Basen und Säure im Körper wieder herstellen. Und Sie können sicher sein, dass der pH-Wert des Industriemenschen weit weg ist von der gewünschten, gesunden und wichtigen Zahl 7. Und diese Übersäuerung, die immer mehr zunimmt, ist die Ursache für alle unsere degenerativen und chronischen Krankheiten.

Veganer und Vegetarier

Die Formula ist die ideale Hilfe für Veganer und Vegetarier, aber auch für Menschen, die nicht gerne viel Fleisch, Fisch, Eier und Käse essen – also die "Halb-Vegetarier" von denen es Millionen gibt.
Ich persönlich habe viele Jahre dazugehört. Heute weiß ich, dass es – kennt man diese Formula – eine ganz ausgezeichnete Ernährungsweise ist, die keine Defizite mehr offen lässt und die sehr viel weniger Schlacken produziert. Da ich den Diabetes als Vorbelastung in der Familie habe, und eines Tages meine Taillenweite anfing, mir nicht mehr zu gefallen, bin ich auf sehr viel mehr tierisches Protein umgestiegen. Da ich ein Profi bin, habe ich aber immer meine Versorgung mit Mineralen sehr hoch gehalten, um die Schattenseiten einer solchen Ernährung – die Gefahr der Übersäuerung – abzufedern. Inzwischen bin ich wieder auf den "Fast-Vegetarier" zurückgestiegen und ersetze meinen Eiweißbedarf weitgehend mit dem Kraftpaket. Ich bin allerdings nicht fanatisch und damit der Schreck als Gast bei Einladungen, denn Ausnahmen verkraftet unser Körper mit links. Und damit blieb die Taillenweite konstant und vieles andere verbesserte sich ebenfalls. Denn auch viele Vegetarier sind weit davon entfernt, wirklich rundrum gut ernährt zu sein – es sei denn, sie supplementieren sehr gekonnt und sorgfältig.

Ein weiterer Bonus

Er ist für das Gelingen – Wasser- und Fettpfunde zu eliminieren – hochwichtig. Wenn sie mit der Formula, allen Vitalstoffen und genügend guten Fettsäuren versorgt sind, entfallen Gelüste, Begierden und Schleckigkeiten fast zu hundert Prozent. Sie werden nicht mehr zähneknirschend, und geistig mit einem Lasso am Bettpfosten festgebunden, einer Sahnetorte ins Auge schauen müssen. Sie können sie jetzt herausfordernd anlächeln und mit Vergnügen – statt grün vor Neid – in einen knackigen Apfel beißen. Und so wird es Ihnen mit all den um uns herumstehenden Versuchungen gehen, die Ihnen früher immer wieder schmerzlich Ihren schwachen Charakter vor Augen geführt haben. Jetzt ist es kein Martyrium mehr, die empfohlene Essensweise einzuhalten, wenn Sie schnell zu einem sichtbaren Erfolg kommen wollen.

Übergewichtige, die man bereits als "obese" bezeichnet

Dieser verhasste Zustand ist in allen industrialisierten Wohlstandsländern bereits zu einem gravierenden Problem geworden. Es beunruhigt die Gesundheitsbehörden erheblich. Weniger der Menschen, eher der Kosten wegen. Kein Wunder, es ist in vielen Fällen der gerade Weg zum Diabetes oder zu Herz-Kreislauferkrankungen. Durch eine übermäßige Gewichtsbelastung von Gelenken und Sehnen wird auch der Bewegungsapparat in Mitleidenschaft gezogen. In den USA haben wir bereits mehr als 60 % Übergewichtige oder stark übergewichtige Menschen. Wir eilen in Deutschland, mit steigendem Erfolg, dieser Meisterschaft hinterher.
Dabei sind Übergewichtige Menschen ebenso unterernährt wie Magersüchtige, obwohl das kein Mensch bis heute so sieht. Sie essen beide eine Nahrung, die nicht ausreicht, ihren Körper so zu versorgen, dass Zellen aufgebaut und lange erhalten werden können. Das ist der Grund, warum der Körper Sie dauernd auf die Suche nach etwas zu essen schickt.
Leider hat der Mensch im Allgemeinen keine Ahnung, was sein Körper wirklich sucht.

Niemand hat diese armen Dicken leicht nachvollziehbar aufgeklärt, was da in ihrem Stoffwechsel abläuft. Dabei sind viele von ihnen halb verzweifelt, weil keine der herkömmlichen Diäten einen Langzeiterfolg bringt (bringen kann). Sie werden von ihrem Körper mit Begierden getrieben zu essen, aber da er nicht reden kann, essen sie immer das Falsche, und da sie davon nicht wirklich satt werden (zum Beispiel von Kohlehydraten), ist das ein circulus vitiosus.
Könnte der Body Ihre Sprache sprechen, würden Sie hören, was er verzweifelt schreit: "Bring mir endlich Aminosäuren, gutes naturbelassenes Fett, und bring mir Vitamine, Minerale, Spurenelemente und Pflanzenbegleitstoffe. Dann werde ich es endlich schaffen können, meine Arbeiten *für dich* richtig auszuführen. Ich denke, dass er sogar "Du Dummkopf" hinzufügen würde.

Sind Sie "wasser-fett"?

Hierher gehört noch eine Information.
Hat Ihnen schon einmal irgendjemand erklärt, dass stark übergewichtige

Menschen in 90 % der Fälle mehr Wasser als Fett bunkern?
Wissenschaftler haben festgestellt, dass solche unglücklichen Zeitgenossen bis zu 75 % Wasser in den Zellzwischenräumen eingelagert haben können. Sie erklären auch sehr genau, warum das geschieht, und das ist gleichzeitig der Schlüssel zur Verbesserung dieser zunehmenden Misere.

Die negative Stickstoffbilanz

Der Grund ist, dass hier eine "negative Stickstoffbilanz" vorliegt. Und die lacht man sich an, wenn man über lange Zeit die falschen Sachen verspeist. Neben zu viel Eiweiß zeichnen hier auch die vielen "Mensch-gemachten" Kohlehydrate (Zucker) verantwortlich. Aber auch zu wenig Eiweiß und nur falsche, kaputt prozessierte Fette verursachen ein solches Resultat. Denn was dann passiert ist folgendes: Wenn zu wenig der essentiellen Aminosäuren im Blut vorhanden sind, geht automatisch auch der osmotische Druck im Blut zurück. Die Durchlässigkeit der Zellwände ist gestört, und damit kommt die Balance im Körper ins Ungleichgewicht – ein Zustand, der den Körper ganz unglücklich macht.
Dieses angesammelte Körperwasser ist mit keiner der herkömmlichen Empfehlungen (iss mehr Kohlehydrate, weniger Eiweiß und am besten gar kein Fett) dazu zu bringen, den Körper wieder zu verlassen. Kein Sport nützt hier und keine Sauna – wo Ströme von Schweiß geopfert werden, mit denen leider immer auch viele Minerale das Weite suchen. Und genau die würden wir zur Neutralisierung dieser Übersäuerung dringend benötigen.
Die einzige Möglichkeit, hier eine durchgreifende Änderung zu schaffen, ist die Wiederherstellung der Balance mit genügend Aminosäuren, die im Blutkreislauf zirkulieren. Dann wird das Wasser aus den Zellzwischenräumen austreten und der Ballon wird endlich immer mehr an Volumen verlieren.
Das lässt sich auch mit mehr Eiweiß, also einer Änderung der Essgewohnheiten erreichen – allerdings bei viel tierischem Eiweiß mit dem Minuspunkt einer höheren Übersäuerung. Hier liegt der Grund, warum dieser neuen Entdeckung eine so große Bedeutung zukommt: Man braucht nicht mehr den Umweg über Eiweiß aus Tierprodukten, Kasein oder Molke in Abnehmeshakes zu gehen, mit all dem belastenden Abfall, den sie produzieren. Man kann jetzt gleich diese reinen, kristallinen Aminosäuren einsetzen, die nicht mehr als 1 % Stickstoffrückstände hinterlassen. Versuche an vorzuzeigenden Versuchskandidaten haben gezeigt, dass hier in nur wenigen Monaten, bei konsequenter Handhabung – die natürlich einen genauen Speiseplan und genügend Bewegung einschließt – Gewichtsabnahmen von 20, 30 und mehr Kilo erreicht werden konnten. Wohlgemerkt ohne auch nur eine Minute lang hungern zu müssen. Die Dame mit den 30 Kilos, an die ich dabei denke, strahlt immer noch wie ein Honigkuchenpferd, wenn sie erzählt, wie sie in vier Monaten Speck und Wasser von 91 Kilo auf 62 Kilo abgebaut hat. Aber sie ist kein Einzelfall. Das kann jeder erreichen, der ein wandelnder Wasser- und Fettsee ist – wenn er die nötige Konsequenz aufbringt und dem Programm getreulich folgt.

Diabetes II

Viele Diabetiker haben gleichzeitig ein Gewichtsproblem. Wer anfängt stark zuzulegen sollte den HbA-1-c Test machen lassen um so früh wie möglich diese Gefahr zu erkennen. Denn Tausende von Übergewichtigen haben keine Ahnung, dass sie auf dem Weg zu dieser schlimmen Krankheit sind, die, seit wir unsere Industriekost essen, grassiert. Leider geht es oft viele Jahre bis sie festgestellt wird.

Heute weiß man, und auch das ist eine neue Erkenntnis, dass selbst Eiweiß einen Anteil an Glucose (Zucker) erzeugt und daher – ebenso wie Kohlehydrate – das Insulin braucht. (10 Gramm Protein ergeben 40 Gramm Glucose, also reinen Zucker.) Damit ist die Entdeckung auch eine wundervolle Hilfe für Diabetiker, die darauf angewiesen sind, den Zucker, und damit viele Kohlehydrate, zu vermeiden, um ihren Blutzucker unter Kontrolle zu halten. Sie haben dabei immer auch das Hungerproblem zu bewältigen. Über die unumgänglichen Belastungen, durch mehr Eiweiß die dauernden Begierden auszuschalten, habe ich bereits ausführlich geredet.

Diese neue Erkenntnis zeigt aber auch, dass durch eine überwiegende Ernährung mit Eiweiß die Entlastung der Bauchspeicheldrüse gar nicht vollständig erreicht werden kann. Mit der neuen Formula können wir das jetzt endlich in einer sehr effektiven Form. Die bisherigen Erfahrungen bei ihrem Einsatz haben gezeigt, wenn auch nur in *einer* Mahlzeit das tierische Eiweiß durch das "Kraftpaket" ersetzt wird, fällt der Blutzucker innerhalb von 24 Stunden drastisch.

Das heißt in jedem Fall weniger Medikamente und weniger Nadelstiche in die Bauchfalte – eine Prozedur, die ja nicht gerade der reine Bienenhonig ist.

Wer mit der Formula beginnt, muss seinen Blutzucker sehr sorgfältig im Auge behalten und seine Insulineinnahme, die sich verringern wird, entsprechend neu einpendeln. Reden Sie mit Ihrem Arzt darüber, denn wer nicht selber misst, braucht jetzt ärztliche Betreuung.

Fitness-Studio

Das viele Menschen heute in ein Fitness-Studio gehen ist eine sehr erfreuliche Erscheinung. Trotzdem muss man die Hoffnung, hier den angesetzten Speck nachhaltig auslassen zu können, mit einigen Fragezeichen versehen. Denn wenn das Abnehmen das primäre Anliegen ist, muss ich darauf hinweisen, dass zum Erfolg in erster Linie die richtige Ernährung und gleich danach genügend Bewegung gehört. Und damit sind wir natürlich schon wieder bei den Möglichkeiten dieser Entdeckung.

Bei einer Essensweise, wo die Formula eingesetzt wird, werden Ihnen Ihre Begierden fast völlig abhanden kommen. Und dann wird Ihnen zum Abnehmen das Fitness Studio einen optimalen Beitrag leisten, weil genau dort gezielte Bewegung angesagt ist. Die bringt den Sauerstoff, und bekanntlich läuft ohne Sauerstoff keine Verbrennung. Außerdem werden Sie dann beim Muskelaufbau sehr schnell sehen, was Aminosäuren für einen Beitrag dazu leisten. Dort, wo vorher Fettwülste waren werden Sie mit einem sinnvollen Kraft- und Ausdauertraining irgendwann Muskeln spüren können. Und nur im Muskelfleisch finden die nötigen Stoffwechselprozesse statt.

Abnehmen mit der Formula ist ein Gesundungsprozess, wie er mit mehr tierischem Einweiß in dieser Form nicht erreicht werden kann. Dazu sind die Schlacken, die der Stickstoff aus dem Eiweiß im Körper hinterlässt, uns wenig zuträglich. Leider sind die Abnehmer selten wirklich gut informiert, wie wichtig beim Verzehr von mehr tierischem Eiweiß die Mineralstoffversorgung des Körpers wird. Und zwar nicht nur Kalzium und Magnesium, nein, hierher gehören alle 84 Minerale und Spurenelemente in organischer am besten kolloidaler Form.

Ich führe Ihnen zum Schluss noch einmal die einzelnen wichtigen Eigenschaften auf, die alle in Bezug auf Verbesserung der Lebensqualität – egal in welchem Alter – hier erreicht werden können

- ❖ Die Formula normalisiert die Protein-Synthese (Zellneubildung). Sie ist natürlicherweise im Alter besonders stark vermindert. Aber jedem Menschen – egal in welchem Alter – kommt eine neuangeregte erhöhte Zellbildung zu Gute.

- ❖ Sie erhält oder verbessert Muskelkraft, was nach kurzer Zeit zu sehen und zu fühlen ist, **wenn** Sie genug Bewegung in das Programm reinpacken. Damit wird vor allem die Ausdauer bei den täglichen Verrichtungen verbessert, und die schnelle Ermüdbarkeit verringert.

- ❖ Gewebe und Hautqualität verbessern sich. Es wird bei Übergewichtigen totes Fett abgebaut. Durch den entstehenden Zellneubau werden auch keine herunterhängenden Hautlappen, dort wo Fett abgebaut wurde, entstehen. Die Formula verhindert die sonst nach starkem Abnehmen hässliche Erschlaffung der Haut, die selbst bei vielen verlorenen Kilos, trotzdem keinen Bikini mehr erlaubt.

- ❖ Die Formula hat eine unglaublich kurze Verdauungszeit und eine 99%ige Bioverfügbarkeit. Jede nachlassende Organfunktion bekommt hier eine Hilfestellung. Es sind nur 23 Minuten, bis der Stoffwechsel diese kristallinen Aminosäuren zur Zellneubildung zur Verfügung hat. Tierisches und pflanzliches Eiweiß hinterlässt zwischen 52 und 84 % Abfallprodukte. Wobei erstaunlicherweise gewisse pflanzliche Eiweiße mehr Rückstände hinterlassen als die tierischen.

- ❖ Eine weitere Besonderheit ist, dass Sie all das mit einem Minimum an Kalorien erreichen können, denn die Formula enthält keinerlei Fett. Sie enthält auch kein Salz, keinen Zucker, und keinerlei Zusätze wie Hefe, Gluten, Soja, Weizen oder Milchanteile (Molke). Sie besteht aus nichts anderem als aus den 8 essentiellen Aminosäuren in kristalliner Form, in einer für den Menschen idealen Gewichtung. Viele Menschen setzen heute Fett an, was ihnen gar nicht gefällt. Ist es beträchtlich, belastet es den Bewegungsapparat und alle Organe. Hier können Sie Muskelaufbau erreichen und Fett abbauen – ohne dabei hungern zu müssen.

- ❖ Die Formula könnte man auch als die bestmögliche "Schonkost" bezeichnen, und die kann man als Übergewichtler besonders gut gebrauchen. Denn starkes Übergewicht ist bereits ein Krankheitszustand, auch wenn er als solcher gar nicht erkannt wird. Es ist eine Mangelkrankheit, geboren aus dem falschen Überfluss.

- ❖ Die Formula erlaubt es jedem Menschen – egal ob er blutjung oder uralt ist – die Einzelteile, aus denen er einmal hergestellt wurde, besser und schneller zu erneuern, weil die Entsorgung der sonst nicht zu umgehenden Rückstände entfällt. Stimmt, genügend Wasser, naturbelassene Fettsäuren, Minerale und Vitalstoffe müssen Sie selbst dazugeben, denn ohne sie kann keine Maschine reibungslos funktionieren. Es heißt also in keinem Fall, dass Sie *vernünftiges* Essen aufgeben dürfen. Sie können aber einen größeren oder kleineren Teil der Eiweißprodukte – ohne ihre Kehrseite – mit diesen Aminosäuren ersetzen.

Die Formula ist kein Medikament

Sie ist einfach reinste Eiweiß-*Nahrung.* Daher ist sie vom Säugling bis zum Greis ohne jede Einschränkung nutzbar. Sie brauchen deswegen nicht einmal einen Arzt zu konsultieren, denn Sie fragen ihn ja auch nicht, ob Sie Nahrung zu sich nehmen dürfen. Die Formula hat absolut keine Kontraindikationen, Eiweiß dagegen kann sehr wohl Allergien auslösen. Aminosäuren tun das nicht, denn ohne sie wären Sie gar nicht am Leben. Jeder aufgeschlossene Arzt, der etwas von Ernährung versteht, und die gibt es durchaus, wird sofort den Wert und die Hilfestellung für die Verbesserung von Übergewicht oder anderen Erkrankungen erkennen.

Ich denke, ich muss nicht extra darauf hinweisen, dass der Erfolg, um das wirklich körperlich verspüren zu können, Zeit in Anspruch nimmt. Der Aufbau aller Haut- und Bindegewebszellen hat eine Laufzeit von etwa einem Jahr. Im Gegensatz zu Medikamenten spielen sich hier die Vorgänge und Verbesserungen auf der zellulären Ebene ab. Dabei ist die Zeit nicht der ausschlaggebende Faktor.

Bewegung

Die ist hier unbedingt gefragt. Ich habe sie im neuen Zucker Krimi gebührend gewürdigt, sodass ich mich hier nicht wiederholen muss.

Noch etwas zum Schluss

Die nötige Menge der Aminosäuren-Presslinge ergeben sich aus dem abzubauenden Übergewicht. Dafür gibt es spezielle Empfehlungen vom Institut, zusammen mit einem Diätplan, der je nach Person und Lebensumständen anders aussehen kann. Bei sehr starkem Übergewicht sind es 8 bis 10 Presslinge am Tag, mit einer Essenweise, die bis zum Erreichen des gewünschten Gewichts sehr genau vorgeschrieben ist. Wer nicht so viel Pfunde abzugeben hat, braucht entsprechend weniger und sein Essensplan ist liberaler.

Wie schnell es beim Einzelnen geht,

einen sichtbaren Schwund festzustellen, ist je nach Ist-Zustand natürlich unterschiedlich. Aber wenn Sie beginnen und mit allem dranbleiben, was dazu gehört, werden Sie schon nach wenigen Monaten eine verbesserte innere und äußere neue Auflage sein, die jetzt drangehen kann, Teile der alten Garderobe zu erneuen. Und was am wichtigsten ist: Sie werden sich eine neue Essensform angewöhnt haben, die Sie weiterhin – mit vielen hübschen Ausnahmen – bis ans Ende Ihres Lebens begleiten sollte. Denn wir sind niemals dafür konstruiert worden, 365 mal im Jahr wie an Weihnachten zu essen.

Wenn Sie keine Gewichtsbeanstandungen haben,

sondern nur gerne Schlacken auf ein Minimum verringern wollen, um das Alt- und Krankwerden hinauszuzögern, würde der Essensvorschlag in etwa so aussehen: Wenn Sie täglich wenigstens 3 Presslinge der Formula einer vernünftigen Nahrung dazustellen, die vor allem viel Obst, Gemüse und Salate enthalten sollte, plus *einer* normalen Eiweißmahlzeit, bekommen Sie damit eine immer laufende Versorgung dieser Zellaufbaumaterie – und das ist Anti-Aging pur. Denn was sich zuerst regeneriert, sind die inneren Organe und das Immunsystem.

Die Formula ist – zusammen mit den Vitalstoffen und den ungesättigten Fettsäuren – die beste Rückversicherung, die es bis heute für ein langes Leben in Gesundheit gibt. Den Rest müssen wir dem Schicksal überlassen.

Um eine sehr viel ausführlichere Version der "Entdeckung" in die Hand zu bekommen, schicken Sie mir eine e-mail, dann schicke ich sie Ihnen. (slmhealth@z.zgs.de)

Nach vorheriger Zeitabsprache kann man mit mir auch einen Gesprächstermin für Problemfälle vereinbaren. Benützen Sie auch dafür das hervorragend geeignete Instrument eines Computers mit e-mail Anschluss. Wenn noch nicht vorhanden, dann haben Sie vielleicht ein Faxgerät. Meine Faxnummer ist 0711 – 68 19 08. Ich habe in den beiden vorherigen Auflagen viele interessante Gespräche mit Lesern gehabt, die auf mich zukamen mit Fragen und Wünschen. Ein feed back freut einen Autor ganz besonders. Durch nichts lernt man so viel, wie durch konstruktive Kritik. Halten Sie deshalb nicht hinter dem Berg mit Fragen und Anregungen, damit ich die nächste Auflage noch besser lesbar und verständlich machen kann.

Ich wünsche Ihnen – egal welche Version Sie benützen, um fotogener zu werden – dazu alles Gute. Aber denken Sie auch daran, dass der Haupteffekt, der mit der Formula erreicht werden kann, eine Verbesserung der Gesundheit ist. Wir werden noch viele neue Möglichkeiten finden, unsere jetzt schon so verlängerte Lebensspanne weiter auszudehnen. Lustig wird das erst, wenn wir nicht nur älter, sondern gesund und fit älter werden.

© Copyright
SUSANN LANGE-MECHLEN
PRÄVENTOLOGIN

SCHLUSSWORT

Ich weiß nicht, warum ich denke, dass ein Buch ein Schlusswort haben muss. Wahrscheinlich würde es genauso gut ohne gehen. Aber der Pfarrer sagt ja auch Amen nach der Predigt, und es ist halt einfach ordentlicher. Vergessen Sie nicht, Sie haben es mit einer Schwäbin zu tun.

Irgendwie bin ich jetzt doch lange und intensiv mit Ihnen umgegangen. Eigentlich war es ja mehr eine Unterhaltung als ein Plädoyer vom Podium herunter. Und genau deshalb wäre es mir halt arg recht, wenn Ihnen das ausgebrütete Ei, das ich Ihnen hiermit überreiche, auch wirklich nützen und sogar schmecken würde. Nein – dazu müssen Sie kein Übergewicht haben, denn vorbeugen ist doch allemal besser als später einer Krankheit auf den Leim zu gehen.

Gesundheit weiß man erst zu schätzen, wenn sie das Weite gesucht hat und man wie ein Verrückter hinter ihr herrennt.

Wir sind alle so busy und pausenlos in Eile, dass wir oft das Wichtigste übersehen. Setzen Sie sich auch mal auf ein Bänkchen und tun nichts. Einfach nichts. Sie werden sehen, das fällt uns heute schon so schwer, dass wir es kaum mehr können. Dabei ist mit sich selbst zu reden und nachzudenken wichtig – zum Beispiel über eine so eminente Sache wie die Gesundheit. Wenn Sie sich auf den Weg machen sollten, Ballast abzuwerfen und stattdessen Gesundheit aufzuladen, dann wünsche ich Ihnen humorvolle Gelassenheit, damit Stolperer oder kleine Irrwege – und die wird es geben – Ihrem Endziel nicht wirklich in die Quere kommen. Es hat sich bewährt, erst einmal darüber nachzudenken, ob man es denn nun wirklich mit allen Konsequenzen angehen will. Denn Umstellungen, egal welcher Art, fallen dem Homo sapiens, wie es die Praxis zeigt, doch nicht so ganz leicht. Aber ein leichter Sieg bringt niemals die Befriedigung eines hart errungenen.

Sollten Sie die Information dazu benützen, Ihre jetzige gute Gesundheit bis ins hohe Alter zu erhalten, bin auch ich ganz happy.

Wie auch immer: Machen Sie's gut.

©Copyright
SUSANN LANGE-MECHLEN
PRÄVENTOLOGIN

WEITERFÜHRENDE LITERATUR

Wenn Ihnen Englisch keine Probleme macht:

"Protein Power"   Dr.Dr. M. and D. Eades   Bantam Books, New York
"The Complete Scarsdale Medical Diet"   Dr. Hermann Tarnower
"Bob Arnot's Guide to Turning Back the Clock"   Robert Arnot M.D.
"Diabetes: Type II and Dr. Bernstein's Diabetes Solution"   Dr. Richard K. Bernstein M.D   Little, Brown and Company Inc. Boston
"The Complete Book of Food Counts"   T. Netzer
"Flax Oil as a true aid against Arthritis, Heart Infarction, Cancer and other Diseases"   Dr. Johanna Budwig   Apple Publishing Company Ltd. Vancouver Canada
"Quick Weight Loss Diet"   Dr. Irwin Stillman
"Dr. Robert C. Atkins' New Diet Revolution"   Dr. Robert C. Atkins   Avon Books New York

"Fats that can save your life"   Dr. Robert Erdmann, Ph.D.   Progressive Health Publishing   available through Bio Science   2398Alaska Ave.   Port Orchard, Wa 98 336
Drs. Rachel and Richard Heller   "The Carbohydrate Addict's Diet"

"Enter the Zone"
Barry Sears, Ph.D.
Regan Books

"The California Nutrition Book"
Paul Saltman, Ph.D. Joel Gurin
and Ira Mothner
Little, Brown and Company, Boston, Toronto

"Mummies, Diseases and Ancient Cultures"
Aidan Cockburn

"This Slimming Business and AZ of Slimming"
Dr. Yudkin M.D. Ph.D.

"The Stress of Life"
Hans Selye
Mc GrawHill New York

In Deutscher Sprache:

"Das Fett Syndrom"
Dr. Johanna Budwig
Hyperion Verlag, Freiburg

"Das Vitamin Programm Topfit bis ins hohe Alter"
Linus Pauling
Goldmann Verlag

"Der Tod des Tumors" Band I + II
Dr. Johanna Budwig

"Revolution in Medizin und Gesundheit"
Dr. Hans Nieper
MITVerlag

"Krebs ein Fettproblem"
Dr. Johanna Budwig
Hyperion Verlag, Freiburg

INDEX

A

Acetylcholin 27
Alkohol 49, 61, 152, 166
Apotheke 34, 75, 84, 155
Arthrosen 52
Ärzte 10, 19, 44, 65, 83, 95, 130, 153
Atkins 38, 141, 188

B

Bauchspeicheldrüse 42, 72, 80, 88, 96, 144, 155
Benzol 27
Beta Carotin 27, 51, 124
Bloom 22
Blutfettwerte 28, 41, 55, 71, 93
Bluthochdruck 28, 36
Blutzuckerspiegel 42, 146, 156, 161
Bondy 73
BSE-Krise 7, 16
Bumerang-Syndrom 96, 97

C

Calzium 27, 55
carbohydrates 24
Chlorophyl 27
Cholesterin 36, 41, 51, 66, 90, 111, 161
Cholesterinspiegel 51, 56
Cis-Konfiguration 26

D

Designerkost 39
Diabetes 20, 28, 44, 57, 71, 106, 169
Diät 22, 42, 59, 76, 78, 120, 150, 154
Distel 123

E

Eisen 17, 27, 55, 60, 168
Eiweiß 119
Enzyme 52, 72, 164
Erdmann 26, 62, 188
Expeller Pressing 26

F

Fetthärtung 22, 26
Fettkonsum 22, 34, 167
Flachsöl 85, 92, 97, 109, 113, 123, 150, 155
FMH 57, 73

freie Radikale 126, 135, 136
Frühstücksbrösel 58, 91
Fruktose 62, 64
Furtmayr Schuh 35

G

Galaktose 64
Gallensaft 72
Gene 30, 53, 61, 141, 172
Gicht 155
Glucosesirup 35
Glukagon 48, 57, 66, 68, 145, 155
Glukose-Toleranz-Test 44
Glykämischer Index 63
Glyzerol 75
GTT 44, 83

H

HbA-1-c-Test 44, 65, 83, 148
HDL 52, 56, 67, 83
Herzinfarkt 18, 20, 23, 31, 50, 65, 71, 72, 94
Herzkrankheiten 20, 22, 66, 130, 167
Herzleiden 28, 106
High-Tech-Zucker 35
High-Tech-Zuckern 35
Hirnanhangdrüse 37
Hormon 12, 50, 73
Hungern 70, 78, 142
Hyperinsulinemia 67
Hyperinsulinismus 47
Hyperklykämia 67
Hypoglykämiker 43, 44, 45
Hypoklykämie 42, 167
Hypothalamus 42

I

Insulin 6, 24, 42, 43, 48, 58, 66, 67, 80, 122, 159

K

Kalzium 57, 102, 125, 128, 143
Kapillaren 76, 166
Kekwick 74
Ketone 75, 122, 164
Ketonkörper 57
Ketose 74, 155, 159, 160, 165
Ketostix 75, 84, 143, 149, 160
Kohlehydrat-intolerant 22, 23, 170

Kohlehydratverbrennung *75*
Koma *43, 57*
Krebs *18, 28, 31, 33, 68, 72, 94, 105, 106, 107, 128, 130, 166*
Krebsrisiko *52, 167*
Kupfer *27*

L

LDL *52, 56, 83*
LDLWerte *67*
Leber *12, 48, 49, 52, 56, 57, 64, 111, 122, 135*
Lezithin *27, 55*
Lipolyse *74*

M

Magnesium *27, 55, 57, 124, 125, 128, 143*
Maltodextrin *35*
Margarine *28, 90, 106*
Minerale 12, 17, 31, 55, 60, 84, 92, 107, 124, 136, 154
Mitochondrien *48, 54*

N

Nahrungsfett *31, 57*
Nikotin *37*

O

Olivenöl *20, 49, 80, 85, 98, 105, 113, 114, 122, 155, 167*
Ölmühle *33, 85*
Ölzubereitung *26*
Omega 3 13, 14, 15, 22
Omega 6 13
Oxidationsprozess *75*

P

Pepsin *72*
Pfeiffer *44*
Pflanzenkost 14, 102
Pflanzenöle *26, 72, 167*
Phosphatide *27*
Phosphorsäure *27*
Plaquebildung *52, 66*
Pollmer *25*
prozessiert *26, 28, 123*

R

Reaven *67*
Rebasit *155*

Reis 138
Rezeptoren *42, 52, 56, 67, 156*
Rheuma 20, 33

S

Salzsäure *72*
Serotoninausschüttung *42*
Soja *123*
Spurenlemente *124*
Stärke *35*
Stoffwechsel 9, 11, 12, 59, 67, 71, 73, 86, 93, 97, 119, 124, 129, 132, 145, 154, 160, 170
Stresshormon *127, 128*

T

Trans-Form *28, 32, 61*
Triglyzeride *54, 55*

Ü

Übergewicht *67, 88, 94, 145, 155*

V

Vegetarier 7, 9, 21, 25, 58, 59, 168
Vitalstoffe 12, 17, 100, 115, 127
Vitalstoff-Programm *124, 127, 142*
Vitamin C *51, 84, 126, 127, 136, 143, 158, 159*
Vitamin D *54*
Vitamine *12, 17, 55, 60, 84, 92, 115, 124, 158*
VLDL *67, 83*

W

Willett *62*
World Health Organisation *72*

Y

Yudkin 22, 189

Z

Zellfunktionen *124*
Zink 17, 55, 60, 168
Zivilisationskrankheiten 21, 23, 28, 36, 59, 68

Bücher, die ich über wichtige Gesundheitsthemen geschrieben habe.

Stirb langsam Dummkopf!

oder
Die traurige Gesichte
vom prozessierten Fett

Susann Lange-Mechlen

Sind Sie ein Sauertopf?

oder die Frage:
Wer stirbt zuerst -
der Wald oder die Menschen

Susann Lange-Mechlen

Die Entdeckung

Wissenschaftler haben
die wichtigste Trumpfkarte
der Natur
für Anti-Aging
entdeckt

Susann Lange-Mechlen

Kochbuch zum Zucker Krimi

oder

Abnehmen mit
Schlemmer-
Rezepten

ISABELL VERA GROTH